JN298584

ナースビギンズ

一人前をめざす
ナースのための
**明日から使える
看護手技**

初めての人が
達人に
なれる

使いこなし
人工呼吸器

改訂第2版

［著者］
露木菜緒
国際医療福祉大学成田病院
集中ケア認定看護師

南江堂

序　文

　人工呼吸器はクリティカルケア領域だけでなく，一般病棟や在宅領域にいたるまで，幅広く活用されるようになりました．つまり私たち看護師は，どの分野であろうと人工呼吸器管理に携わる機会があるということです．それは，ビギナーであっても，明日にでも人工呼吸器を装着した患者ケアと機器管理をしなければならない時があるということですね．では，ビギナーでも人工呼吸管理の仕事が『こなせる』ようになるには，何からはじめたらよいでしょうか．

　まずは，モードやグラフィックを理解したくなるかもしれません．グラフィックは知っていると"カッコイイ"と思うかもしれませんし，人工呼吸器が作動する要になるモードは管理に欠かせません．しかし，ビギナーから達人への道を本当に歩もうとするなら，基本的に欠かせない条件は「実践に強くなること」だと筆者は強く感じます．

　では，人工呼吸管理の実践的なスタートはなんでしょうか．臨床の現実を思えば，人工呼吸器を組み立て，作動できるようになることです．そのために，人工呼吸器がどのようなしくみになっているのかを最低限理解することです．そして，実際に触れて，動かし，徐々に慣れながら，使いこなしていくことが，最善の実践方法だと思うのです．

　しかし，ここで言う最善の実践方法とは，それを裏付ける正しい知識をはじめとした他者をも納得させられる根拠があってこそ成り立ちます．真っ先にハウツー（how to）へ進むことは，ややもすると患者にとって早まったケアを提供することにもつながりかねません．そこで，本書はしっかりした裏付けをもって，いち早く人工呼吸器を使いこなせるようになるにはどうすればよいかを臨床の中からみていくことを構成の軸としました．初めて人工呼吸器に携わる看護師や，2～3年目くらいの看護師に，さしあたって知っておいてほしいことは網羅したつもりです．ベテランの方々にとっても，臨床現場で，各モードの注意点や患者アセスメントなどを確認するときに，ポイントを押さえるノート代わりに役立ててもらえる内容になったと思います．達人になれば，本書では足りない知識も多く出てくると思いますし，実践的なケアについては，きっと各施設でやり方も異なると思いますが，人工呼吸管理のスタートである，とにかく動かし，使えることに関しては，困らないように仕上げました．兎にも角にも本書を片手に人工呼吸器を見ながら，実際のしくみや回路の構造などを確認してもらいたいです．

　人工呼吸管理は，日々進歩しており，人工呼吸器の種類も増えてきています．そこで，今回本書の改訂にあたり，代表的な人工呼吸器の紹介を追加しました．いち早く使いこなせるためにパネルの見方には写真を載せて解説を加えました．また，ここ5年の間に，日本集中治療医学会，日本呼吸療法学会，日本クリティカルケア看護学会の3学会合同の「人工呼吸器離脱プロトコル」や，日本版・集中治療室における成人重症患者に対する痛み・不穏・せん妄管理のための臨床

ガイドライン(J-PAD)が公表されました.その内容は,それぞれテキストなどを確認していただきたいのですが,前者のフローチャートなど一部は紹介しました.このように,本書はできるだけ新たな知見を加えさらに内容を充実させたつもりです.本書は,筆者の多くの経験の中で,臨床における場面では,きっと患者にとって最善と信じている事柄を選んでいます.もちろん,その方法が100％正しいという結論ではありませんし,これから先,もっと違う,または新しいエビデンスもでてくるかも知れません.読者のみなさんがそういった考えや知見から,この方法のほうがもっといい,もっとこうしたほうがよいという点は,ぜひ実践していただくと同時に,本書に忌憚のないご意見,ご提案をいただければ幸いです.

最後に本書の刊行にあたって,初版では企画の組み立てから大きな視点による考え方の示唆を下さり,さらに拙書の推薦文までを引き受けてくださった道又元裕氏,本書の企画から刊行までご尽力いただいた南江堂看護編集部のみなさまに御礼申し上げます.

2016年7月

露木　菜緒

推薦のことば

　人工呼吸療法が必要な患者は，今や集中治療室だけにとどまらず，一般病棟から在宅医療領域まで非常に多くの場におられます．この状況をみると，人工呼吸器が日常的に簡単に取り扱える医療機器の仲間になったとも感じられます．しかし，それは本当でしょうか．私は決してそうは思えません．人工呼吸器は，正真正銘の生命維持装置だからです．

　全国から報告される，病院で発生した人工呼吸器関連のヒヤリ・ハットと事故事例についてご存じでしょうか．まず，事故の7割近くが一般病棟で発生しています．事故の種類は，呼吸器回路，設定操作，加温加湿器によるものが7割程度を占めます．そして，患者が死亡，または高度の障害を与えてしまった事例は，実に4割に及ぶのです．さらにエラー事例の原因を分析すると，その背景にあるのはほぼ「ヒューマンエラー」です．つまり，人工呼吸器を正しく使いこなしていれば患者は不幸な転帰をたどらなくても済んだのかもしれません．人工呼吸器を装着している患者の看護ケアに携わる看護師は，このことを肝に銘じて日常のケアを実践する必要があります．

　ただ，そうは言っても，すぐにすべてを網羅した実践ができるはずもありません．しかし，実践できない不利益の多くは患者が負うことになります．臨床で見られる，この理想と現実の解離の問題に解決策を示したいと感じたのが本書の始まりでした．初めての人からやさしく読める，そうありながらも「患者の命を守る」ことだけは身につけてもらう内容です．そして，本書の著者である露木菜緒氏と模索しながら見えてきた本書のコンセプトが，人工呼吸器を安全に"使いこなせる"ための基本的知識と実践方法を提供することでした．

　露木氏は集中ケア認定看護師であり，臨床現場での実践を通してロールモデルや後輩達への指導者役割を果たす中で，患者にとっていかに安心で安全な看護ケアを保証するかを常に重要視してきました．そのスタンスと多くの経験から培ってきた人工呼吸管理における実践知の提供が本書のコンセプトでもあります．ゆえに，これから人工呼吸管理とそのケアについて学ぼうとする方々には，最適な書籍であると言えるでしょう．

　また本書は，露木氏の単著であり，その目線を看護の実践に統一できていることも大きな特徴です．一方，臨床の多忙な業務をこなしながら，自身の時間を執筆に注ぎ1人で多くの項目を書き上げていくには，大変な苦労があったと思います．常に患者にとってどうかを考え，そして自身がビギナーだった頃に欲しかった本をイメージし，日々机に向かったのでしょう．真摯な作業に敬服するとともに，その思いを込められた本だと実感します．

　最後に，長時間の撮影をサポートしてくれた吉田律子氏，きめ細かいプロフェッショナルな作業をしてくれた南江堂看護編集室の向井氏，竹田氏に感謝します．

2012年6月

道又　元裕

初めての人が達人になれる　使いこなし 人工呼吸器（改訂第2版）

CONTENTS

第1章　人工呼吸器のしくみを知って使いこなそう

A　人工呼吸器とは … 2
B　人工呼吸器の種類 … 4
C　人工呼吸器回路のタイプ … 5
D　加温加湿器回路 … 6
1. 加温加湿器回路のしくみ … 6
2. 加温加湿器回路の構成 … 6
3. 加温加湿器 … 8
4. チャンバ … 9
5. 温度プローブとエレクトリカルアダプタ … 10
6. ウォータートラップ … 11

E　人工鼻回路と人工鼻 … 12

F　そのほかの回路部品 … 13
1. Yピース … 13
2. バクテリアフィルター … 13
3. フレックスチューブ … 14
4. アーム（人工呼吸器回路支持アーム） … 14

第2章　人工呼吸器の回路を組み立てよう

A　加温加湿器回路の組み立て方 … 18
B　人工鼻回路の組み立て方 … 25
- Column　人工呼吸管理—災害時の対応 … 26

| C | 人工呼吸器回路の再チェック | 27 |
| D | 人工呼吸器回路の始業点検 | 28 |

第3章 メインパネルの見方

| A | メインパネルに表示される用語の理解 | 29 |
| B | 人工呼吸器のメインパネル | 32 |

第4章 人工呼吸器のモードと設定

A 最低限おさえておきたいモードの知識　34
1. 人工呼吸器のモードとは　34
   - Column　SIMVとは　35
2. 従量式と従圧式　36

B モードのしくみと管理の実際　38
1. 基本モードのしくみ　強制換気　38
2. 基本モードのしくみ　補助換気　39
3. 基本モードのしくみ　自発呼吸　43
4. 知っておきたいモード　44
5. 最新モード　自動ウィーニングシステム　46

C 設定内容を理解して使いこなすコツ　47
1. 人工呼吸器の設定の基本的な考え方　47
2. モード設定の考え方のステップ　47
3. モード別　おさえておきたい基本設定と考え方　48

D こんなときはどう設定するといい？　52

E 患者状態別（病態別）設定の実際　55

第5章 グラフィックモニタの見方・考え方

A グラフィックとは ……………………………………………………………… 58

B グラフィックの3つの曲線と2つのループ ………………………………… 59
   1. 換気量－時間曲線 ……………………………………………………………… 59
   2. 気道内圧－時間曲線 …………………………………………………………… 60
   3. 流量－時間曲線 ………………………………………………………………… 62
      Column　Auto-PEEP を体験してみよう ……………………………………… 63
   4. 気道内圧－換気量ループ ……………………………………………………… 64
   5. 流量－換気量ループ …………………………………………………………… 66

第6章 アラームの設定と管理

A アラームとは ……………………………………………………………………… 67

B 種類別　アラームの原因と対応 ………………………………………………… 71
   1. 緊急事態アラーム　人をよんで手動換気 …………………………………… 71
   2. 救命アラーム　患者→回路→設定の順に確認 ……………………………… 73
   3. 合併症予防アラーム　事前に察知して予防的対応 ………………………… 75
      Column　高濃度の酸素を続けるとよくない理由 …………………………… 78

第7章 わかりやすい気道管理の実際

1. 気道管理はなぜ必要なのか? ……………………………………… 79
2. 気道管理には何が必要なのか? …………………………………… 79

A 先輩も迷ってる！ちょうどいい 気管チューブ固定　80

1. テープによる固定の基本的な考え方 ……………………………… 81
2. アセスメントによる固定法の選択 ………………………………… 81
3. チューブ固定（テープ交換時）の実際 …………………………… 84
   - Column バイトブロックの"使う""使わない"の判断 ………… 86
   - Column 気管チューブの深さ ………………………………… 86
4. デバイスを使った気管チューブ固定方法 ………………………… 87

B 先輩も知らない！ カフ圧管理 がうまくいく秘訣　88

1. カフ圧管理の実際 …………………………………………………… 89
2. 適切なカフ圧管理のための手技の実際 …………………………… 90
3. 新しいカフ圧計 ……………………………………………………… 92

C 先輩も納得する！ 気管吸引 の適切な考え方　93

1. 気管吸引実施のためのアセスメント ……………………………… 94
2. 気管吸引の手技の実際 ……………………………………………… 95
   - Column 閉鎖式吸引と開放式吸引の違い ……………………… 100

D 先輩も答えにくい！ 加温・加湿 は実際どっちを選べばよい?　101

1. 人工鼻回路と加温加湿器回路の特徴・違い ……………………… 102
2. 回路選択のためのアセスメントの実際 …………………………… 104

| E | 先輩もあいまい！ **口腔ケア** の合格点がもらえる秘訣 | 105 |

   1. 人工呼吸器を装着している患者の口腔ケアの実際 …………………… 106
   2. 口腔ケアの準備 …………………………………………………………… 107
   3. 口腔ケアの手技の実際 …………………………………………………… 108
      Column　口腔ケアの前にカフ圧を上げる？ ………………………… 109
      Column　口腔ケアキット …………………………………………… 111

| F | 先輩も知らない！ **体位調整** の適切なタイミング | 112 |

   1. 人工呼吸管理中の患者の目的別体位調整 ……………………………… 113
   2. 体位調整の手技の実際―仰臥位から前傾側臥位への場合 ………… 114
   3. 早期離床 …………………………………………………………………… 116

第8章　患者マネジメント

| A | 患者の全身管理 | 118 |

   1. 人工呼吸器が全身に及ぼす影響 ………………………………………… 118
   2. 人工呼吸管理中の栄養管理 ……………………………………………… 121
   3. 鎮痛・鎮静の実践 ………………………………………………………… 124
   4. 人工呼吸管理中の全身管理・観察のポイント ………………………… 131

| B | 患者アセスメントの実際 | 133 |

   1. 人工呼吸管理患者のアセスメントとは ………………………………… 133
      Column　呼吸補助筋の活動 ………………………………………… 133
   2. アセスメントの実際の手順 ……………………………………………… 134
   3. 異変時の対応の実際 ……………………………………………………… 137
      Column　高音性連続性ラ音の聴取は要注意 ……………………… 137
   4. モニタリングによる評価 ………………………………………………… 137
      Column　SpO_2 100％管理は危険！ ……………………………… 138

C 動脈血液ガス分析評価　139

1. 動脈血液ガス分析で何を評価しているの？ …………………………… 139
2. ガス交換の評価の実際 ……………………………………………………… 140
3. 酸塩基平衡の評価の実際 …………………………………………………… 142
   - Column ヘンダーソン・ハッセルバルヒの式 ……………………… 142
   - Column 呼吸性か代謝性かの早わかりチェック ………………… 146

D ウィーニング（離脱）　147

1. ウィーニング（離脱）とは ………………………………………………… 147
2. 人工呼吸器離脱のプロトコル …………………………………………… 148

E 人工気道からの離脱（抜管）　152

1. 人工気道からの離脱とは …………………………………………………… 152
2. 気道評価の方法 ……………………………………………………………… 154
3. 抜管前・後の準備と対応 …………………………………………………… 154
4. 流れでつかむ，ウィーニングから抜管までの実際 ……………… 155
   - Column ABCDE バンドル …………………………………………… 157

第1章 人工呼吸器のしくみを知って使いこなそう

これだけ覚えよう，人工呼吸器のしくみ

- 人工呼吸器本体や回路のしくみを知ることは，患者への適切な人工呼吸管理に欠かせません．医療がチームで成り立つように，人工呼吸器も本体と回路，そしてさまざまなパーツが協力し合って，患者に呼吸を提供しているからです．
- ですから，人工呼吸管理の第1歩は，人工呼吸器と回路がどんなものか，どんな役割を果たしているかをみていくことから始めましょう．

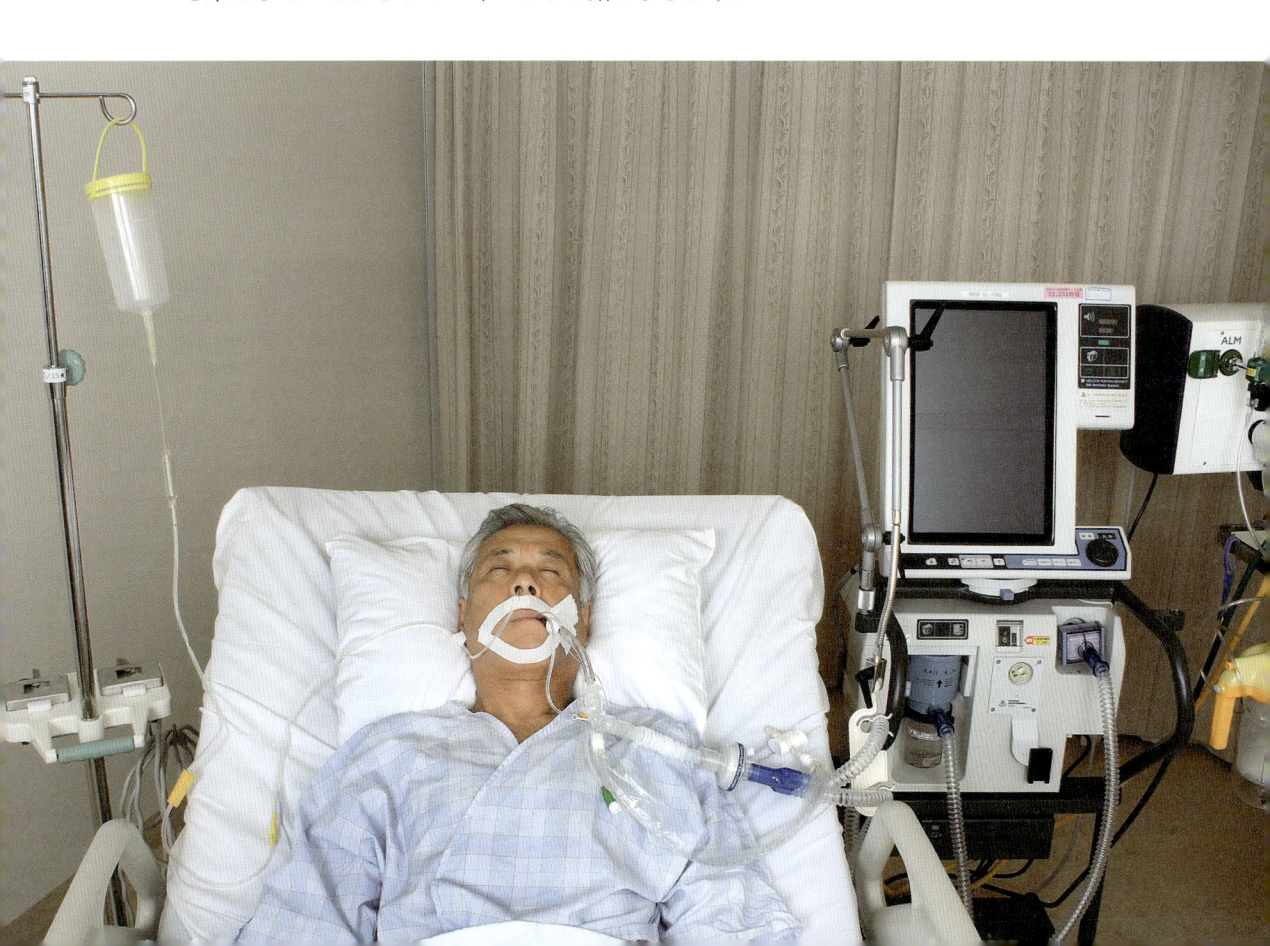

A 人工呼吸器とは

1）どんな器械か

- 人工呼吸器は，人工呼吸管理の司令塔です．回路を通じて患者の肺に空気を送ることを主な役割とし，その空気の圧や換気量，流量，アラームなども設定できます．各メーカーから，エビタ，サーボ，ピューリタンベネットなどの名前で発売されています．
- 人工呼吸器の機能は，日々進歩を続け，とくに「空気を送る方法」の改良が進み，患者の自然な呼吸に近くなってきています．
- 基本的に，新しいタイプの人工呼吸器ほど患者の呼吸の負担が少なく，安全に管理するために役立つ機能が追加され，便利になってきています．
- 見た目で大きく変化したのは，モニタを標準装備の機種が増えてきたことです．そこには，各種設定やアラーム表示，さらに「グラフィックモニタ」（58ページ）では人工呼吸器回路内のガスの流れを経時的に表示したカーブが映し出されます．この変化を観察することが，患者状態の把握に非常に有用であることが知られています．

2）使いこなすポイント

- 進歩し続けている人工呼吸器本体ですが，各機種で，用語や構造，設定方法などが統一されていないという問題があります．
- たとえば，同じ「モード（換気様式）」（34ページ）でも，メーカーによってよび方が異なり，このことがモードをむずかしく感じさせています．
- また，ホース（蛇管）を接続する場所や，電源の位置，さらに操作パネルのパターンも機種によって異なります．このことが人工呼吸器は使いこなしにくいと思わせる要因になったり，ときにエラーの原因にもなっています．基本をおさえて応用することが，使いこなしのコツだといえるでしょう．

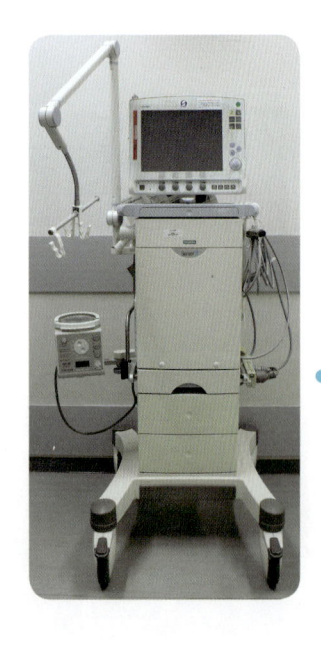

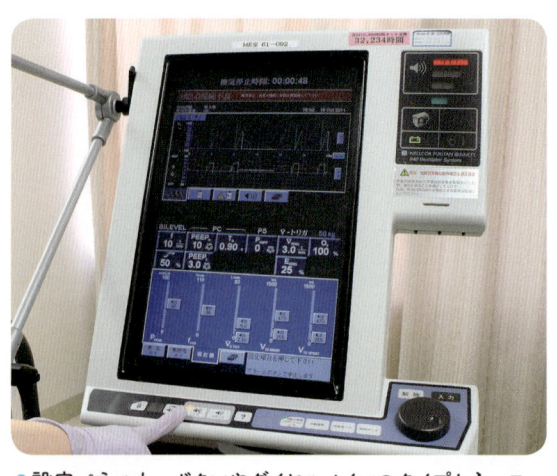

- 機種によって，外見，部品の設置場所などが異なるのが，右の人工呼吸器と比べてわかります．一施設にタイプの違う人工呼吸器が何台かあるのが一般的でしょう．

- 設定パネルも，ボタンやダイヤルメインのタイプから，モニタ搭載機種では，画面をタッチして操作できるものまで多様になりました．なお，安全面への配慮から重要項目の設定は，誤操作を防ぐため，ボタンなどと併用して行います．

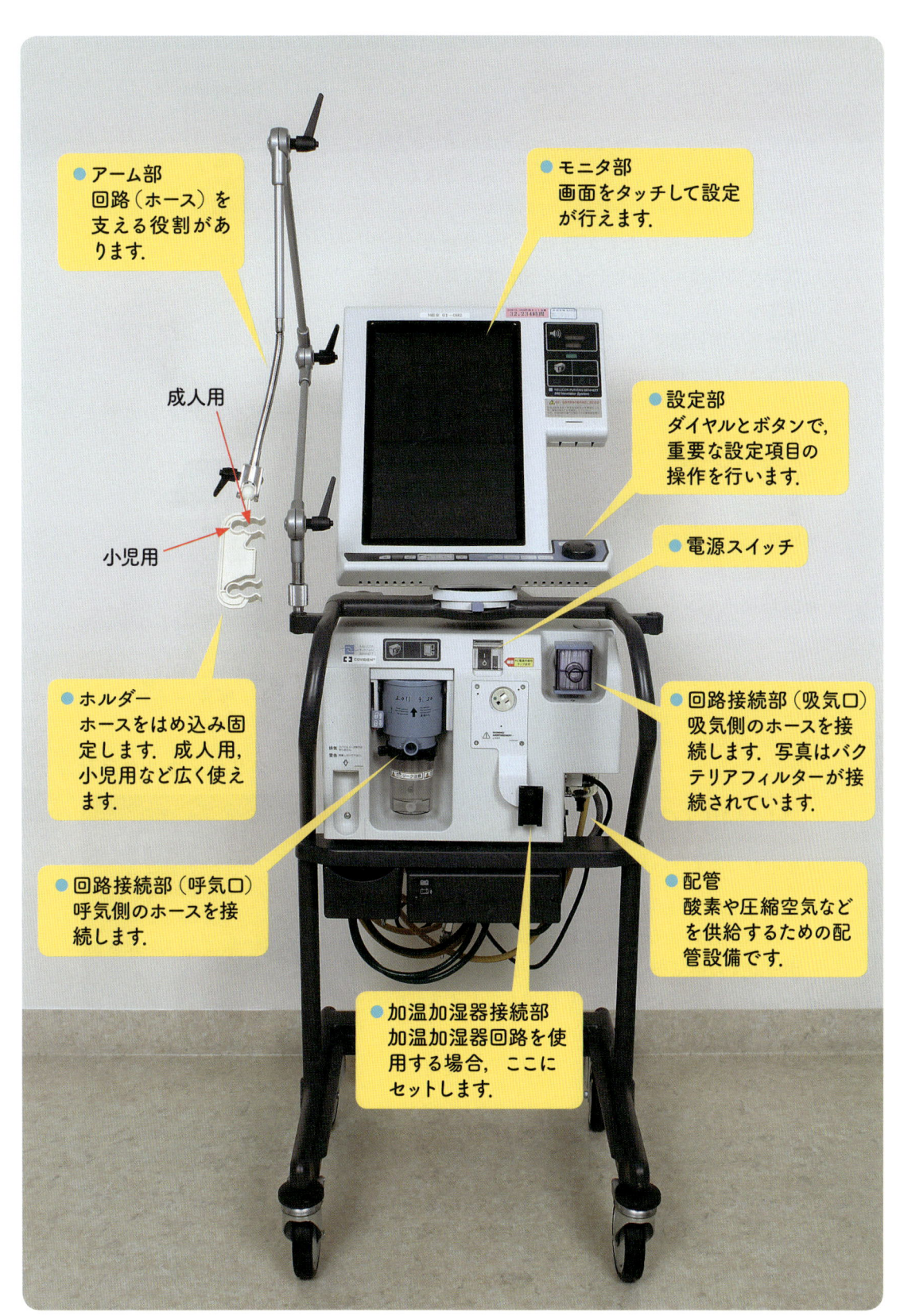

- アーム部
回路（ホース）を支える役割があります．

- モニタ部
画面をタッチして設定が行えます．

成人用

小児用

- 設定部
ダイヤルとボタンで，重要な設定項目の操作を行います．

- 電源スイッチ

- ホルダー
ホースをはめ込み固定します．成人用，小児用など広く使えます．

- 回路接続部（吸気口）
吸気側のホースを接続します．写真はバクテリアフィルターが接続されています．

- 回路接続部（呼気口）
呼気側のホースを接続します．

- 配管
酸素や圧縮空気などを供給するための配管設備です．

- 加温加湿器接続部
加温加湿器回路を使用する場合，ここにセットします．

※本書では，人工呼吸器は主に Puritan Bennett™ 840 (Covidien Japan) を用いて解説します．

第1章　人工呼吸器のしくみを知って使いこなそう　A　人工呼吸器とは

3

B 人工呼吸器の種類

Evita Infinity V500

- 新生児・小児から大人まで幅広い患者で使用できます．
- 人工呼吸からウィーニングまでサポートできる「スマートケア」モードを搭載しています．
- 肺保護換気に優れた人工呼吸器で，最適なPEEP設定や肺保護に最適なモードを使用することができます．
- 抜管後の非侵襲的人工呼吸管理，酸素療法も1台でできる人工呼吸器です．

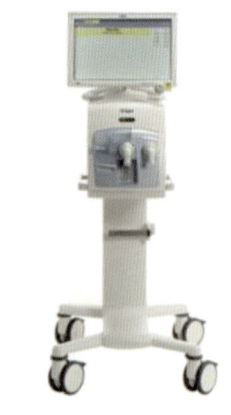

（ドレーゲルメディカル社）

Servo-U

- 新生児から成人まで幅広い患者に対応できます．
- 呼気システムに超音波フローセンサーを採用し，呼気抵抗を抑えた換気が可能です．
- 24時間トレンド機能を搭載し，過去のデータやアラーム履歴などを記憶できます．

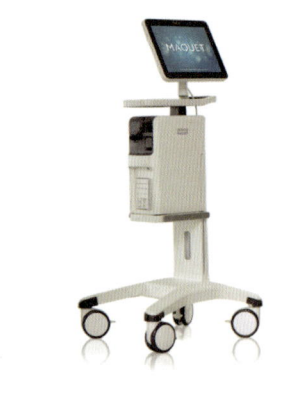

（マッケ　クリティカルケア社）

HAMILTON-G5

- 新生児〜成人まで対応できます．
- 従来からの換気モードに加えNPPVによるマスク換気や挿管から抜管まで安全に呼吸管理をサポートする換気モード「ASV」も搭載しています．
- 一定圧上昇でのP/VやF/V曲線を表示する「P/VTool機能」（オプション）を有しています．リクルートメントマニューバ手技としても使用できます．
- $ETCO_2$，SpO_2を測定，この値が目標値になるように人工呼吸器の設定を自動で調整するフルクローズドループモード「INTELLiVENT-ASVモード」（オプション）を有しています．

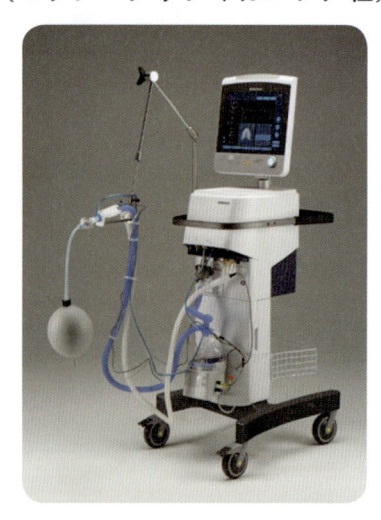

（ハミルトンメディカル社）

C 人工呼吸器回路のタイプ

- 人工呼吸器から送られたガスを患者の肺に送り込み,吐き出させるためのホースと,そこに接続された物品を合わせて人工呼吸器回路とよびます.
- そのしくみは,「空気を送り込む吸気側」と,「肺を介した空気が吐き出される呼気側」の2本のホースが,人工呼吸器と患者の口元とでつながれて構成されます.
- 人工呼吸器から送られるガスは,主に壁などに埋め込まれている中央配管から供給されます(酸素ボンベなどから得ることもある).このガスは,冷たく乾燥しているため,温度と湿度を与えてから患者の気道や肺に送気する必要があります.そのために用いるのが,加温加湿器(**左写真**)か人工鼻(**右写真**)です.人工呼吸器回路は,このどちらを使うかで,加温加湿器回路,人工鼻回路とよばれます.
- 両者の違いがわかるでしょうか? 大きな点は,左は加温加湿器が,右は人工鼻が回路に接続されていることです.それぞれのパーツの説明は次項以降で,また人工呼吸管理におけるメリットやデメリットは103ページで確認してください.

加温加湿器回路

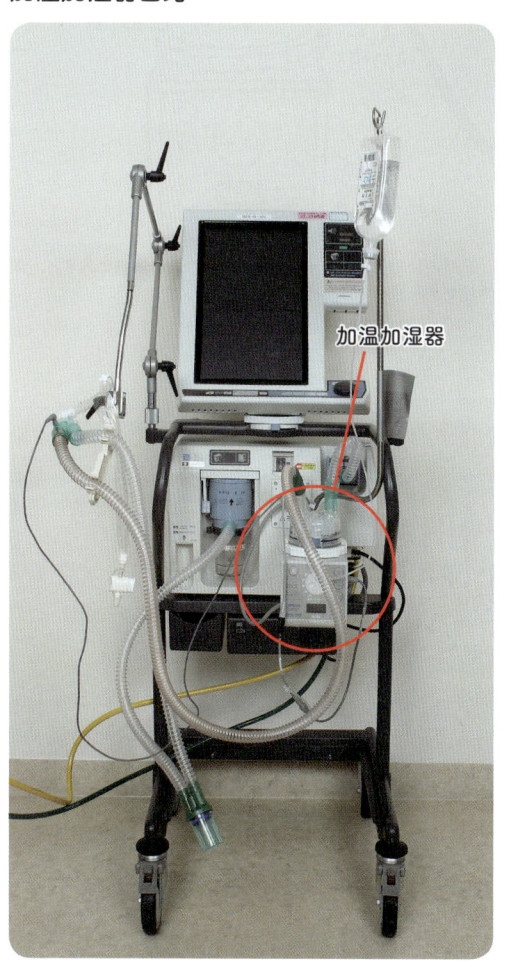

人工鼻回路

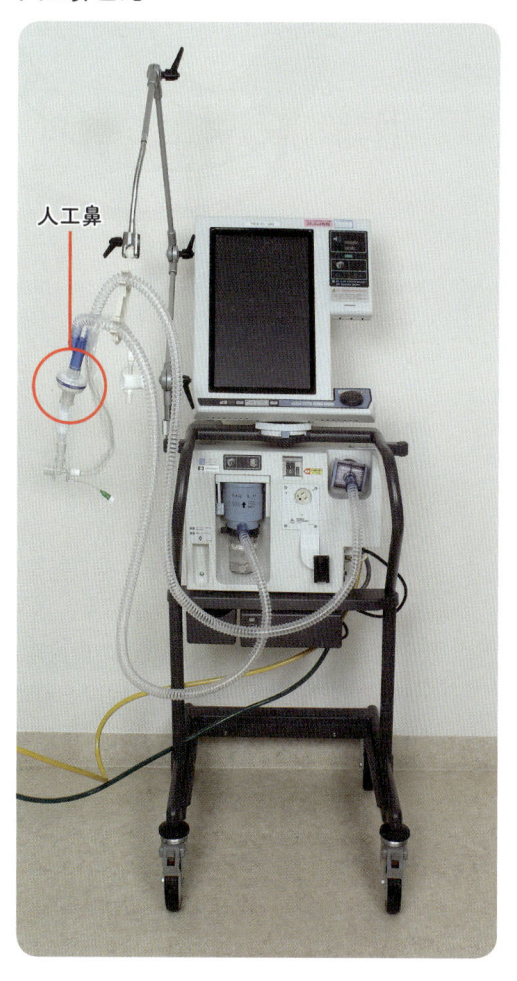

D 加温加湿器回路

1 加温加湿器回路のしくみ

- 加温加湿器回路は，人工呼吸器から送られるガスを，吸気回路側に接続された「加温加湿器」（8ページ）によって温め，患者の肺に送り込むしくみです（下図）．
- 加温加湿器を通ったガスは，冷えてしまうと結露となり水分として溜まってしまいます．そこで，回路内を温めるための熱線（ヒーターワイヤー）が必要になります．
- 温められたガスは体内に入り，今度は呼気となって排出されますが，呼気回路を通るときに水滴となり回路に水が溜まるため，「ウォータートラップ」を接続することが多いです．

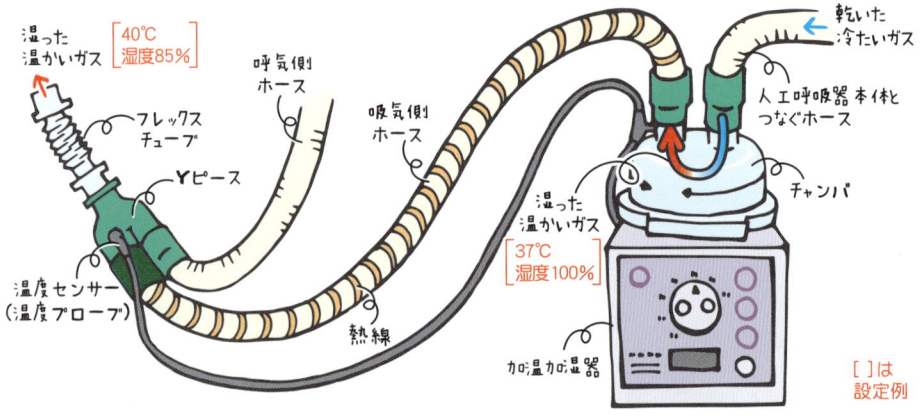

チャンバから出たガスを熱線で温めることで湿度が下がり，回路内に結露が出ません．そこからガスが体内に入ると，体内で温度が下がり，肺に届くころには肺内と同じ湿度100%に戻ります．

2 加温加湿器回路の構成

- 人工呼吸器回路は，ディスポーザブルが基本です．一度使用したら廃棄します．
- 加温加湿器用の回路をセットした全体像（写真①）を見てください．加温加湿器（写真はチャンバ部分），ウォータートラップ，そして口元の温度を知るためのプローブやエレクトリカルアダプタで構成されます．
- 吸気回路側のホースには，回路を温め結露を防ぐための熱線が組み込まれています（写真②）．また，最近は呼気側にも熱線が組み込まれた製品も増えています．この場合，呼気側回路の結露も防げるので，人工鼻回路（12ページ）のようにウォータートラップが必要なくなります．
- 回路は，吸気側は青で呼気側は白などとホースが色分けされているものもあり（写真③），接続時に回路の区別がつきやすくなります．

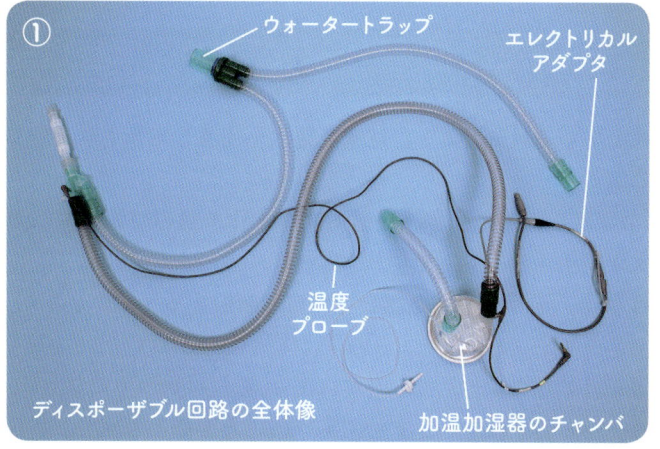

① ウォータートラップ / エレクトリカルアダプタ / 温度プローブ / 加温加湿器のチャンバ / ディスポーザブル回路の全体像

- ホースと各パーツを接続したディスポーザブル回路です．12ページの人工鼻回路と見比べてみましょう．

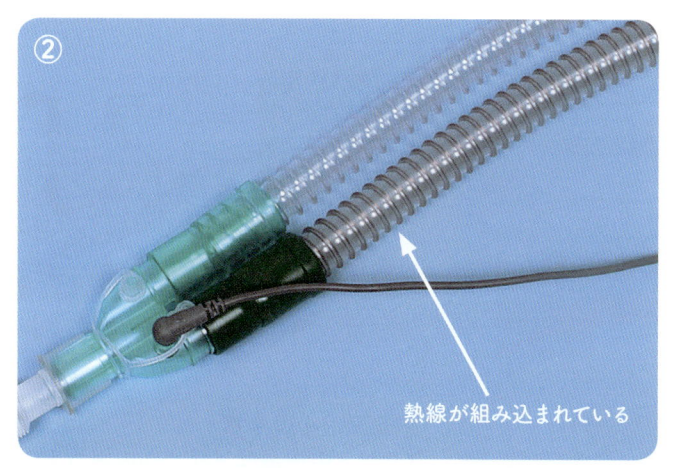

② 熱線が組み込まれている

- 黒っぽく見えるほうが吸気側です．ホースの外側に熱線がスパイラルに組み込まれ，回路内のガスを均等に加温します．回路内の結露を軽減できます．

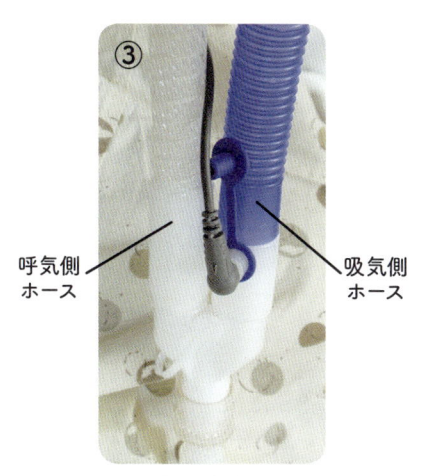

③ 呼気側ホース / 吸気側ホース

- ホースは呼気側（左）と吸気側（右）で色が異なるタイプもあります．

3 加温加湿器

- 加温加湿器は，冷たく乾燥している吸気ガスを，滅菌蒸留水を加温して発生させた水蒸気に通すことで加湿する装置です．
- 滅菌蒸留水をチャンバとよばれる容器に注ぎ，加温加湿器本体上部のプレート部にセットし加熱すると水蒸気が発生するしくみです．
- 温度設定を手動で行うタイプと，温度を本体が感知して自動調節するタイプがあり，現在は自動調節式が主流です．
- 人工鼻（12ページ）との併用は禁忌です．過度の吸湿により，流量抵抗が増大したり，人工鼻が閉塞し，換気困難になるおそれがあります．実際に，人工鼻との併用により呼吸障害となった事故事例も報告されています．

加温加湿器：温度設定手動タイプ（Fisher & Paykel MR850）

- 消音ボタン
  アラーム発生時にアラーム音を止めます．
- アラーム部
  アラームの原因が点灯します．
- チャンバ内温度ボタン
  ここを押すと，デジタル表示がチャンバ内の温度に切り替わります．
- 温度表示
  通常は口元（内）の温度を示します．
- 口元温度の設定ダイヤル
  Yピースの温度センサー部の温度を設定します．通常は39～40℃程度です．
- チャンバ出口の温度設定ダイヤル
  口元温度との差で設定します．通常はチャンバ出口で37℃程度になるよう設定します．

ヒータープレートを加熱

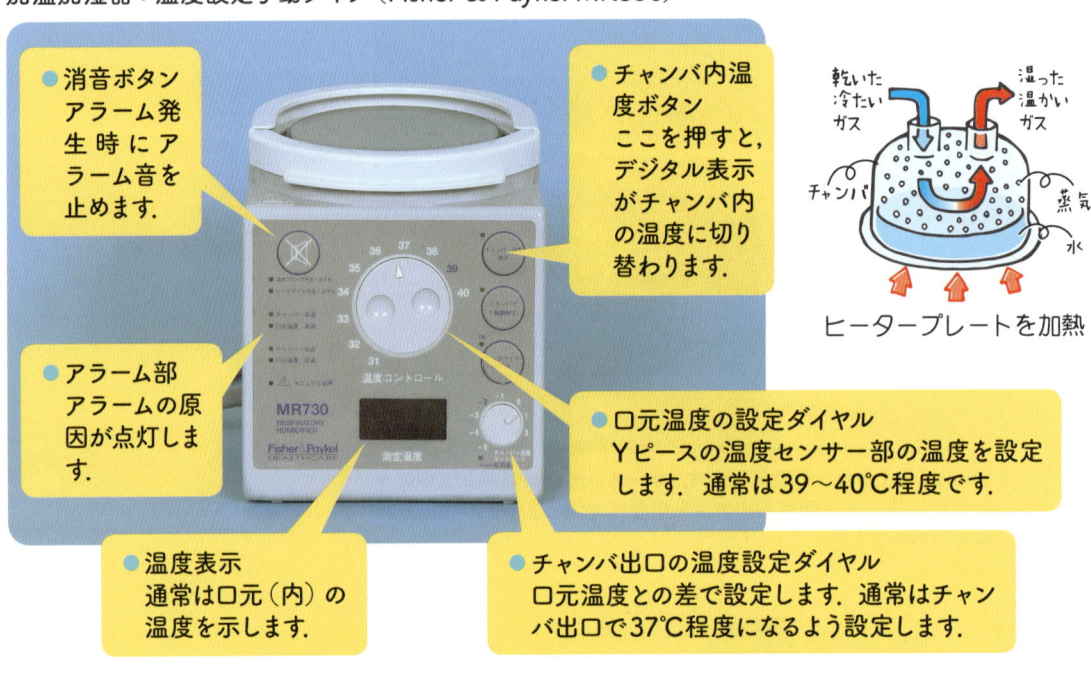

加温加湿器：温度自動調節タイプ（Fisher & Paykel MR850）

- 消音ボタン
  長押しするとランプが点灯し，口元温度がわかるようになります．
- 温度表示
  通常はチャンバ内の温度を示します．
- 電源ボタン
- 切り替えボタン
  温度は自動調節されます．挿管時は，挿管の絵にランプがついていることを確認しましょう．
  挿管：37±0.5℃
  マスク：31±0.5℃
  に調節されます．

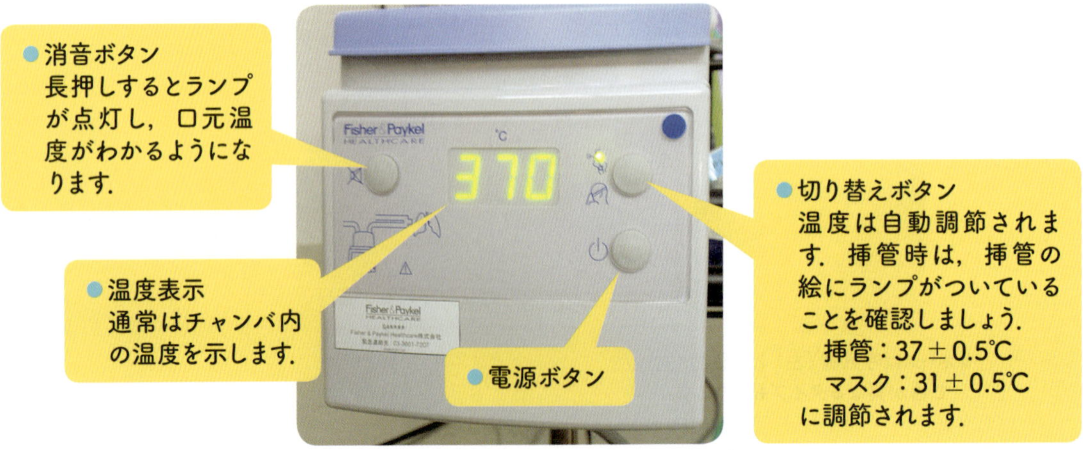

4 チャンバ

- チャンバとは，滅菌蒸留水を入れるお釜のことです．加温加湿器プレート部のチャンバガードにはめ込んで固定します．使用前は**写真①**のようにセットされており，青いキャップは回路を接続するときに外します（**写真②**）．
- 持続給水ができるタイプと持続給水できないタイプがあります．
- 持続給水タイプは，付属のウォーターフィードチューブの穿刺部（スパイク）を滅菌蒸留水のボトルに差し込み（**写真③**），持続的に必要量を追加供給します．持続給水できないタイプは，ホースを一時外して滅菌蒸留水を補給する必要があります．
- チャンバには滅菌蒸留水以外，入れないようにしてください．滅菌蒸留水の代わりにエタノールを入れてしまい，中毒死にいたった事故事例も報告されています．
- 回路を交換するときはチャンバも交換します．その際は電源をオフにしてから，チャンバを外します．ヒータープレートは熱いため，触らないようにします．

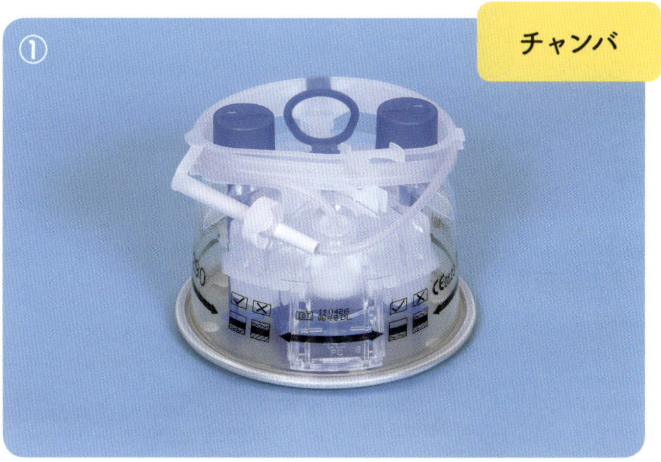

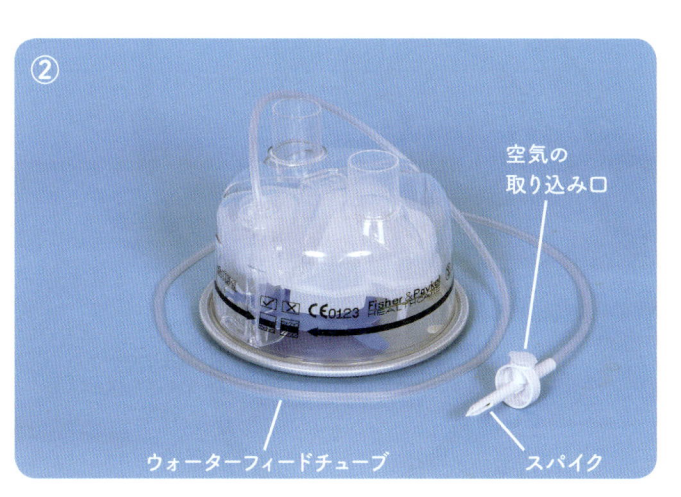

チャンバ

①

② 空気の取り込み口 / ウォーターフィードチューブ / スパイク

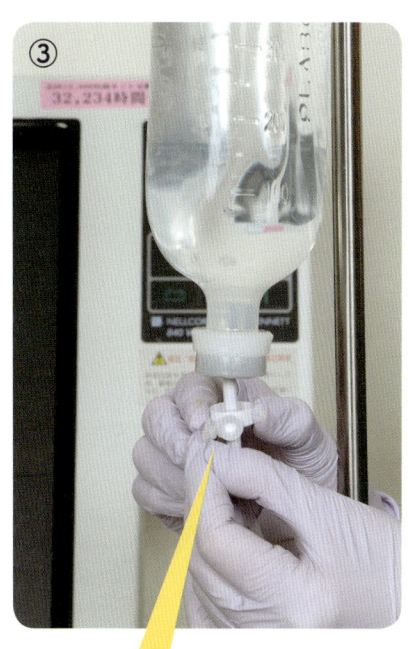

③ スパイクを刺したら，空気の取り込み口を開きます．

5 温度プローブとエレクトリカルアダプタ

- 加温加湿器回路では，一般的に2本の接続コードが必要になります（**写真**）.
- 1本は，温度プローブです．チャンバ出口とYピース部の温度差を測定し，吸気ガスの加温・加湿を調節する役割を果たします.
- もう1本は，エレクトリカルアダプタで，熱線（ヒーターワイヤー）を電気で熱する役割をもちます.
- 温度プローブは熱線（ヒーターワイヤー）の温度と連動し，適切な温度差を維持するように働きます.
- 温度プローブに結露が付着していると正確に温度が感知できず，チャンバの温度が低い，高いなどアラームが鳴ることがあります．そのときは，まず温度プローブの結露を確認し水を払いましょう.
- 温度プローブの外れは，そこからエア漏れし，気道内圧が低下することがあり注意が必要です.
- どちらか一方でも外れていたりするとうまく加温されませんので，両方のコードを正しくつなぐ必要があります（**下図**）.

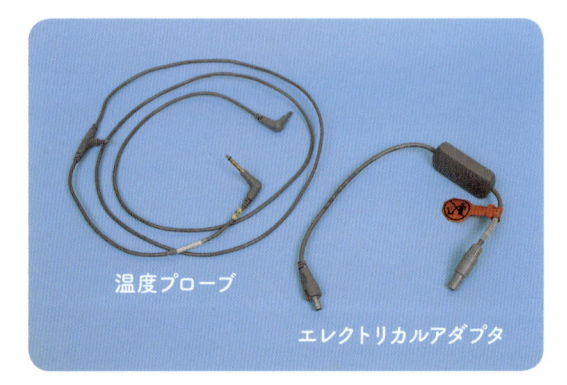

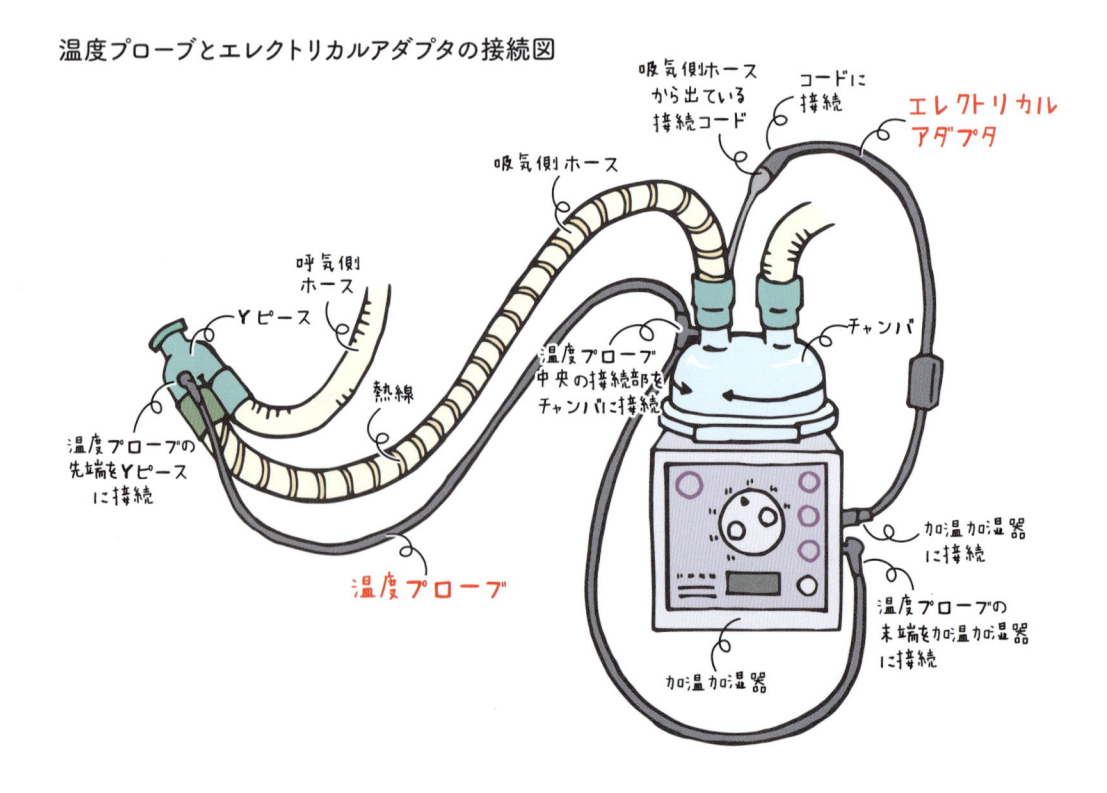

温度プローブ　エレクトリカルアダプタ

温度プローブとエレクトリカルアダプタの接続図

6 ウォータートラップ

- ウォータートラップは，加温加湿器回路内で主に呼気側に接続されます．
- 目的は名称のとおり，「ウォーターをトラップする」，つまり回路内に結露として生じた水分を溜め込むために使用します．水は空気より重いため，効果的に回路内の水分を溜めるには，いちばん低い位置にトラップ部が下向きになるように回路を調整することが必要です．
- ディスポーザブル回路にウォータートラップがすでに接続されているもの（**右写真**）もありますが，そのつど取りつけるタイプ（**下写真**）もまだ使われているでしょう．このウォータートラップはエラーが多く，外れ，ゆるみ，おかしな噛み合わせに注意が必要です．一方で，頑丈な構造ではないため，力任せにはめ込もうとすれば，破損のおそれがあり危険です．うまくつながるさじ加減は，慣れるしかありません．
- 人工鼻を用いれば，結露も出ませんので，ウォータートラップは不要になります．

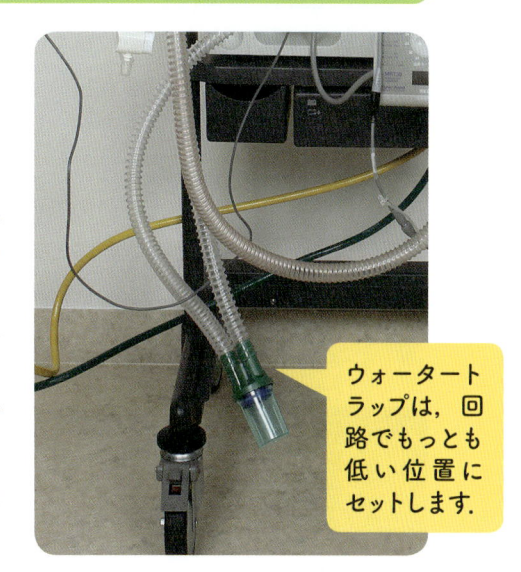

> ウォータートラップは，回路でもっとも低い位置にセットします．

> ウォータートラップはトラブルが多いパーツです．ゆるみ，外れ，破損などに注意します．

> トラップ部とホース接続部のつなぎ目．回しながら，ロックするタイプが多いです．エアリーク（空気の漏れ）を防ぐためのゴムのパッキンがあるものは，必ず取り付けるようにします．

> ホースとの接続部．力を入れすぎると破損するおそれもあります．かといって，ゆるいと外れやすいです．

> 結露の廃棄のためにカップを外した際に回路の空気が外に漏れないよう，バネで固定されて一方向弁となっています．

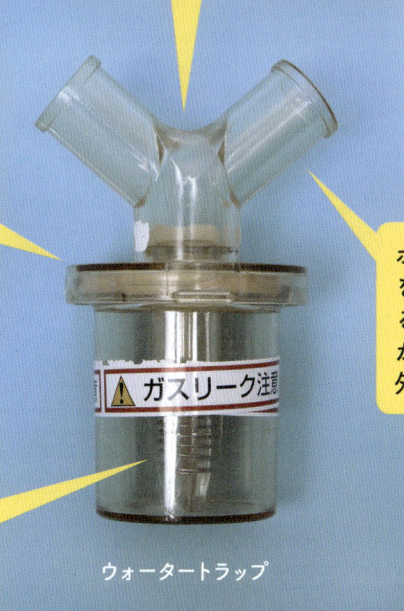

ウォータートラップ

E　人工鼻回路と人工鼻

- 加温加湿器がたくさんのパーツを必要としたのに対し，人工鼻回路はパーツが少なく，見た目もシンプルです（**写真**）.
- たった1つ加えられているのが，以下で説明する人工鼻です.
- 人工鼻を装着すれば，加温加湿器は必要ありません．熱線（ヒーターワイヤー）も必要がなくなり，結露が出ないのでウォータートラップも不要となります.
- 結露への注意や呼気・吸気回路の違いを気にする必要もなくなります.
- 回路がシンプルなほうが，接続箇所も減り，事故の確率も低くなるでしょう.

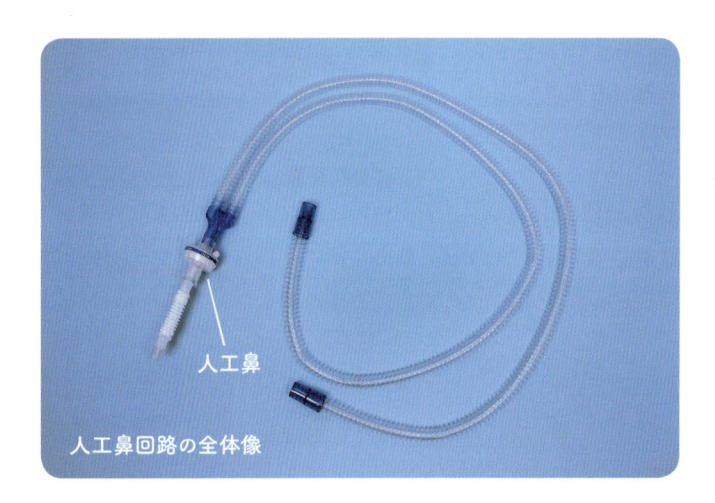

人工鼻

人工鼻回路の全体像

- ホースと人工鼻をYピースで接続するだけでよい人工鼻回路．見た目もシンプルです.
- 6ページの加温加湿器回路と見比べてみましょう.

人工鼻

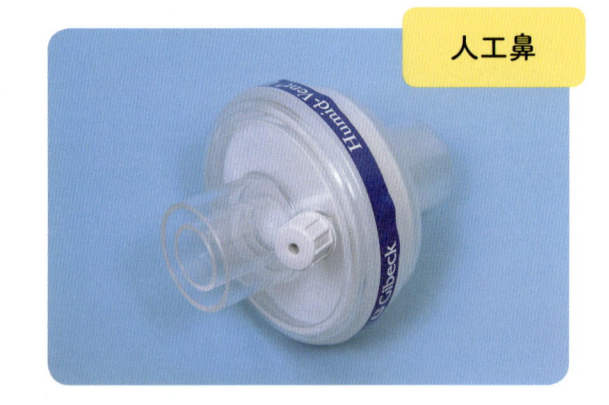

人工鼻

- 人工鼻（**右写真**）は，本来自然呼吸で人間の「鼻」が行う加温・加湿と同じように，人工呼吸器が送り出す吸気ガスに加温・加湿を行うもので，人工鼻回路には欠かせないパーツです.
- 人間の呼気には水蒸気が含まれ，さらに体温で温められています．人工鼻には，この呼気の熱と水蒸気をたくわえるフィルターが備えられ，吸気時にそれを再度取り込むことができ，冷たく乾燥したガスに加温・加湿することができます.
- 人工鼻のフィルターには細菌除去機能もついており，電気や水の必要がないだけでなく，感染予防にも効果的とされます.
- 不適応な患者状態がある（102ページ）ため，使用時の評価が不可欠になります.

F そのほかの回路部品

1 Yピース

- Yピースは，吸気回路と呼気回路をつないで患者と合流する役目をもちます．
- ここから先は，患者の吸気と呼気が混合した状態です．つまり，ここから先が長ければ，死腔（26ページ）が大きくなるとともに，呼気の再呼吸が増加します．
- 加温加湿器回路（**写真左**）では，Yピースの吸気側に温度プローブ，呼気側には気道内圧測定チューブが取りつけられるようになっており，正しく接続します．
- 人工鼻回路（**写真右**）は熱線（ヒーターワイヤー）がなく，吸気側と呼気側の区別がないので，吸気・呼気のどちらの回路をつないでも問題ありません．

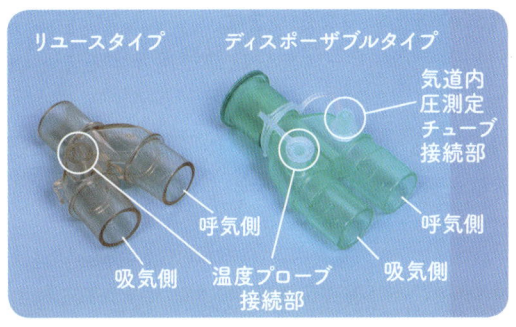

加温加湿器回路のYピース

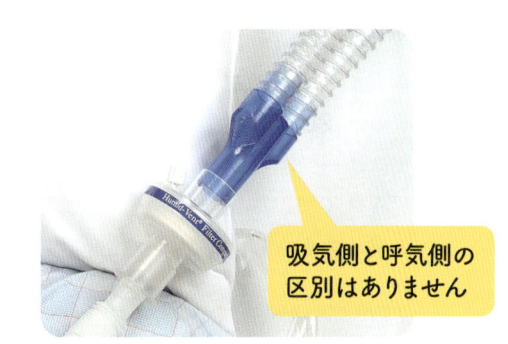

人工鼻回路のYピース

吸気側と呼気側の区別はありません

2 バクテリアフィルター

- バクテリアフィルターは，吸気回路の最初（吸気口），呼気回路の最後（呼気口）につけ，以下の役割をもちます．
  - 吸気側：異物除去
  - 呼気側：人工呼吸器本体の汚染防止
- 吸気側のフィルターは中央配管から送られる圧縮空気や酸素に混入する埃などが，患者に送られないようにするためです．
- 呼気側のフィルターは，患者の呼気により人工呼吸器の内部が汚染されないようにするためです．
- 人工呼吸器本体に，バクテリアフィルターが内蔵されているものもあります．装着前に内蔵型か，機種外付けか確認することが必要です（19ページ）．

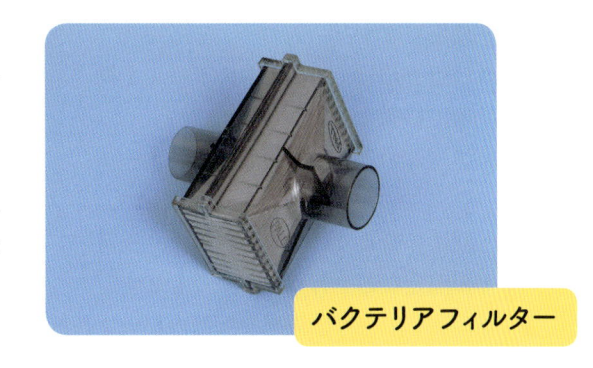

バクテリアフィルター

3 フレックスチューブ

- フレックスチューブ（**写真**）は，Yピースと気管チューブの間に延長チューブとして用いるものです．
- Yピース部は，人工呼吸器の呼気・吸気回路を接続した状態で，患者側の気管チューブと接続されます．しかし，体位調整などさまざまなケア中に負荷がかかることで，回路が外れるおそれがあります．
- フレックスチューブは間がホースになっており，柔らかく，柔軟に曲がるため，ケアなどで回路の可動性が高くなっても接続部に負荷をかけにくくなり，回路外れの防止につながります．
- ディスポーザブルタイプのフレックスチューブのホース部分は伸び縮みすることから，長さを調節することもできます（**写真上**）．
- リユースタイプのフレックスチューブはL字型コネクターが一体型としてついているタイプが多いでしょう（**写真下**）．閉鎖式気管吸引カテーテルを使用したいときはディスポーザブルタイプに変更します．

フレックスチューブ

4 アーム（人工呼吸器回路支持アーム）

- アームは，人工呼吸器の回路の重みなどで気管チューブが誤抜去しないように，また，回路の重みが患者にかからないように，支持するために使用します．
- 使用方法は，3〜4本のポールを関節で接続し，ハンドルで固定して，アームの姿勢を調節します．ホースを先端のホルダにはめ込むことで，回路の絡まり・たるみの防止，位置の固定などを行うことができます．
- 固定ハンドルの破損や関節内部の摩耗部品の劣化により，動きが硬くなったり，位置の微調整が困難になったりすることもありますが，関節部がスプリングでできているものなど，改良されつつあります．ホルダーにホースをはめ込むときは，破損に注意します．
- 以前は，砂のうを回路に乗せて，回路が重さに負けて動かないように押さえていましたが，現在はアームに移行しつつあります（小児などは砂のうを使用していることも多いです）．

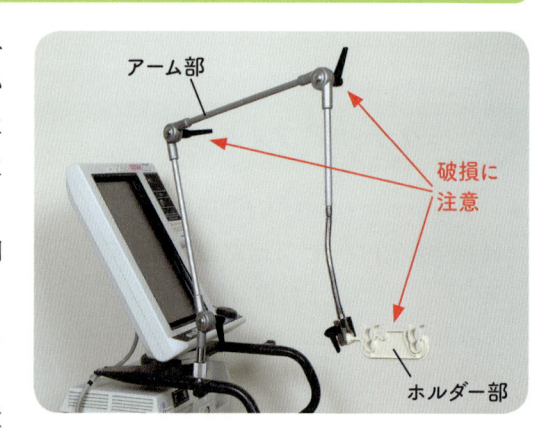

第2章 人工呼吸器の回路を組み立てよう

- 人工呼吸器は，本体だけで患者の呼吸の替わりができるわけではありません．第1章でみてきた物品を正確に接続し，正しく機能するように回路を組み立てることが必要です．
- 人工呼吸器を使いこなす第2歩目として，人工呼吸器が正しく動作するために不可欠な人工呼吸器回路のセッティング方法を確認していきます．
- 具体的な作業の前に，人工呼吸器回路の完成図をざっくりイメージしてみましょう．次ページに，加温加湿器回路と人工鼻回路の模式図を示しました．呼気側，吸気側とガスの流れを把握するのが，正しく組み立てる近道です．

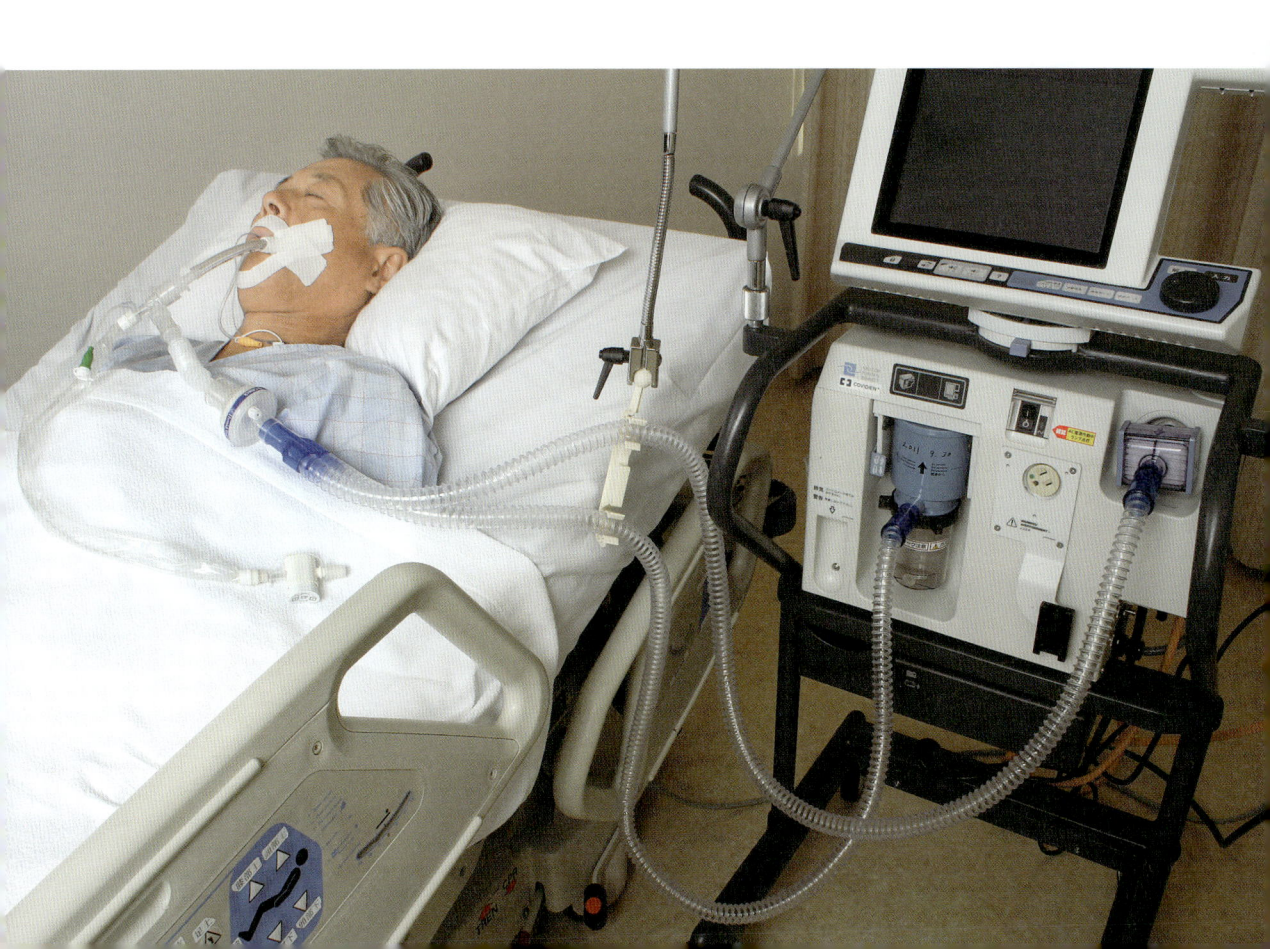

加温加湿器回路

- 加温加湿器があるのが特徴です．
- ホースには熱線（ヒーターワイヤー）を組み込み（主に吸気側），加温・加湿を行います．
- 主に呼気側に結露がたまりやすく，ウォータートラップで確保します．
- 回路に多くのパーツを接続するため，やや複雑な構造となります．

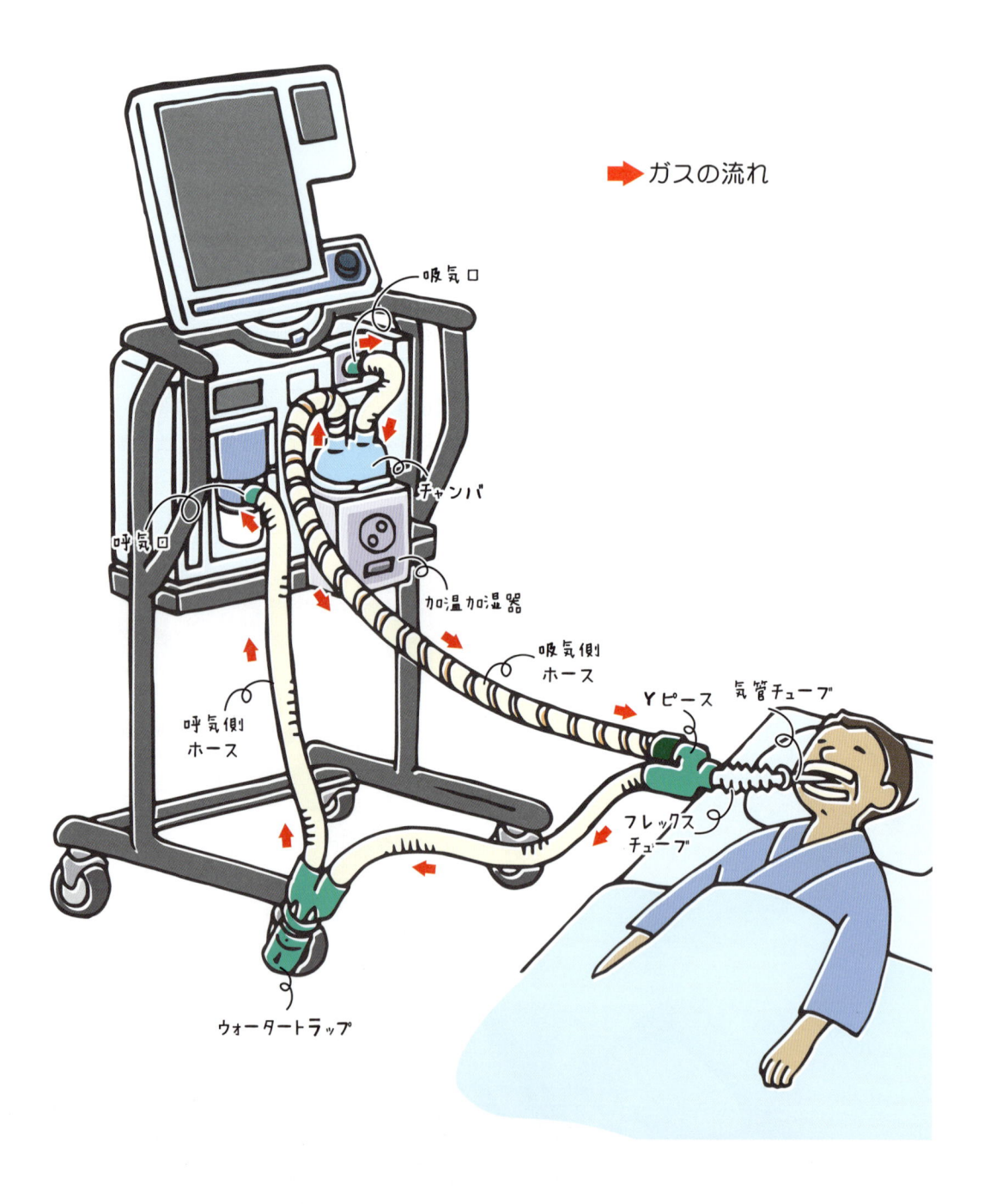

➡ ガスの流れ

吸気口
呼気口
チャンバ
加温加湿器
吸気側ホース
呼気側ホース
Yピース
気管チューブ
フレックスチューブ
ウォータートラップ

人工鼻回路

- 人工鼻が回路の患者の口元に接続されているのが特徴です．
- 加温加湿器回路に比べて，シンプルな構造です．
- 人工鼻が加温加湿器の役割を果たします．湿度はこのフィルターにトラップされるため，結露がありません．
- 使用禁忌があるので確認が必要です．

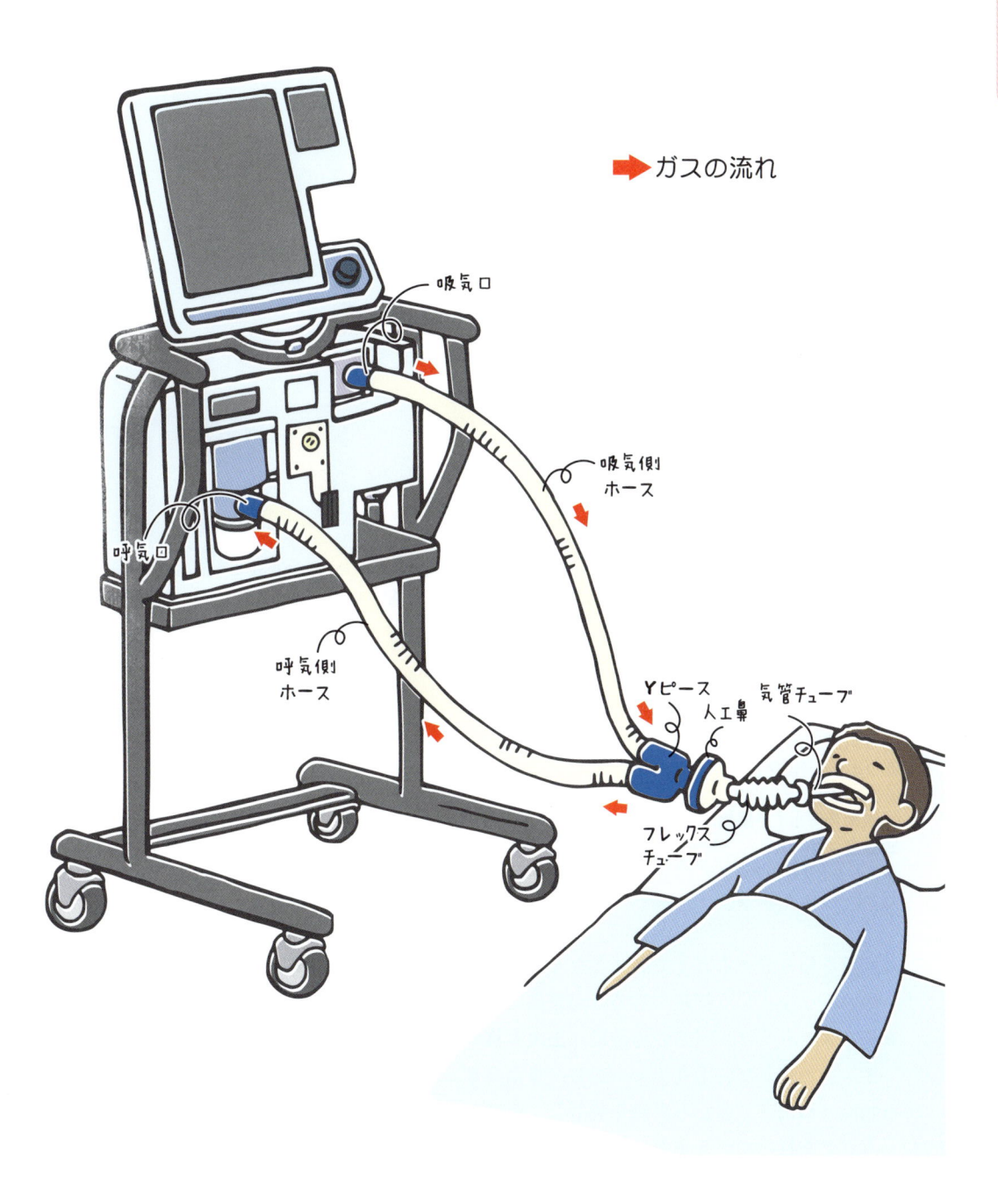

A 加温加湿器回路の組み立て方

1 必要物品を準備します．

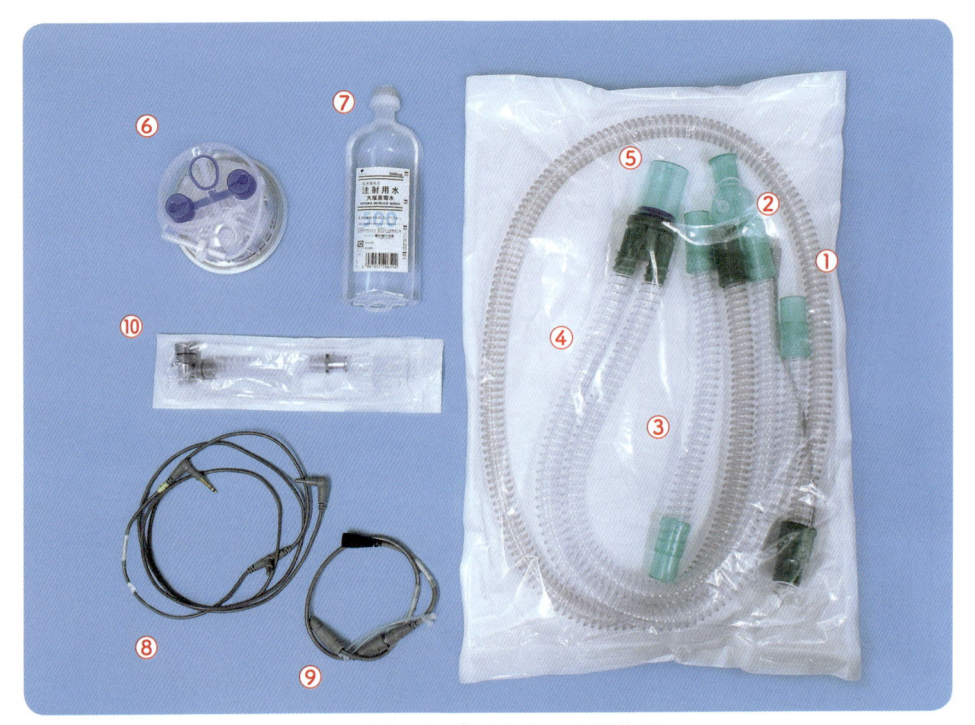

ディスポーザブル回路の必要物品

①吸気側ホース
②Yピース
③人工呼吸器本体とチャンバをつなぐホース
④呼気側ホース
⑤ウォータートラップ
⑥チャンバ
⑦滅菌蒸留水（持続給水タイプ）
⑧温度プローブ
⑨エレクトリカルアダプタ
⑩フレックスチューブ

- 回路を組み立てるうえで必要となる物品確認を行います．加温加湿器回路では，多くのパーツを正しく接続することが重要です．
- ディスポーザブル回路の場合は，**上の写真**のようにワンパッケージで梱包されています．過不足がないようチェックし，またできるだけ清潔操作で準備します．
- 物品の準備ができたら手袋を装着し，余計なものに触れないよう，なるべく清潔に組み立てを行っていきます．

2 バクテリアフィルターを装着します．

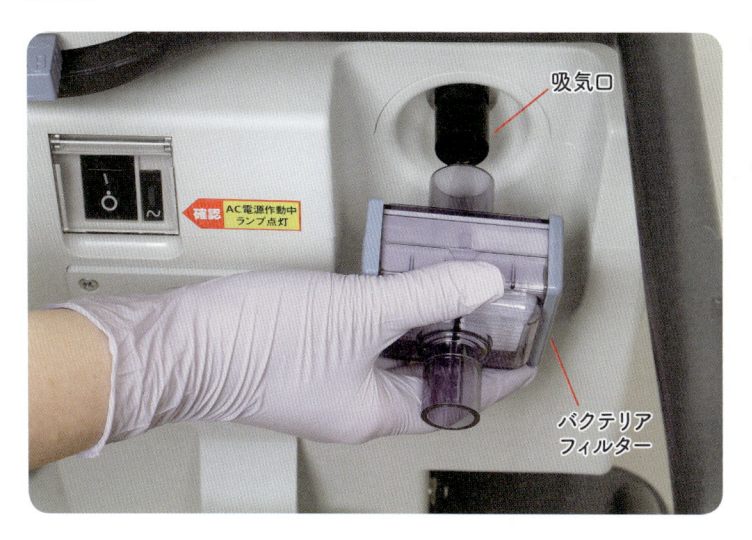

吸気口
バクテリアフィルター

- バクテリアフィルターを人工呼吸器本体の吸気口に接続します．
- 内部に組み込まれているものや，本体を開けて内部に装着するものもあるので，接続前に確認します．

3 加温加湿器にチャンバをセットします．

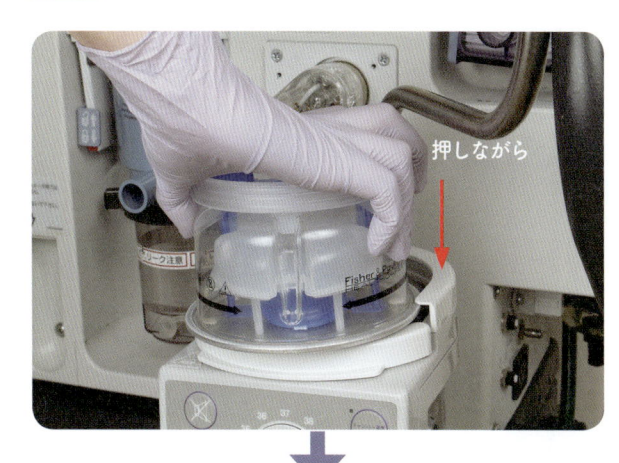

押しながら

入れ込む

- 加温加湿器本体上部にチャンバをはめ込みます．チャンバをはめる時は，可動式のロックを押し下げて，スライドして入れ込みます．

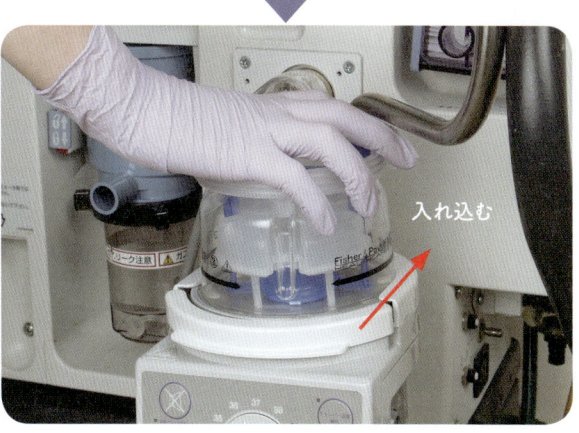

第2章 人工呼吸器の回路を組み立てよう　A　加温加湿器回路の組み立て方

4 加温加湿器のチャンバの外装を取り外します．

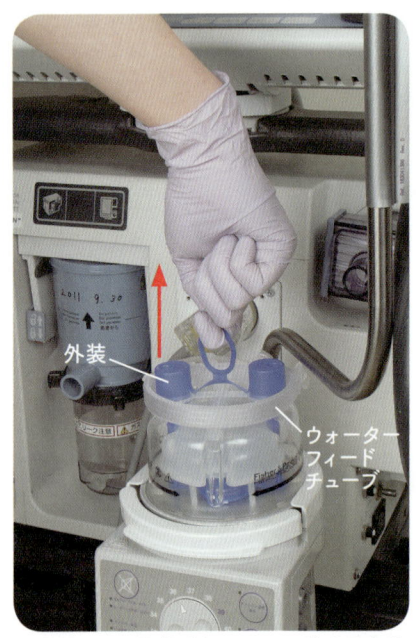

- チャンバの外装（青のキャップ）を取り外します． 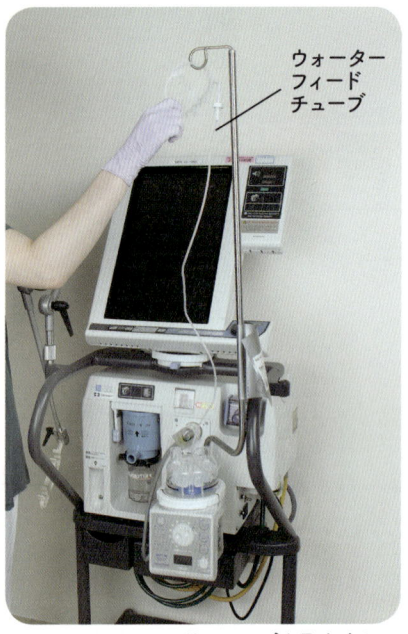
- ウォーターフィードチューブを取り出しておきます．

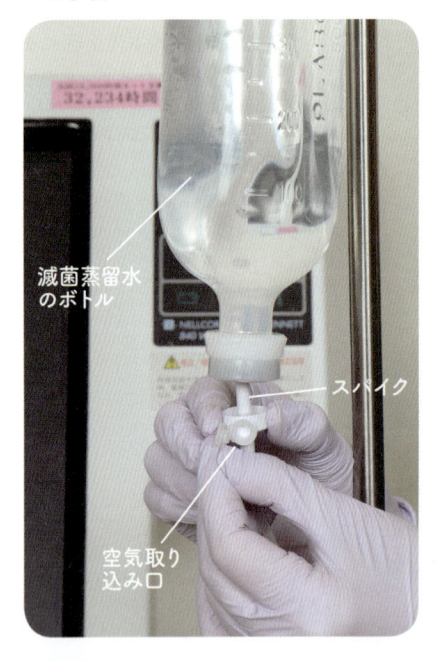

（写真ラベル：外装，ウォーターフィードチューブ，滅菌蒸留水のボトル，スパイク，空気取り込み口）

- 稼働直前に，先端のスパイクを滅菌蒸留水のボトルに穿刺します．穿刺後に，空気取り込み口を開けます．
- 持続給水できない場合は，接続部から滅菌蒸留水を補給する必要があります．黒線で囲まれた最大水位以上にならないよう，また減水して過熱しすぎないよう，チャンバ内の水量を定期的に確認します．

ここに注意！

- 蒸留水の補給時に関する事故報告が多く，破損，外れなどに注意します．
- 持続給水タイプは閉鎖回路であり，誤注入や感染も予防でき，頻繁な給水の必要もないため，推奨されます．
- 回路の交換時にチャンバも交換します．その際は電源をオフにしてチャンバを外します．ヒータープレートは熱いため，すぐには触らないようにします．

5 吸気回路の短いホースを人工呼吸器に接続します．

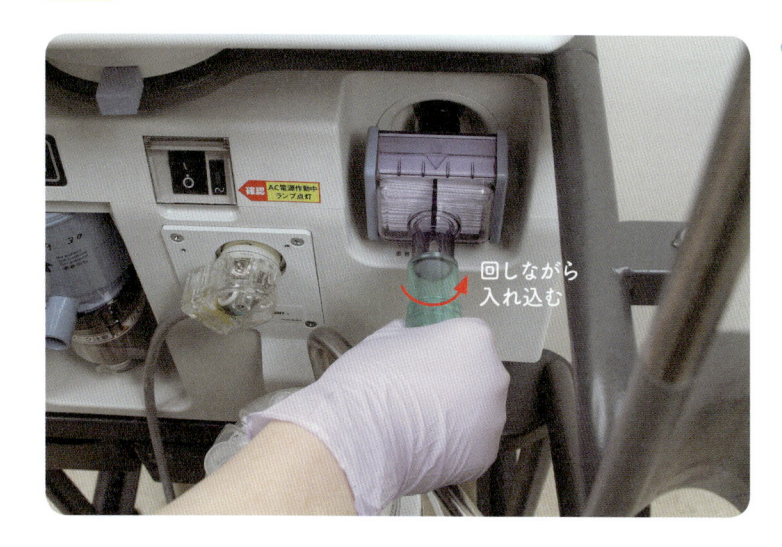

回しながら入れ込む

- 吸気口と加温加湿器のチャンバをつなぐ短めのホースを，本体に接続した吸気側のバクテリアフィルターに接続します．

ここがコツ！

回路を接続するときのねじり方
- 各回路を接続する際は，45°程度回しながら入れ込むのがコツ．最近の回路は，接続部がテーパー加工（若干の角度がつけられている）されていることもあり，ねじって入れることで接触面積が広がり，抜けにくくなります．
- ただし，あまり強くねじこむのは避けます．今度は破損の原因になります．力を入れつつ，完全に差し込みきる直前で止めるようなイメージです．

6 加温加湿器のチャンバの接続部に，吸気口と接続したホースの反対側を接続します．

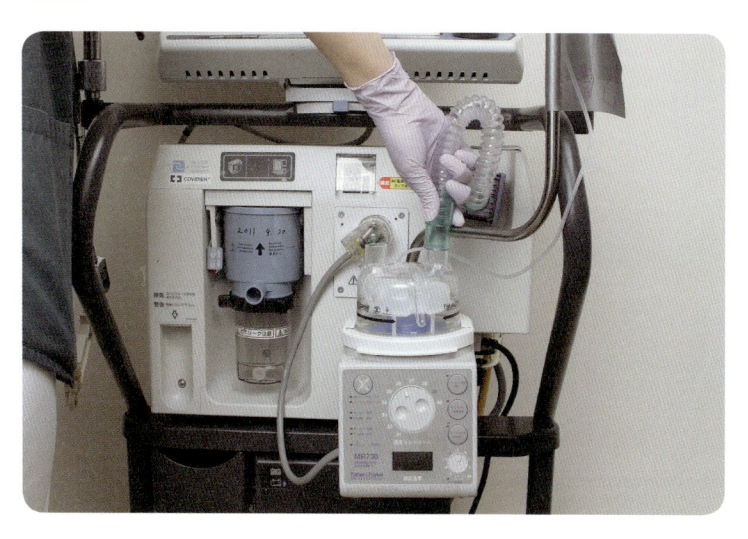

- チャンバの接続部の破損に注意しながら接続します．
- チャンバの2ヵ所ある接続部のどちらにつないでもよいですが，写真のような最短の位置が回路に負荷が少ないでしょう．

第2章 人工呼吸器の回路を組み立てよう　A 加温加湿器回路の組み立て方

21

7 もう一方のチャンバの接続部に吸気側ホースを接続し，呼気側ホースを人工呼吸器本体の呼気口に接続します．

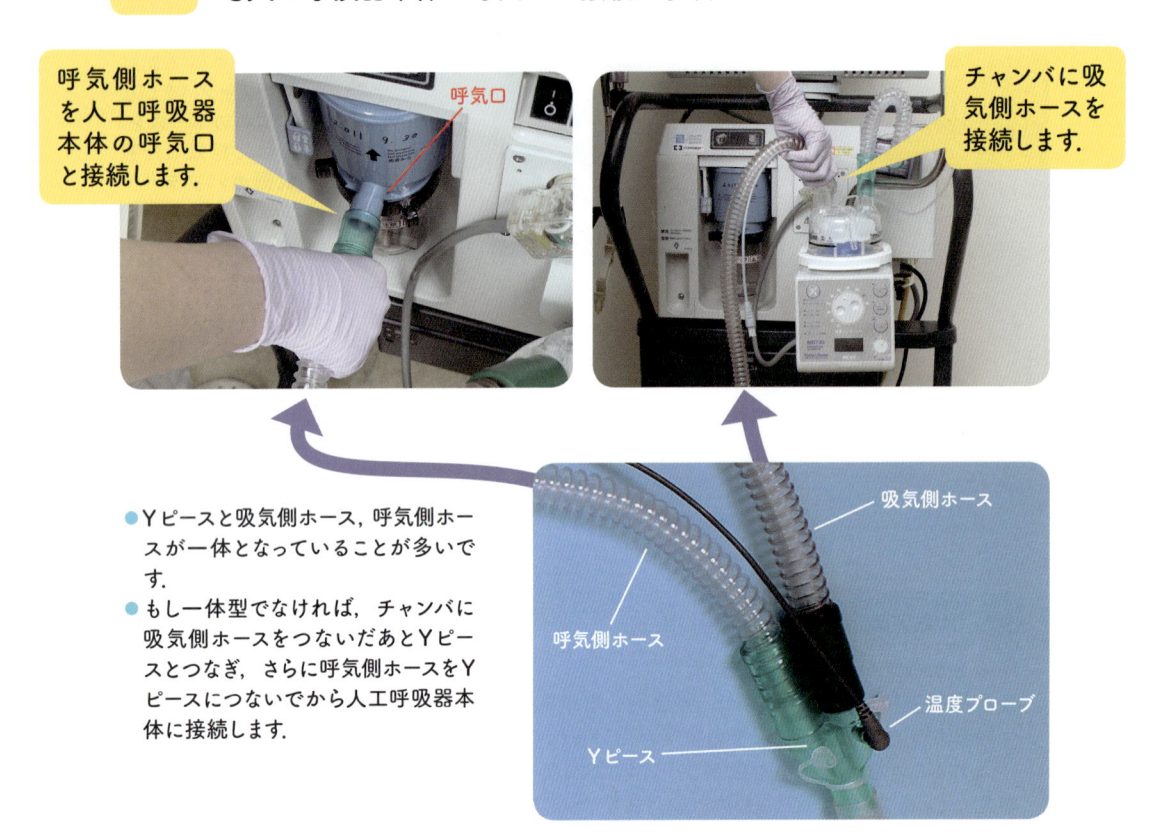

呼気側ホースを人工呼吸器本体の呼気口と接続します．

呼気口

チャンバに吸気側ホースを接続します．

吸気側ホース

呼気側ホース

Yピース

温度プローブ

- Yピースと吸気側ホース，呼気側ホースが一体となっていることが多いです．
- もし一体型でなければ，チャンバに吸気側ホースをつないだあとYピースとつなぎ，さらに呼気側ホースをYピースにつないでから人工呼吸器本体に接続します．

8 （一体型でない場合は）ウォータートラップを接続します．

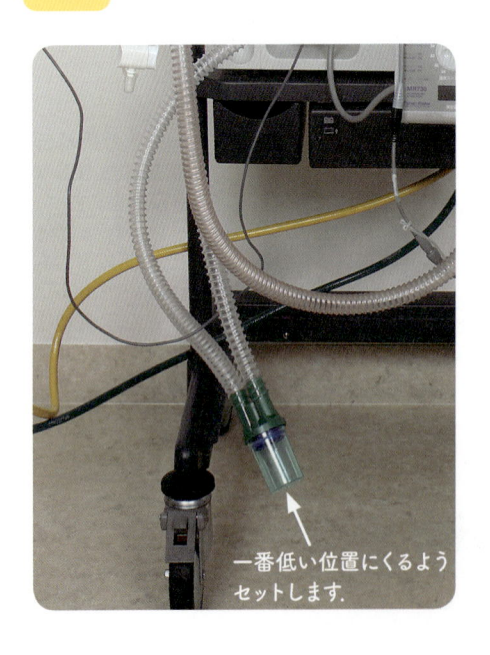

- ウォータートラップも一体となっていることが多いです．
- ウォータートラップを改めて接続する必要があるときは，呼気回路に2本のホースを用意し，その間に設置します．
- ウォータートラップを接続する際は，貯留する水分の逆流防止のために，回路でもっとも低い位置にセットし（左写真），あふれないように注意します（下写真）．

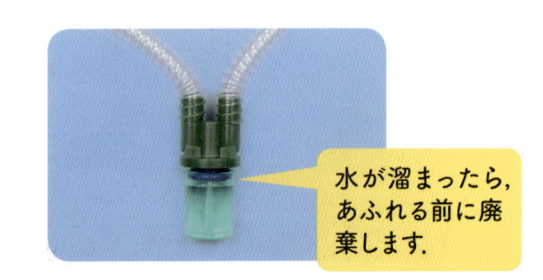

一番低い位置にくるようセットします．

水が溜まったら，あふれる前に廃棄します．

9 温度プローブの3ヵ所を接続します．
①Yピースに，温度プローブの先端（温度センサコードの片側の端）を接続
②温度プローブの中央の接続部をチャンバの入口に接続
③温度プローブの末端（温度センサコードの反対側の端）を加温加湿器本体と接続

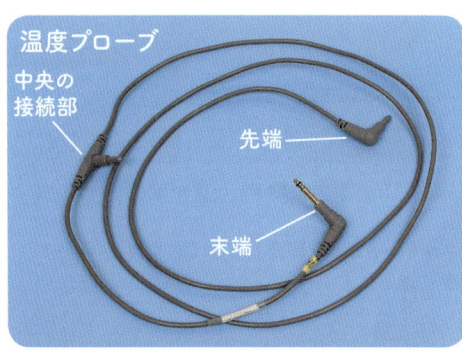

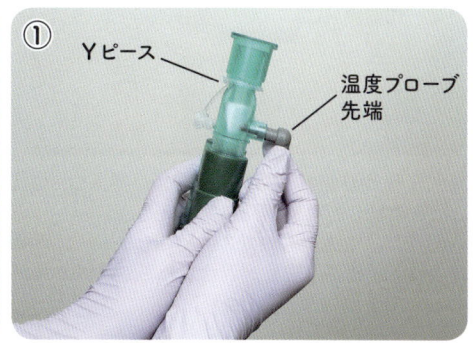

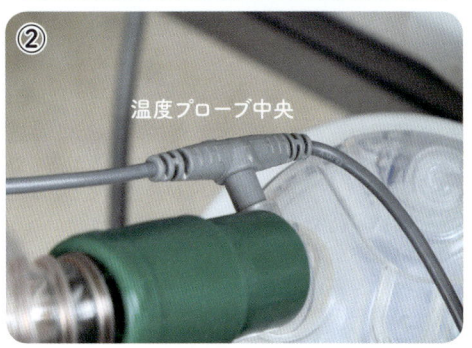

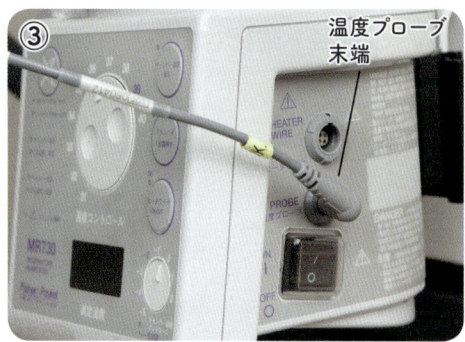

10 エレクトリカルアダプタを，吸気側ホースの熱線につながるコードと，加温加湿器に接続します．

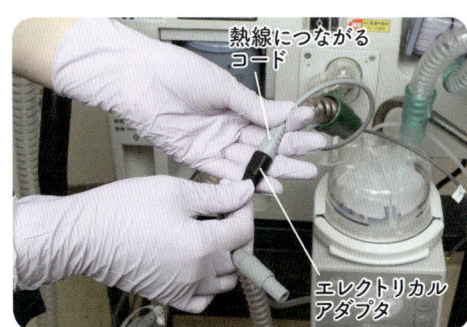

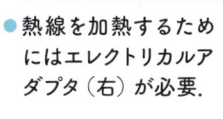

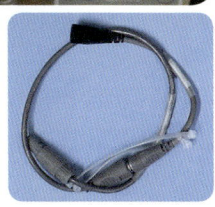

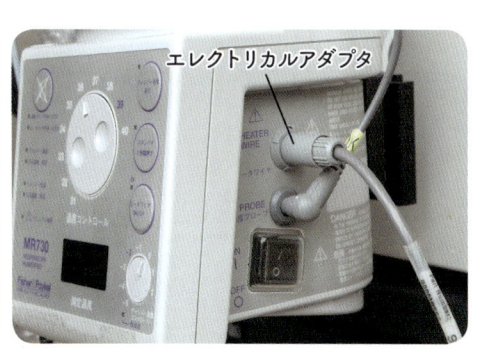

- 熱線を加熱するためにはエレクトリカルアダプタ（右）が必要．

第2章　人工呼吸器の回路を組み立てよう　A　加温加湿器回路の組み立て方

11 ガスの供給チューブの接続を確認します．

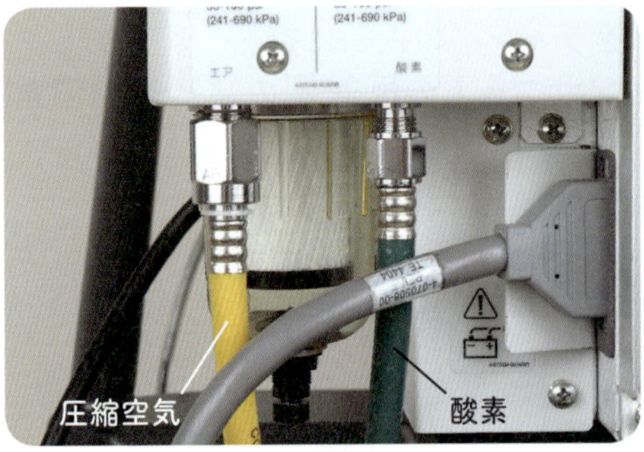

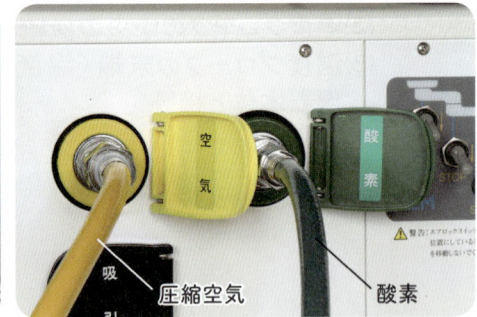

- 人工呼吸器側の圧縮空気と酸素の挿入口（位置は背面）に，ガス供給チューブが接続されていることを確認します（左写真）．
- 同様に，中央配管のガス供給口にチューブが接続されていることを確認します（右写真）．
- この圧縮空気と酸素が混合されて，吸気ガスが患者に送られます．

12 電源を確認します．

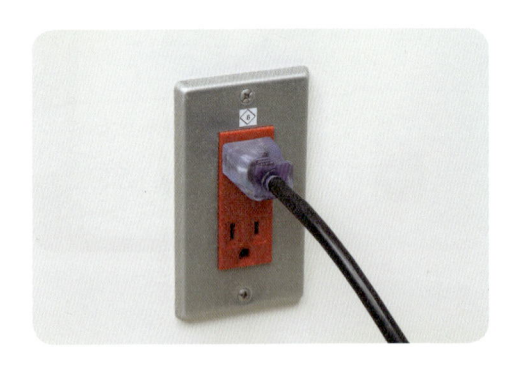

- 電源は，必ず非常電源用のコンセントに接続します．災害などの非常時に電源が落ちてしまっても，人工呼吸器が停止することなく動作可能です（電源供給時間に制限があるので注意）．
- 一般には，非常電源は写真のように「赤」で示されます．また，無停電電源は同じように「緑」で示されます．

※施設によって異なる場合があります．

13 加温加湿器回路の組み立て完了です．

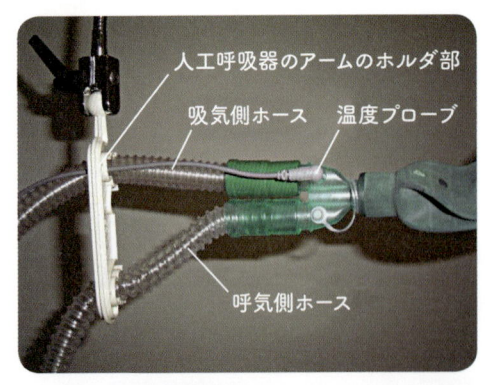

- 結露した水が呼気側のウォータートラップに流れるよう，呼気側ホースをホルダの下側にします．
- 吸気側に結露が流れ温度プローブにつくと，加温加湿器が正常に働かないおそれがあります．

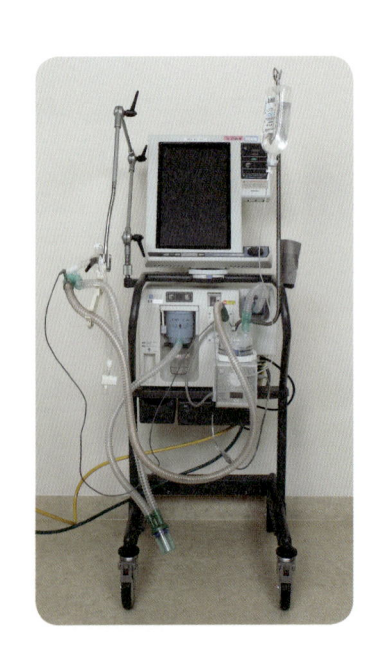

B 人工鼻回路の組み立て方

- 人工鼻回路の組み立て方の基本は，加温加湿器回路と同様です．
- 患者の口元に接続した人工鼻が加温加湿器の代わりの役割を果たすので，加温加湿器本体と，加温加湿器を使用する際に必要となるパーツがいらなくなります．
- 回路はいたってシンプルで，操作も人工鼻の接続だけになります．

1 必要物品を準備します．

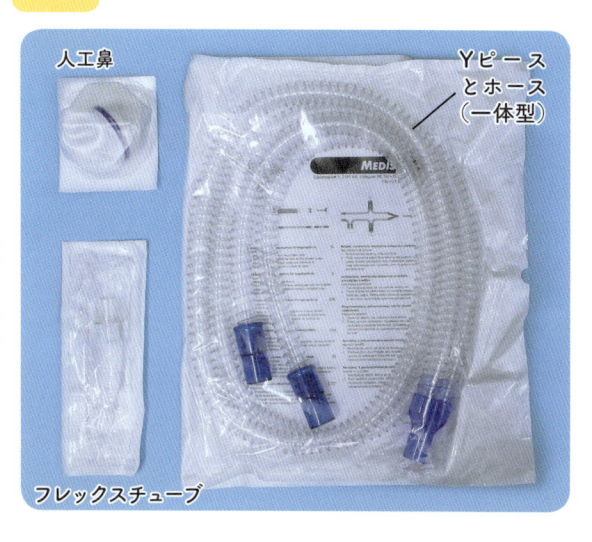

（写真ラベル：人工鼻／Yピースとホース（一体型）／フレックスチューブ）

- 間に切れ目のない回路が使用されることが多いです．
- 接続パーツは人工鼻だけになります．
- ウォータートラップや熱線が必要なく，回路も軽くなります．
- 誤接続，接続部の外れのリスクも軽減されます．

2 吸気側ホースと呼気側ホースを人工呼吸器本体に接続します．加温加湿器がないため，吸気側の回路に継ぎ目はありません．

3 回路のYピース部に人工鼻を接続し，ガスの供給チューブの接続，電源を確認したら人工鼻回路の組み立て完了です．

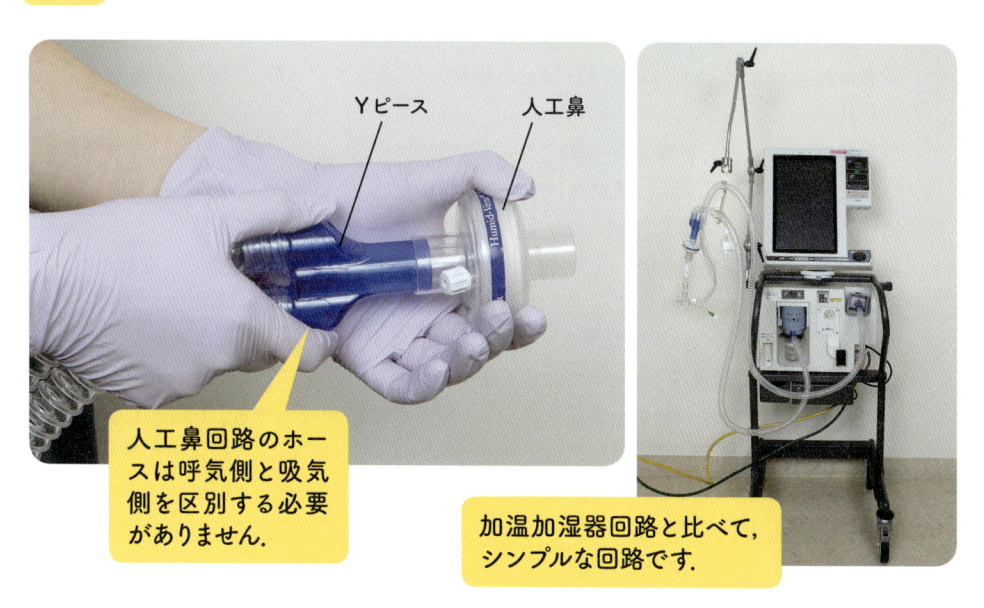

（写真ラベル：Yピース／人工鼻）

人工鼻回路のホースは呼気側と吸気側を区別する必要がありません．

加温加湿器回路と比べて，シンプルな回路です．

ワンポイントアドバイス　フレックスチューブの接続

- Yピースと気管チューブの接続部は，患者の動きやケア時の回路への負荷などによって外れやすい状況になります．
- そのため，負荷を軽減する目的で間がホース状になっているフレックスチューブを用いることで，回路に余裕をもたせるようにします．

フレックスチューブ

- しかし，フレックスチューブの余裕は，呼吸が流れる道すじを延長させることにもつながります．呼吸が流れる道は短いほうが，呼吸が楽になります．長いストローよりも短いストローのほうが吸いやすくなるイメージです．このようなガス交換を行わない気道（つまり肺胞以外の気道）を死腔と言います．
- 便利なパーツですが，呼吸努力の大きい患者やCO_2が貯留しやすい患者では，使用にあたって呼吸状態のアセスメントが必要です．

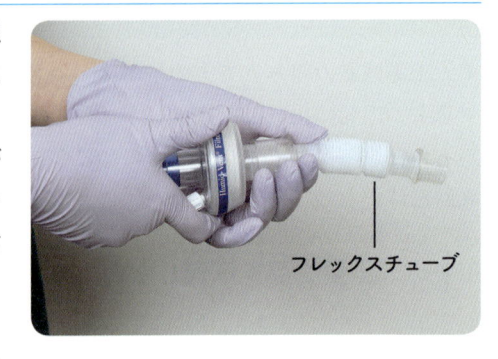

Column　人工呼吸管理—災害時の対応

- 災害時の対応は，災害の程度によって異なります．
- 震度5以下で倒壊や電気配給の停止などがなければ，患者の安全確認，人工呼吸器の作動が正常であるか，接続の外れやゆるみがないかの確認をします．人工呼吸器の作動に異常があれば手動換気（68ページ）に切り替え，人工呼吸器を交換します．接続の外れやゆるみがあればきちんと接続しなおします．
- 震度6以上で，建物の倒壊のおそれがある，人工呼吸器が破壊されるなどのときが大変です．まずは自分の安全確保，次に患者の安全確認です．人工呼吸器が破壊されていれば，すぐに手動換気に切り替えます．破壊されていなければ作動確認です．
- 通常，病院は自家発電機能を備えています．病院によって電気を維持できる時間はさまざまですから，自施設がどの程度の時間，自家発電が可能か知っておきましょう．筆者の施設では，自家発電で3日以上の維持が可能です．半日〜1日という施設もあります．
- 地震後は，まずは自家発電が作動しているか確認し，人工呼吸器の電源が自家発電回路，つまり無停電回路に接続されているか確認します．災害時のために，日頃から無停電回路か非常電源に接続しておくことが重要です．
- 自家発電に切り替わらない，または自家発電が尽きても電気供給が復帰しなければ，手動換気を行います．酸素の必要な患者は，酸素ボンベを用いてバッグバルブマスクやジャクソンリースで手動換気する，換気のみを補助すればいい患者は室内気でバッグバルブマスクで換気するなどして対応します．
- 災害時の手動換気は一時的な事態と異なり，電気や配管が復旧するまで継続しなければなりません．人工呼吸器を装着している患者が多い場合はスタッフの人出が足りなくなりますから，患者の家族や，軽症な患者に手動換気方法を説明し手伝ってもらうこともありうるでしょう．

C 人工呼吸器回路の再チェック

- 人工呼吸器の組み立てが完了したあとは，再度，正しくセッティングされているかを確認します．
- ウォータートラップ，加温加湿器，Yピースなど，各接続部分を確認します．事故の多くは接続部で起こります．ゆるみ，外れ，破損に注意し，このあとリークテストでチェックします．さらに，作動後も呼吸アセスメントを欠かさないようにします．

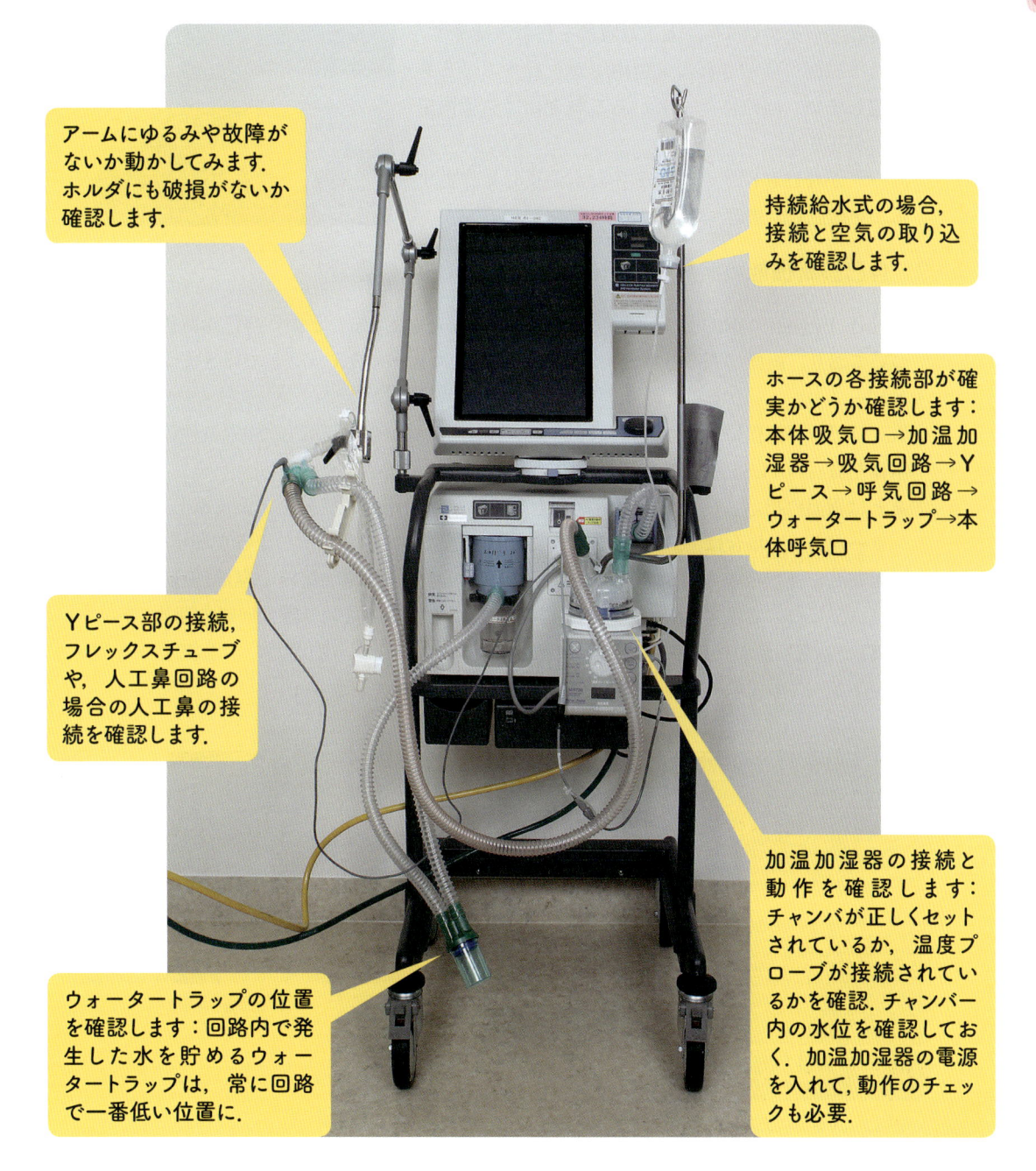

> アームにゆるみや故障がないか動かしてみます．ホルダにも破損がないか確認します．

> 持続給水式の場合，接続と空気の取り込みを確認します．

> ホースの各接続部が確実かどうか確認します：本体吸気口→加温加湿器→吸気回路→Yピース→呼気回路→ウォータートラップ→本体呼気口

> Yピース部の接続，フレックスチューブや，人工鼻回路の場合の人工鼻の接続を確認します．

> 加温加湿器の接続と動作を確認します：チャンバが正しくセットされているか，温度プローブが接続されているかを確認．チャンバー内の水位を確認しておく．加温加湿器の電源を入れて，動作のチェックも必要．

> ウォータートラップの位置を確認します：回路内で発生した水を貯めるウォータートラップは，常に回路で一番低い位置に．

D 人工呼吸器回路の始業点検

- 人工呼吸器回路を患者に接続し，呼吸管理を行う前に，人工呼吸器とその回路が正しく作動するか確認が必要です．基本はリークテストとアラームや設定状態の確認です．
- 人工呼吸器の機種によっては自己診断機能がついていて，器械の指示に従い点検できます．

1）一般的なリークテスト

①人工呼吸器の電源をオンにし，人工呼吸器のモードを仮に設定します．
②Yピースの口側を手のひらで押さえる（**右写真**）か，付属のキャップで塞ぎ，人工呼吸器を作動させます．
③モニタ画面に表示される気道内圧が上昇することを確認します．回路にリークがある場合は，気道内圧が上がりません．
④リークがなければアラームや各設定が正しく作動するかを確認し，患者へ装着します．

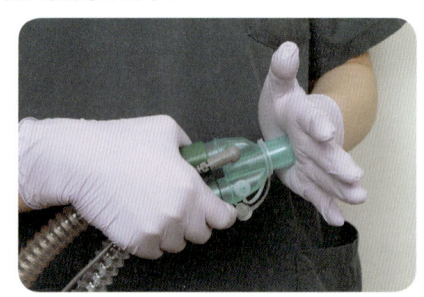

2）自己診断機能の実施（Puritan Bennett™ 840の場合）

- Puritan Bennett™ 840という機種では，SST（short self-test）という自己診断機能がついており，画面に表示される指示に従い回路のエラーをチェックしていきます．

①Yピースのキャップを外した状態で電源を入れます．
②人工呼吸器の画面に表示されるSSTをタッチし，オレンジに反転した後，5秒以内に本体左側面のTESTボタンを押します．
③あとは画面の指示に従い，入力ボタンを操作して，回路のエラーをチェックします．エラーがあった場合は，その原因を細かく確認できます．指示は次のような順序です．使用回路を選択（成人用か小児用か，呼気熱線の有無，加温加湿器の容量）→回路を接続→Yピースの閉塞（キャップで閉じる）→加温加湿器の接続→呼気回路の開放（**下写真**）→呼気回路の接続→Yピースの開放→Yピースの閉塞→加湿器の給水状態の確認→Yピースの開放→SST終了

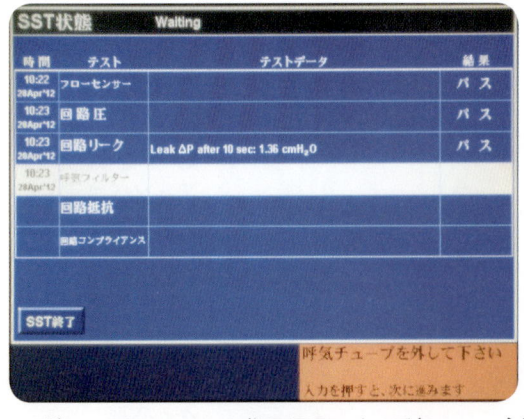

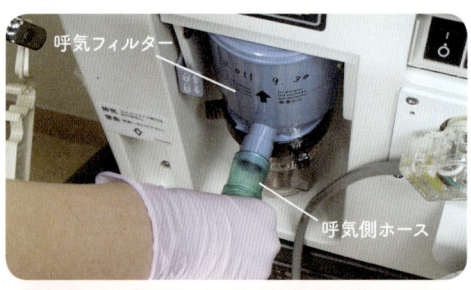

- 呼気フィルターのテスト指示画面です．呼気チューブ（呼気側ホース）を呼気口のフィルターから外すことで，呼気フィルターをチェックしています．

第3章 メインパネルの見方

A メインパネルに表示される用語の理解

- 人工呼吸器への苦手意識の1つが，多くは略語で表記される管理上必要な用語だといえるでしょう．人工呼吸器のメインパネルにもさまざまな略語が並んでます．第4章で解説する「モード」もその代表です．
- 次ページの**写真**は，人工呼吸器のメインパネルに表示されている設定項目一覧です．機種によって表示はさまざまで，また，メインパネルがない人工呼吸器ではダイアルなどにより設定され，その数値を確認することになります．
- これらの項目をおよそ理解することが，いま，この患者がどのような人工呼吸管理を受けているのかを知る手立てになります．そして，そのためにはこれらの設定用語の意味を理解しておく必要があります．
- ここでは，人工呼吸管理で重要な，これだけは知っておきたい設定用語を解説します．

設定用語の理解と解説

① モード

- 人工呼吸器の換気様式のことです．A/C（強制換気）やSIMV（補助換気）などがあります．モードについては第4章でくわしく解説します．

② F_IO_2（吸入気酸素濃度）

- 人工呼吸管理の吸気にどれだけの酸素を混ぜるかの指標です．21〜100％で設定可能です．
- 大気中の酸素は F_IO_2 0.21（21％），純酸素は F_IO_2 1.0（100％）酸素による毒性を考慮し，F_IO_2 はできるだけ0.6より低く設定することが推奨されます．気管吸引前に100％酸素を流すことがありますが，これは一時的な処置です．

設定パネル

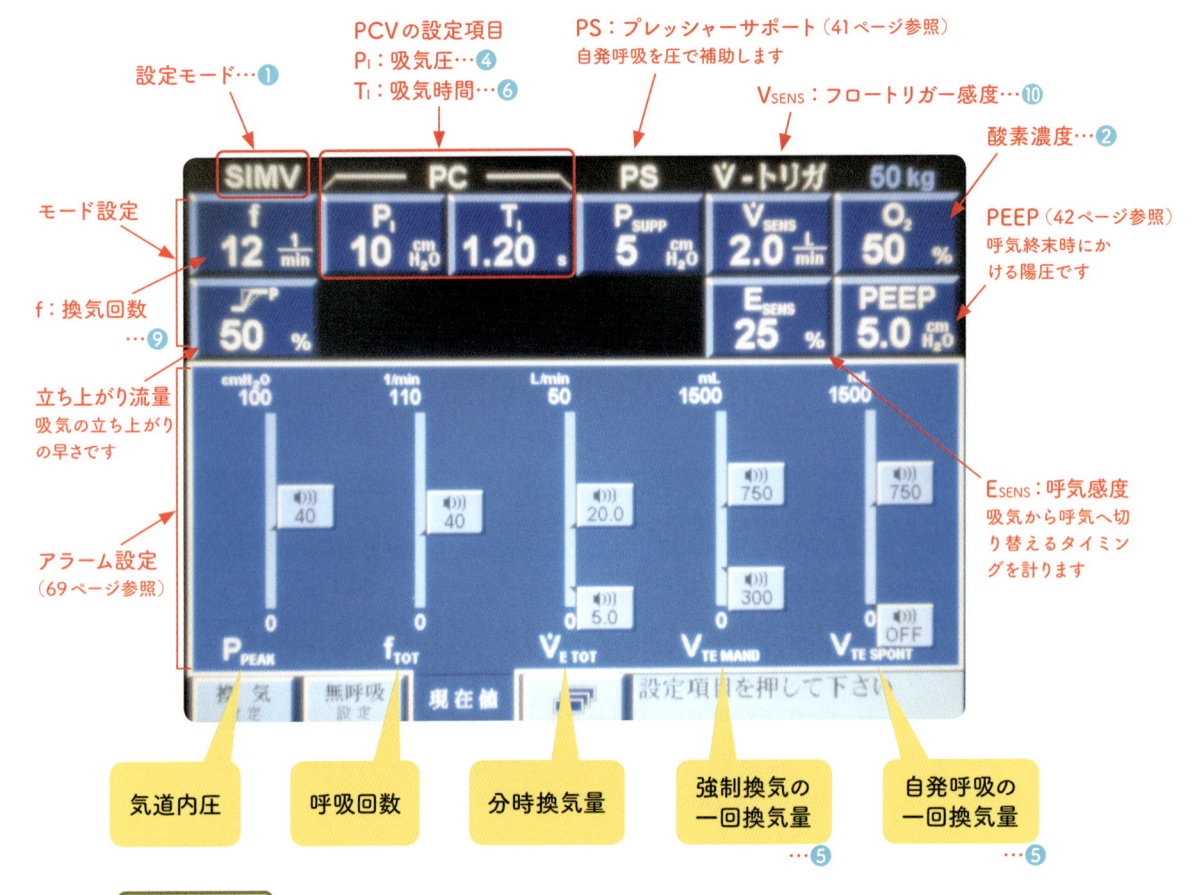

※数字が振ってあるものは解説あります

- 設定モード…❶
- モード設定
- f：換気回数 …❾
- 立ち上がり流量　吸気の立ち上がりの早さです
- アラーム設定（69ページ参照）
- PCVの設定項目　Pᵢ：吸気圧…❹　Tᵢ：吸気時間…❻
- PS：プレッシャーサポート（41ページ参照）自発呼吸を圧で補助します
- V_SENS：フロートリガー感度…❿
- 酸素濃度…❷
- PEEP（42ページ参照）呼気終末時にかける陽圧です
- E_SENS：呼気感度　吸気から呼気へ切り替えるタイミングを計ります

- 気道内圧
- 呼吸回数
- 分時換気量
- 強制換気の一回換気量 …❺
- 自発呼吸の一回換気量 …❺

③ 吸気流速

- 吸気流速とは，人工呼吸器が送り出すガスの速さです．
- 送り込む量と，流す時間で決まります（呼気流速＝換気量÷吸気時間）．吸気流速，吸気フロー，ピークフロー，Vmax などと表されます．
- VCV（従量式）（35ページ参照）では，この設定した流速でガスを押しこみます．

④ 吸気圧

- 人工呼吸器がガスを送り出す時に，気道内にかかる圧のことです．
- PCV（従圧式）（35ページ参照）では，この設定した圧になるまで，器械はガスを押しこみます．吸気圧の目安は 10～15cmH₂O です．換気量が変動しますので，低換気にならないよう，一回換気量が 8mL/kg 程度に維持できるように吸気時間を調整します．

⑤ 一回換気量（Vt：tidal volume）

- 一回の呼吸で吸う量です．正常では 7～9mL/kg，約 500mL です．
- VCV（従量式）では，この設定した換気量のガスを押しこみますが，肺にかかる圧が変動し，かかる圧が高すぎると肺に損傷を与えるおそれがあるので注意が必要です．
- 最高気道内圧（PIP）を 30cmH₂O までに抑えるように設定します．

⑥ 吸気時間（I：Inspiratory）

- 人工呼吸器の吸気弁が開いて，閉じるまでの時間です．つまり，吸気ガスが患者に送られ吸っている時間を指します．

⑦ 呼気時間（E：Expiratory）

- 吸気終了後，呼気弁が開放し，次の吸気に移行するまでの時間です*．
- 吸気は人工呼吸器がガスを強制的に送り込みますが，呼気時は呼気弁を開くだけで，強制的に吐かせることはできません．患者の胸郭の弾性や気道抵抗によって呼気がもたらされます．

  *正常肺では吸気時間：呼気時間はほぼ同じで1秒程度です．通常の呼吸は呼気後すぐに吸気になるのではなく，休止時間があります．それも1秒強です．人工呼吸器の呼気時間はこの休止時間も含まれていますので，2秒間ずっと呼気をしているわけではありません．

⑧ I：E比

- 吸気時間と呼気時間の比です．通常は1：2程度．この比を変化させると吸気流速・気道内圧が調整できます．
- たとえば，同じ一回換気量・換気回数において1：2→1：3にすると，短い吸気時間に決められた換気量を入れなければならず，吸気流速を上げる必要があり，結果的に気道内圧は上昇します．

⑨ 換気回数（f）

- 1分間で何回呼吸をするかを表します．fはfrequency：頻度，単位のBpmはBreath par minute：回/分の略です．

⑩ トリガー感度（Trigger Sensitivity）

- トリガーとは「引き金（ひきがね）」の意味で，患者の吸気努力が人工呼吸器に伝わるサインを言います．
- 圧トリガー（pressure trigger）とフロートリガー（flow trigger）の2種類があります．
- 圧トリガーは患者の吸気努力で回路の内圧が陰圧になることを検知して自発呼吸を認識します．感度は陰圧（マイナス）で設定し，陰圧を大きくすると感度は鈍くなります．標準は－1cmH$_2$Oです．
- フロートリガーは，base flowと称される一定ガス流量を回路に常時流しておき，吸気側と呼気側の流量に差が生じたときに自発呼吸と認識します．感度はガス流量で設定し，設定値を大きくすると感度は鈍くなります．base flowは自動になっている機種が多いです．
- 圧トリガーは患者吸気時の時間的遅れ（タイムラグ）が生じるのに対し，フロートリガーは吸気努力時も回路内流量があり，タイムラグが短いため，フロートリガーが現在の主流です．標準は3〜5L/分．

B　人工呼吸器のメインパネル

Puritan Bennett™ 980

- 新生児から成人まで幅広い患者に対応できます．
- スマートフォンのように直感的で簡単な操作性を提供します．
- ツールチップ機能により，画面に表示されている患者パラメータや設定項目の内容の確認を画面上で確認できます．
- 患者の自発呼吸との同調性の向上を実現するため，PAV＋機能や自動リーク補正機能といった豊富なオプションを搭載しています．

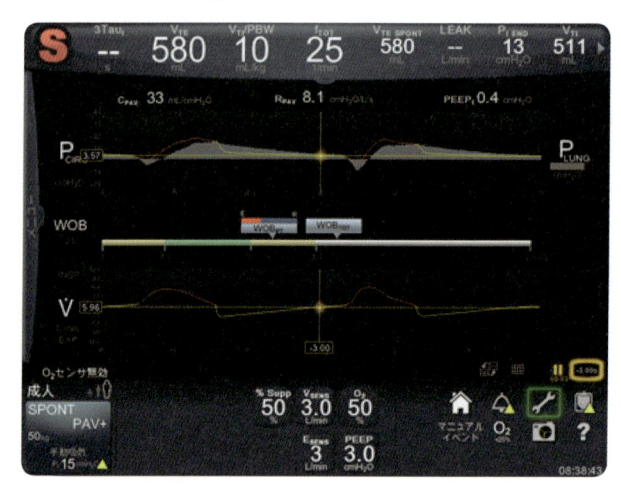

Evita Infinity V500

- 新生児・小児から大人まで幅広い患者で使用できます．
- 人工呼吸からウィーニングまでサポートできる「スマートケア」モードを搭載しています．
- 肺保護パッケージでは，肺保護に最適な PEEP や吸気圧設定を行うこともできます．
- 抜管後の非侵襲的人工呼吸管理，酸素療法も1台でできる人工呼吸器です．

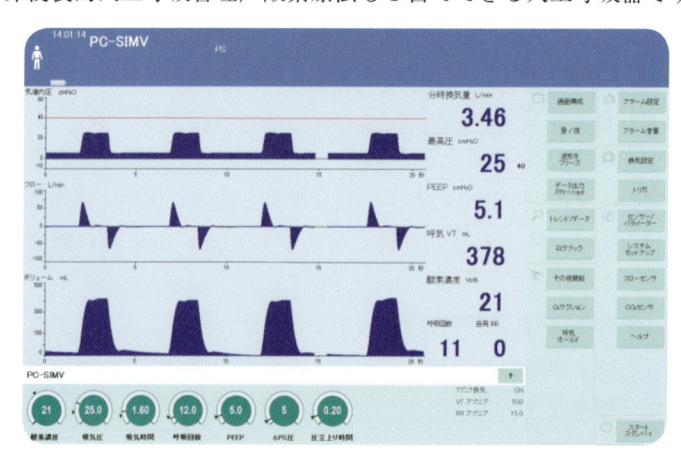

Servo-U

- 新生児から成人まで幅広い患者に対応できます．
- 呼気システムに超音波フローセンサーを採用し，呼気抵抗を抑えた換気が可能です．
- 24時間トレンド機能を搭載し，過去のデータやアラーム履歴などを記憶できます．

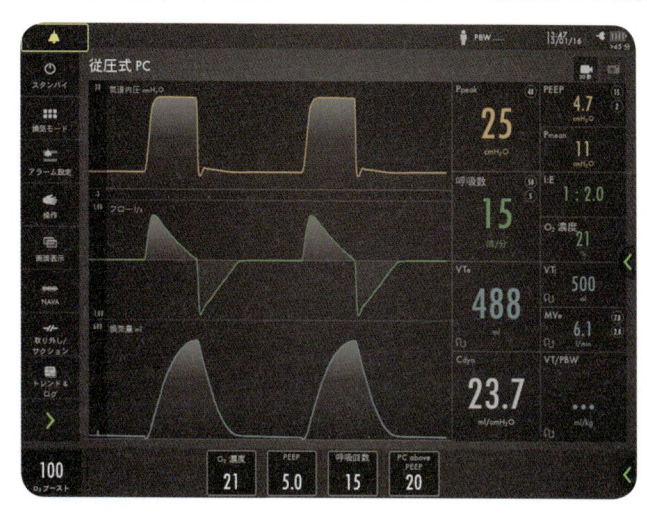

HAMILTON-G5

- 空気配管を必要とせず，搬送時にも使用できます．
- NPPVによるマスク換気にも対応可能です．
- 内蔵バッテリーにより緊急時でも3時間は駆動します．
- 挿管から抜管まで安全に呼吸管理をサポートする換気モード「ASV」も搭載しています．

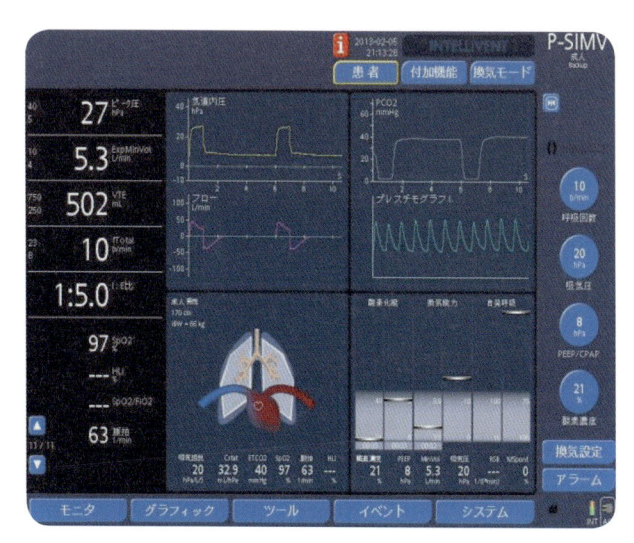

第4章 人工呼吸器のモードと設定

A 最低限おさえておきたいモードの知識

1 人工呼吸器のモードとは

モードってなんですか？

- 「モード」とは，換気様式のことです．ここで言う換気とは，人工呼吸器から送られたガス（吸気）が，患者の肺を経て吐き出される（呼気）過程，いわゆる機械的に行われる呼吸のことを指します．
- 普通の呼吸は，およそ一定のリズムで繰り返されますが，人工呼吸器を付けている患者は，呼吸がしにくい状態にあります．そのため，患者の状態に応じて，呼吸のリズムをさまざまに変化させる必要があり，換気方法を設定・変更することで対応します．
- 換気方法は，「一定の間隔で，ガスを送って，吐き出させる」だけでなく，「自発呼吸を感知して，ガスを送るタイミングを決める」，「自発呼吸があったら，少しだけガスを送ってサポートしてあげる」など，患者にとって，よりよい方法を設定することができます．この換気の様式を「モード」とよびます．

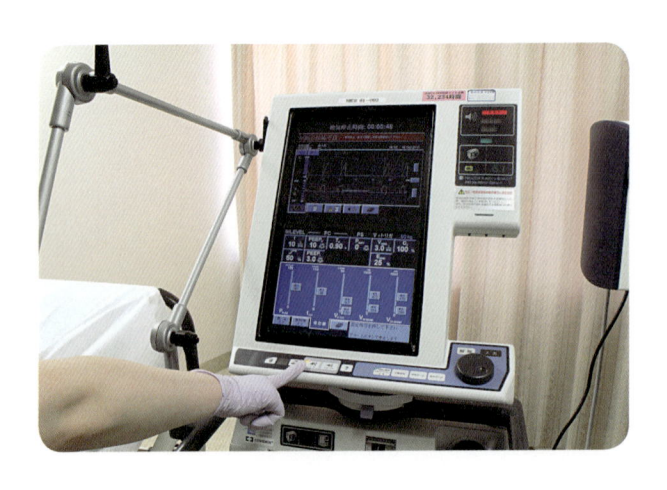

モードにはどんな方法がある？

- 人工呼吸器のモードは，強制換気，補助換気，自発呼吸の3通りに分けられます．
- たった3つ？もっといっぱいあったはず！と思うかもしれませんが，正真正銘3つです（表1）．みなさんは，表1の中の「略語」をみて，「たくさんある」「複雑だ」と感じるのだと思います．しかし，整理してみると，この3つしかないことがわかります．しくみの違いは，次の項（37ページ）で確認します．

強制換気：「器械に何から何まですべてお任せ」のマウス・ツー・マウスのような方法
補助換気：「器械が設定した回数だけ器械に任せるけど，それ以外は自分（患者）が決める！」の方法
自発呼吸：「吸うタイミングも呼吸のパターンも自分（患者）で決める！」方法

表1　換気モードの分類

モード	吸気の送り込み方	
	従**量**式換気 **VCV** （volume control ventilation）	従**圧**式換気 **PCV** （pressure control ventilation）
強制換気 **CMV** （continuous mandatory ventilation）	従量式 - 補助/調節換気 **VC-A/C** （volume control-assist/control ventilation）	従圧式 - 補助/調節換気 **PC-A/C** （pressure control-assist/control ventilation）
補助換気 **PTV** （patient trigger ventilation）	従量式 - 同期的間欠的強制換気 **VC-SIMV** （volume control -synchronized intermittent mandatory ventilation）	従圧式 - 同期的間欠的強制換気 **PC-SIMV** （pressure control -synchronized intermittent mandatory ventilation）
自発呼吸 （spontaneous breath）	持続的気道陽圧 **CPAP** （continuous positive airway pressure）	

> **Column　SIMVとは**
>
> 　SIMVは，自発呼吸に同期・シンクロ（SIMVのSはシンクロを表します）して強制換気を行う様式です．設定した換気回数だけ自発呼吸に合わせて強制換気を行い，そのほかは自発呼吸を行わせます．つまり，強制換気と自発呼吸が混在するモードです．
> 【メリット】
> ・ファイティング（強制換気とのぶつかり）がない
> 　→自発呼吸に合わせてくれるため，患者が吸いたいときに吸うことができます．
> ・自発呼吸だけでは不足する換気量を補える
> 　→設定した回数の強制換気が保障されるので，不十分な自発呼吸がサポートされます．

2　従量式と従圧式

1）量と圧の違い

- **表1**をみると，「モード」の分類の中に「吸気の送り込み方」の2種類の枠があるのがわかります．モードに加えて，換気方法では「量による換気」と「圧による換気」をおさえておく必要があります．
- 「量による換気」とは，吸気の量を「1回500mL」などとし，一定の速度でその量を送り込む「従量式」のことです．
- 「圧による換気」とは，気道内にかける圧を「20cmH$_2$O」などとし，何秒間その圧を維持するかを決める「従圧式」のことです．
- このしくみの違いを具体的にイメージするのは，少しむずかしいかもしれません．まずはこの「量」と「圧」について，なぜそうするのか，目的から理解してみましょう．

2）量は最低限の呼吸を保障し，圧は肺にやさしい呼吸を保障する

- 換気方式の量と圧を考える際の大きなポイントとして，人工呼吸管理では，肺が軟らかい（柔軟性があって空気が入りやすい）か，硬い（空気が入り込みにくい）かによって，治療効果が左右されることがあげられます（この肺の軟らかさをコンプライアンスと言います）．
- 同じ入れ物があったら，「硬い」より「軟らかい」ほうが伸縮するので空気を入れやすいのは簡単にイメージできるでしょう．肺も同じです．肺は軟らかいほうが吸気が入りやすく，人工呼吸管理においては都合がよくなります．しかし，そもそも人工呼吸器を装着する患者は呼吸障害がありますから，肺に軟らかさを期待しにくいでしょう．肺は硬いのが前提です．
- そこで，肺が少々硬くても，緊急時などひとまず換気をして呼吸不全を改善しなければいけないときは，一定量の空気だけは送り込める「従量式」が役立ちます．「換気量を保ちたいから，量を決める」わけです．
- ただし，従量式の問題は，肺の硬さを考慮していない点です．肺が硬くても，どんどん空気を送り込みますから，いつか肺は空気の力に押されて，破れてしまうかもしれません．
- そのときは，十分な空気は入らない可能性もあるけど，肺の硬さに合わせ適度な圧だけは決めて，あとは肺を壊さない程度に空気を送る「従圧式」が役立ちます．「肺をほどよく守りたいから圧を決める」です．次ページの図で，両者の違いやメリットデメリットを確認しておきましょう．

空気の送り込み方は2通り！ 従量式と従圧式

まずは基本のしくみをイメージしよう！

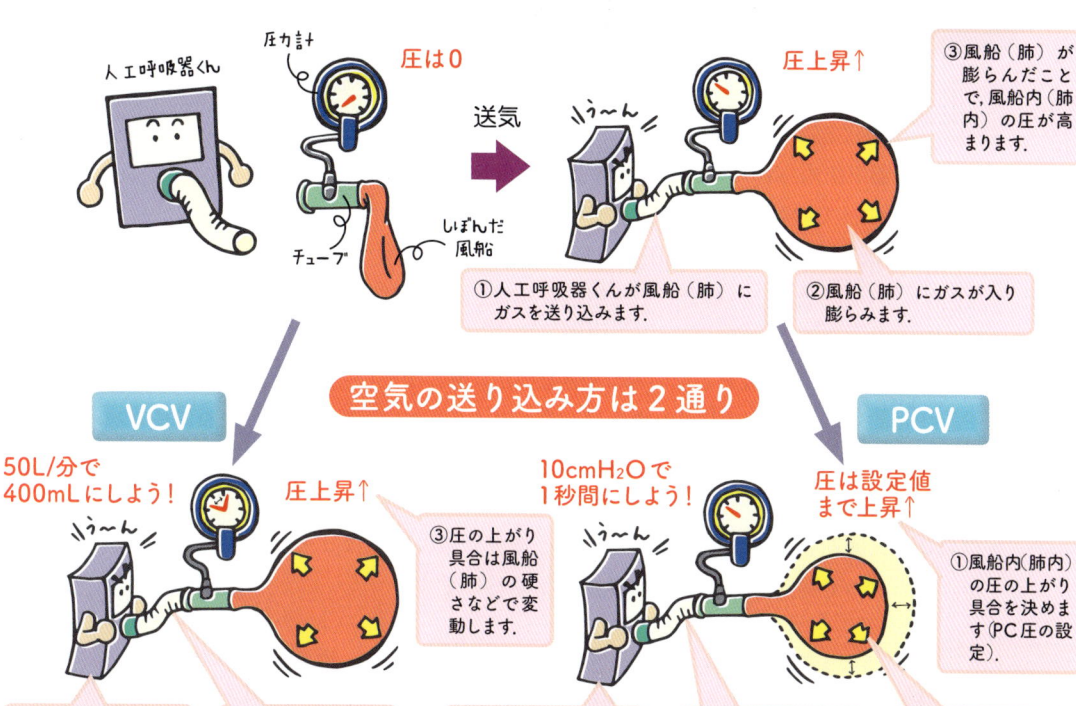

人工呼吸器くん　圧力計　圧は0　→送気→　圧上昇↑
チューブ　しぼんだ風船

③風船（肺）が膨らんだことで、風船内（肺内）の圧が高まります。

①人工呼吸器くんが風船（肺）にガスを送り込みます。
②風船（肺）にガスが入り膨らみます。

空気の送り込み方は2通り

VCV
50L/分で400mLにしよう！　圧上昇↑

③圧の上がり具合は風船（肺）の硬さなどで変動します。

②設定量になるまで、一定の速さでガスを送り続けます（吸気流速の設定）。

①風船（肺）に送り込むガスの量を決めます（一回換気量の設定）。

PCV
10cmH₂Oで1秒間にしよう！　圧は設定値まで上昇↑

①風船内（肺内）の圧の上がり具合を決めます（PC圧の設定）。

③設定圧を維持したまま、決めた時間ガスを送り続けます（吸気時間の設定）。

②風船内（肺内）の圧が設定値になるまで一気にガスを送り込みます。

④送り込まれるガスの量（一回換気量）は風船の硬さなどで変動します。

VCVのメリット
・一回換気量が保たれる
　→チューブの抵抗（気道抵抗）が高くても設定した量のガスを送ることができます。

VCVの注意点（デメリット）
・異常が生じたときに気道内圧が上昇する
　→一定量を送り込むため、風船（肺）が硬い、チューブ（気管）が細い場合は圧が上昇します。それでも送り続けると風船の損傷（肺傷害）リスクがあります。

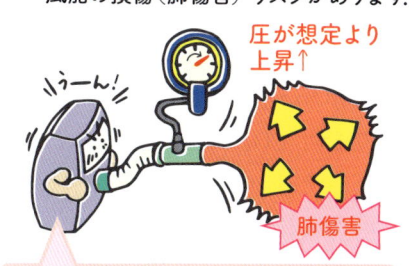

圧が想定より上昇↑　肺傷害

送り込むガスの量を決めているので、圧が上がっても人工呼吸器くんはガスを送り続けます。

PCVのメリット
・最高気道内圧を制限できる
　→風船（肺胞）の過膨張による傷害（肺傷害）を予防できます。
・不均等換気*（肺胞による換気のばらつき）を少なくできる
　→吸気の最初から設定圧まで上がるため、硬い風船（肺）にも空気が入りやすいです。

*肺胞は膨らみやすい肺胞と膨らみにくい肺胞が混在します（ARDSなどで顕著）。

PCVの注意点（デメリット）
・肺の状態によって換気量が左右する
　→風船が硬い（肺のコンプライアンスが低い）、チューブが細い（気道狭窄）場合は、圧が上がりやすく、想定より早く設定圧に達してしまい、換気量が少なくなります。

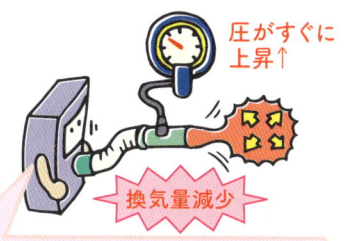

圧がすぐに上昇↑　換気量減少

圧が設定まで上がったので、あまりガスを送れなくても、人工呼吸器くんはこの強さで送り続けます。

第4章　人工呼吸器のモードと設定　A　最低限おさえておきたいモードの知識

B モードのしくみと管理の実際

1 基本モードのしくみ 強制換気

A/C assist/control ventilation

- 人工呼吸器が決められた量または圧のガスを送り込む換気方法を強制換気と言います．
- A/Cは，すべての呼吸において強制換気を行います．
- A/Cは，従量式（VCV）と従圧式（PCV）のどちらも選べます．
- 原則は，「自発呼吸がない場合」や「筋弛緩薬などで自発呼吸を止めて換気する場合」に適応ですが，患者が回復過程にある場合など，自発呼吸がないと思っていても出る可能性があります．自発呼吸をしたいのにできないと，患者は苦しく，呼吸疲労を起こします．
- そこでA/Cは，自発呼吸が出た場合に，そのタイミングに同期（自発呼吸を器械が感知しそれと同時に吸気を送ること）して換気する補助換気（assist）の機能を持ちます．なお，吸気の開始を人工呼吸器が決める通常の強制換気を調節換気（control）と言います．
- 自発呼吸に同期したら，その1つ前の調節換気からの間隔はリセットされ，同期した時点から改めて間隔をおいて次の調節換気を行います．

> 1つの山が，1回の呼吸を表します．山の登り（緑）が息を吸っている間（吸気），山の下り（黄）が息を吐いている間（呼気）です．

> 自発呼吸は気道内圧が陰圧（マイナス）に傾くため，圧波形は下向きになります．

> 設定では24秒で換気6回のところ換気7回となっているように，自発呼吸があると設定より呼吸回数が増えてしまいます．

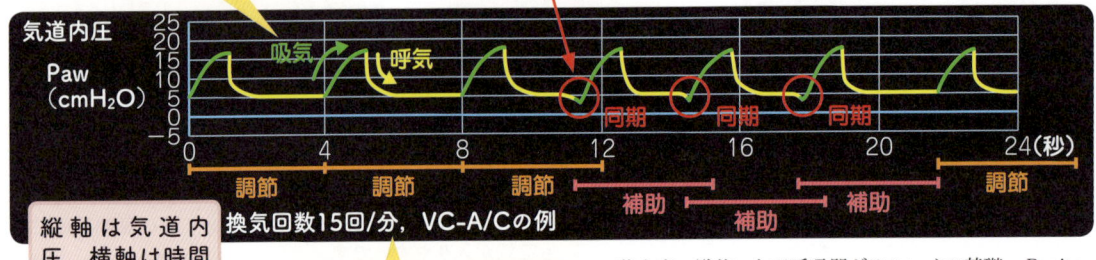

換気回数15回/分，VC-A/Cの例

> 縦軸は気道内圧，横軸は時間を表す「気道内圧－時間曲線」です（60ページ）．

> 換気回数15回/分は，60秒で15回なので，4秒に1回の間隔となります．

落合亮一監修：人工呼吸器グラフィックの基礎—Puritan Bennett™ 840を中心に，Covidien Japanより転載

> このような曲線のグラフをグラフィックと言います．

- 自発呼吸に同期するときも，設定された同じ換気様式で換気を行います．一方，設定された換気の間隔の途中で補助換気が追加されることになるので，その分，想定よりも換気回数が増えることになります．つまり，A/Cモード中に自発呼吸が多いと頻呼吸になり，二酸化炭素（CO_2）を吐き過ぎる過換気の状態になるおそれがあります．CO_2モニタ（138ページ）で経時的に観察するか，動脈血液ガス分析（139ページ）でチェックしましょう．
- なお，換気回数を減らしても自発呼吸が出現するたびに補助換気となるため，このモードではウィーニング（人工呼吸管理からの離脱のこと．147ページ）はできません．

2 基本モードのしくみ　補助換気

SIMV　synchronized intermittent mandatory ventilation

- SIMVは，自発呼吸のある患者に使用するモードです．設定した換気回数だけ補助換気（自発呼吸に合わせた強制換気）を行い，そのほかは自発呼吸に任せる方法です．
- ただし，一定時間，自発呼吸がない場合は，調節換気（通常の強制換気）を行います．その時間の幅を<u>トリガーウィンドウと言います</u>．
- 回復過程にあって，自発呼吸があったりなかったりする患者状態にきめ細かく対応できるモードの主役と言えるでしょう．
- 換気様式は従圧式（PCV）か従量式（VCV）を選択できます．PCVとVCVの場合に分けて，具体的にみていきましょう．

PC-SIMV

- PCV（従圧式）では，気道内の圧力とその圧を保つ時間をあらかじめ設定するため，<u>補助換気時の気道内圧は毎回一定です</u>．
- 換気量は一定ではないため，TV（一回換気量）やMV（分時換気量）を毎回確認する必要があります．

> A/Cモードで確認した自発呼吸のサイン（圧波形の下向き）です．換気サイクル内の最初に出た自発呼吸に合わせて強制換気（＝補助換気）を行います．

> SIMVでは，換気回数の設定によって換気サイクルが決まります．10回/分の設定では換気サイクルは6秒になります．換気サイクルを短くするほど補助換気が増え，長くするほど補助換気が減り自発呼吸が増えます．

> 同じ換気サイクル内の2度目以降の自発呼吸に対しては補助換気を行わないため，自発呼吸のみとなり，圧は上がりません．

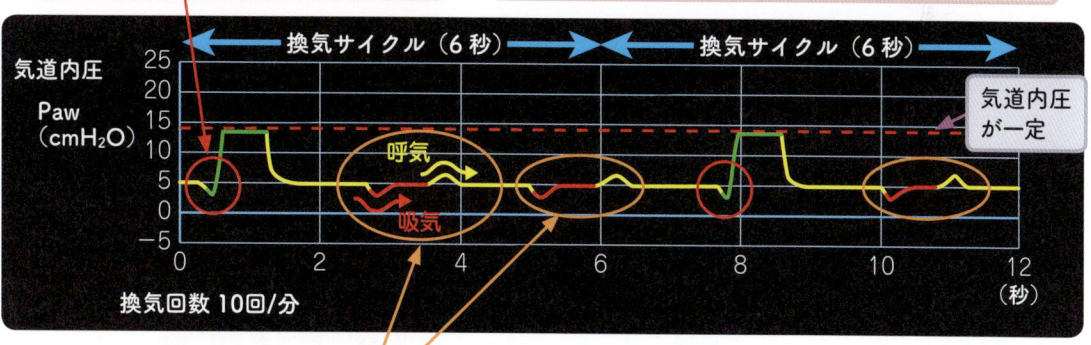

落合亮一監修：人工呼吸器グラフィックの基礎—Puritan Bennett™ 840を中心に，Covidien Japanより一部改変して転載

> 自発呼吸は器械で空気を押しこまないため，吸いにくさを感じるとともに，呼吸仕事量が増えます．この補助換気と補助換気の間の自発呼吸に対して，次に解説するPSを加えることで，吸いやすく，呼吸仕事量を減らすこともできます．そのときはPC-SIMV＋PSとなります．

VC-SIMV

- VCV（従量式）では，送り込む空気の量と速さを設定するため，補助換気時の換気量は毎回一定です．
- 気道内圧は毎回異なるため，圧が高すぎないか確認が必要です＊．
- そのほかの仕組みは PC-SIMV と同じです．

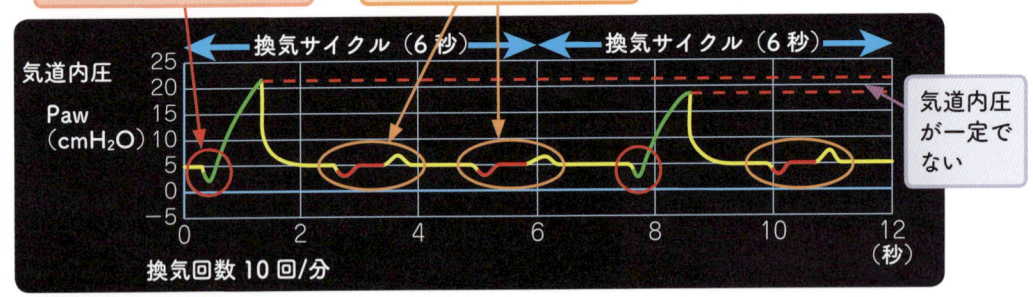

> 換気サイクル内の最初に出た自発呼吸に合わせて補助換気を行います．

> 同じ換気サイクル内の2度目以降の自発呼吸は補助換気を行いません．

> 気道内圧が一定でない

落合亮一監修：人工呼吸器グラフィックの基礎—Puritan Bennett™ 840を中心に，Covidien Japanより一部改変して転載

> PC-SIMVと同じように，PSを加えるといいでしょう．そのときはVC-SIMV＋PSとなります．また，補助換気時の換気量は毎回同じですが，自発呼吸時は毎回換気量が異なります．

＊ VCVでは換気量は保証されますが，患者の肺の状態（コンプライアンス，気道抵抗，分泌物貯留など）を把握したうえで患者の吸気の同調性を考慮して吸気流速・吸気時間を調整しなくては，効率的で安全な換気ができません．一律で不適切な設定では健常肺のみが換気されやすく，圧損傷や量損傷を生じる危険があり，VCVの使用は近年，減少しています．［小谷徹：人工呼吸器の知識，p.63-64，真興交易医書出版部，2004より］

アドバンス　トリガーウィンドウ

- SIMV は，自発呼吸のある患者に使用することを前提としていますが，一定時間，自発呼吸が生じなかった場合には，呼吸が止まってしまわないように調節換気（通常の強制換気）を行う必要があります．その時間の幅がトリガーウィンドウです．
- 換気回数の設定によって，換気サイクルとともにトリガーウィンドウも決まります．Puritan Bennett™ 840 では，換気サイクルの 60％ がトリガーウィンドウになります．
- トリガーウィンドウは，換気サイクルと同時に始まりますので，SIMV の補助換気は，厳密には，トリガーウィンドウ内の最初に出た自発呼吸に合わせて行われます．

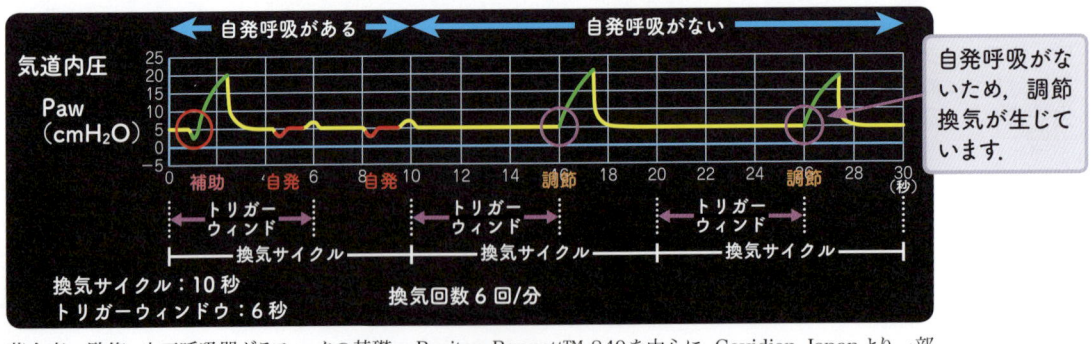

> 自発呼吸がないため，調節換気が生じています．

落合亮一監修：人工呼吸器グラフィックの基礎—Puritan Bennett™ 840を中心に，Covidien Japanより一部改変して転載

サポート機能

PSV　pressure support ventilation

- 人工呼吸管理における自発呼吸は，将来，人工呼吸器からの離脱を目指すうえで，非常に重要です．そこで，強制換気モード（A/C）から早期に補助換気モードであるSIMVに移行し，自発呼吸を生かして換気をしていくことが重要です．
- しかし，呼吸状態の悪化した患者の自発呼吸はとても努力が必要です．毎回一生懸命自発呼吸をしてしまうと呼吸筋が疲れてしまい，回復が遅れてしまいかねません．
- そこで，自発呼吸の吸気に合わせて一定の圧力でガスを送り込み，呼吸に必要な力を補助的に加えてあげる方法（加圧：サポート）が有効になります．これがPSV（以下，PS：プレッシャーサポート）です．
- PSは自発呼吸を感知して作動します．無呼吸では作動しません．
- PSは設定圧を上げると換気量が増えるしくみです．設定圧を上げすぎると，PCVによる補助換気とあまり変わらなくなってしまうので，上げすぎないことも大事です．
- 吸気時間は患者の呼吸によって変化します．吸気時間が変わることで，換気量も変わります．圧が十分であれば，患者が吸いたいだけ吸えるとも言えます．
- 吸気時間，換気量が毎回変化するため観察しましょう

SIMV＋PS

- 人工呼吸管理で一般的なモードがSIMVですが，さらにこのPSを加えたパターンがもっとも代表的でしょう．
- 自発呼吸を生かして，補助換気では換気量を保証し，PS換気では呼吸仕事量を軽減できます．

PC-SIMV＋PS

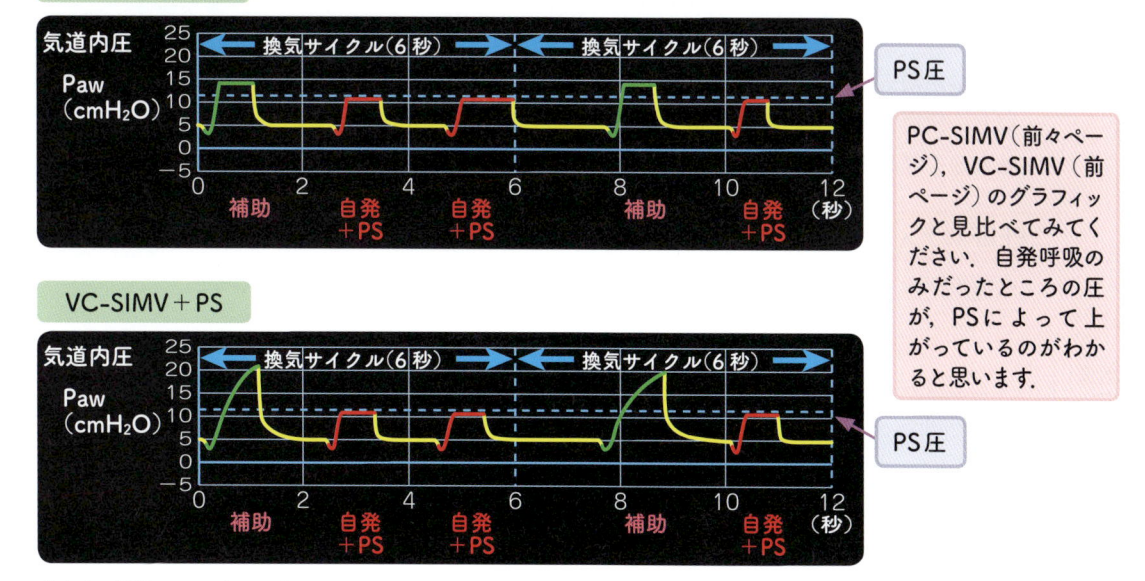

VC-SIMV＋PS

PC-SIMV（前々ページ），VC-SIMV（前ページ）のグラフィックと見比べてみてください．自発呼吸のみだったところの圧が，PSによって上がっているのがわかると思います．

落合亮一監修：人工呼吸器グラフィックの基礎―Puritan Bennett™ 840を中心に，Covidien Japanより一部改変して転載

PEEP positive end-expiratory pressure

- 人工呼吸器の基本モード以外に，人工呼吸管理を効率的に行うのに必要な補助機能があります．その代表が PEEP です．
- PEEP とは，呼気時に気道内圧がゼロにならないように，弱い一定の圧（陽圧）をかけることです．呼気終末陽圧とも言います．
- これまで見てきたグラフィックで，気道内圧のベースラインがゼロより上，5cmH₂O 前後にあるのを不思議に思いませんでしたか？ 実は，どのグラフィックにもこの PEEP がかかっていたのです．PEEP がなければベースラインはゼロになります．

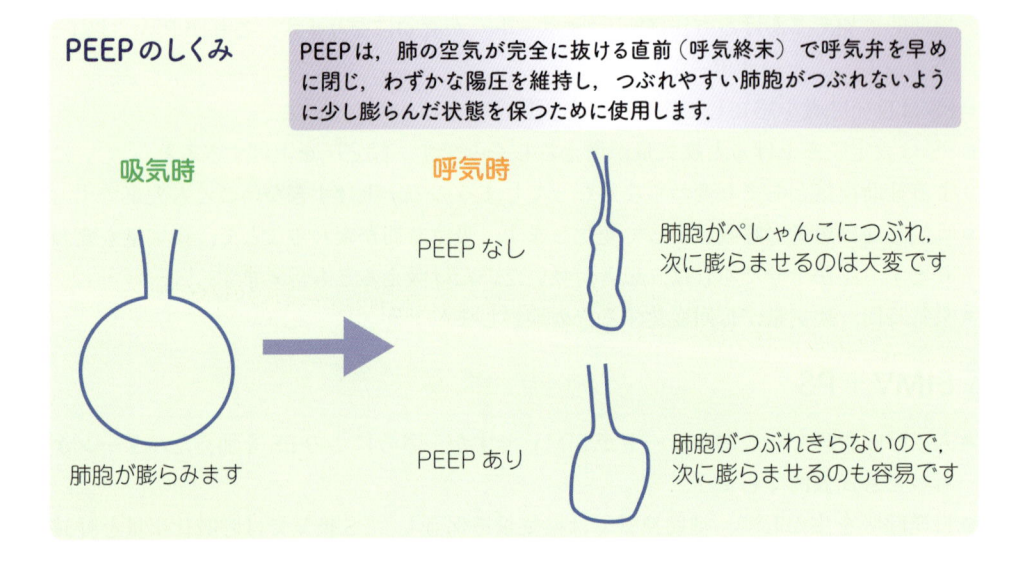

PEEPのしくみ

PEEPは，肺の空気が完全に抜ける直前（呼気終末）で呼気弁を早めに閉じ，わずかな陽圧を維持し，つぶれやすい肺胞がつぶれないように少し膨らんだ状態を保つために使用します．

吸気時 肺胞が膨らみます

呼気時
- PEEP なし：肺胞がぺしゃんこにつぶれ，次に膨らませるのは大変です
- PEEP あり：肺胞がつぶれきらないので，次に膨らませるのも容易です

PEEPのメリット

- 肺の虚脱を防ぐ（肺胞がつぶれるのを防ぐ）
- 虚脱した（つぶれた）肺胞を広げる
- 肺容量が増え，機能的残気量（FRC）が増加し，酸素化能を改善する
- 同じ一回換気量でも，呼吸仕事量が減少する（肺胞が広がりやすい）
- 肺水腫を軽減する（気道内圧が上昇し，胸腔内圧が上昇するため，肺への血流が減る）

PEEPのデメリット

- 気道内圧が上昇し，肺胞内圧や胸腔内圧が上昇するため，血圧が低下しやすい

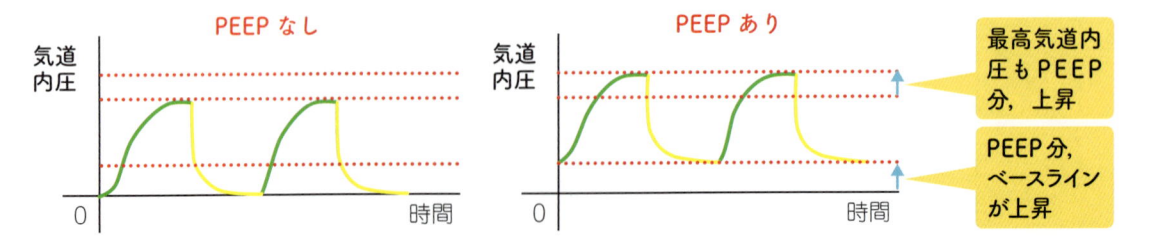

PEEP なし / **PEEP あり**

- 最高気道内圧も PEEP 分，上昇
- PEEP 分，ベースラインが上昇

3 基本モードのしくみ　自発呼吸

CPAP　continuous positive airway pressure

- 自発呼吸に対して換気の補助をせず，吸気時にも呼気時にも一定の陽圧をかけておく方法です．つまり，サポート機能であるPEEPをかけ続けるモードです．
- 自発呼吸があることが大前提で，自発呼吸がなければ無呼吸になります．
- すべて自発呼吸のため，人工呼吸器のウィーニング時，または気道確保だけが必要な患者に用いられます．最も自然な呼吸状態に近いモードです．
- 当然，換気量，換気回数は保証されないので，TV（一回換気量），MV（分時換気量），f（呼吸回数）を観察しましょう．

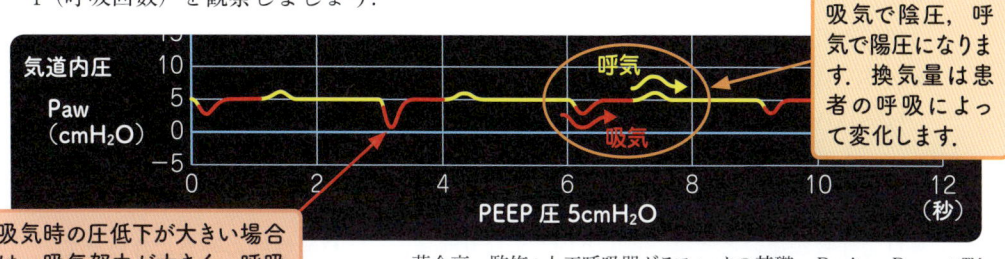

> 吸気で陰圧，呼気で陽圧になります．換気量は患者の呼吸によって変化します．

> 吸気時の圧低下が大きい場合は，吸気努力が大きく，呼吸困難が強いことを示します．

落合亮一監修：人工呼吸器グラフィックの基礎—Puritan Bennett™ 840を中心に，Covidien Japanより一部改変して転載

- 吸気時の圧低下が大きいのは呼吸困難が強いことを示し，苦痛様表情の有無をみます．意思疎通が可能であれば呼吸困難感など確認し，呼吸負荷になりすぎないようにしましょう．
- 実際には，患者に負荷がかかりすぎないよう，CPAPにPSを加え，徐々にPS圧を下げていきます． 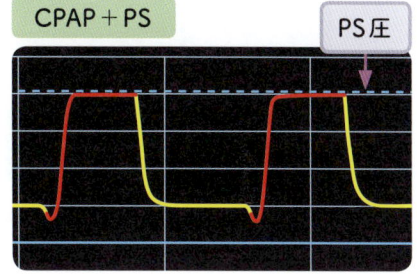
- 無呼吸および低換気になった場合に備えて，バックアップ換気（一定時間内に自発呼吸がない場合に調節換気を行う換気設定）と低換気アラーム（73ページ）を必ず設定しましょう．

CPAPとPEEPの違い

- CPAPとPEEPは，陽圧をかけ続けるという点で，似ている印象をもつと思います．しかし，以下の違いがありますので，混同しないようにしましょう．
- **CPAP**：持続気道陽圧→吸気も呼気も持続的に陽圧をかける
- **PEEP**：呼気終末陽圧→ほかの換気モードに追加して，呼気の最後に圧がゼロにならないようにする

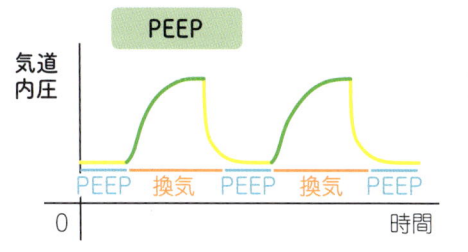

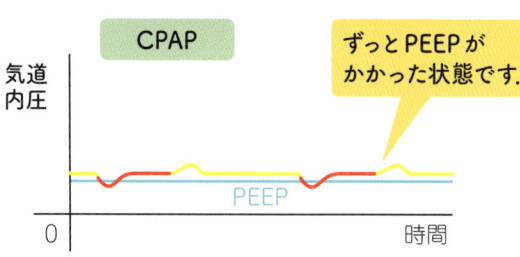

> ずっとPEEPがかかった状態です．

4　知っておきたいモード

BIPAP　biphasic positive airway pressure

- BIPAPは，自発呼吸を主体とした換気方法で，高圧（PEEP-High）と低圧（PEEP-Low）の2つのPEEP相を繰り返します．高PEEP相と低PEEP相の圧と時間幅をそれぞれ設定します．
- 人工呼吸器の機種によって以下のように名称が異なりますが，どれも同じモードです．
BIPAP（Draeger Medical），BiLevel（Puritan Bennett），Bi-Vent（Siemens），DuoPAP（Hamilton）
- BIPAPはPC-SIMVに近いもので，高PEEP相がPC-SIMVにおける吸気圧，低PEEP相がPC-SIMVにおけるPEEPとみることができます．
- PC-SIMVとの大きな違いは，BIPAPはいつでも自発呼吸が可能な点です．たとえば，PC-SIMVでは補助換気中に自発呼吸が出た場合，ファイティング（人工呼吸器とのぶつかり）を起こしてしまいますが，BIPAPでは高PEEP相でも自発呼吸が可能なためファイティングが起きません．
- 自発呼吸がないときは，A/Cと同じになります．

> 自発呼吸の吸気に合わせて高PEEP相へ移行します．
> 自発呼吸の呼気に合わせて低PEEP相へ移行します．
> 高PEEP相でも低PEEP相でも，どこでも自由に自発呼吸ができます．
> 二相の切り替えは設定時間を基本としつつ，自発呼吸に同期して移行するので，患者との同調性に優れています．

落合亮一監修：人工呼吸器グラフィックの基礎—Puritan Bennett™ 840を中心に，Covidien Japanより一部改変して転載

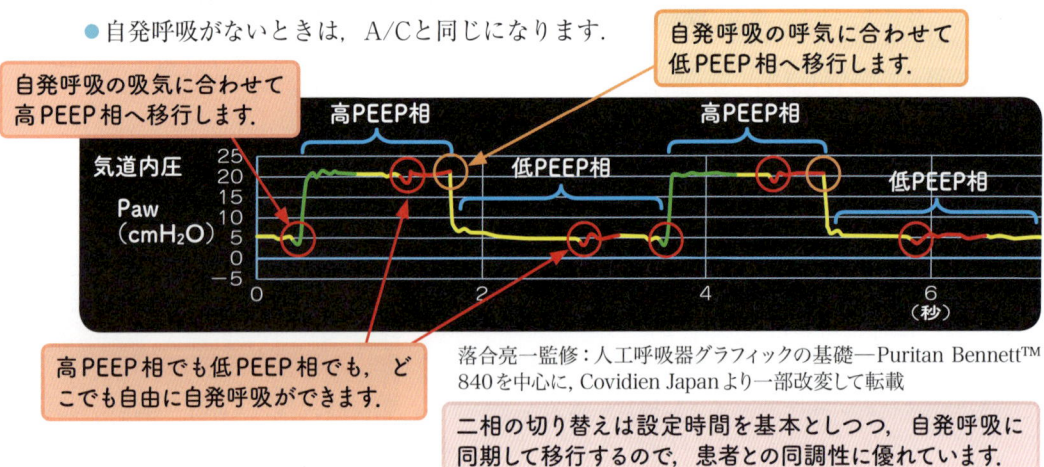

BIPAPとPC-SIMVの違い

- BIPAPとPC-SIMVはよく似ていますが，見かけの設定圧と実際にかかる圧に違いがあります．BIPAPでは，設定した高PEEP圧が，そのまま実際にかかる圧になります．一方，PC-SIMVでは，PEEPに設定したPC圧が上乗せされて実際にかかる圧になります．

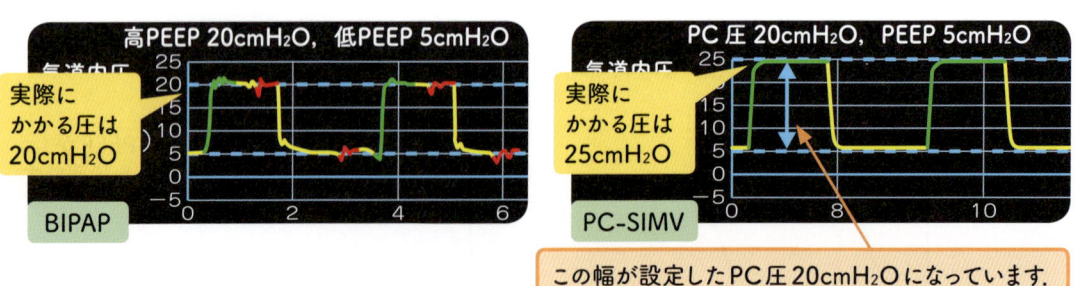

> 実際にかかる圧は20cmH₂O （BIPAP，高PEEP 20cmH₂O，低PEEP 5cmH₂O）
> 実際にかかる圧は25cmH₂O （PC-SIMV，PC圧20cmH₂O，PEEP 5cmH₂O）
> この幅が設定したPC圧20cmH₂Oになっています．

APRV airway pressure release ventilation

- APRVは，ARDSのような肺のコンプライアンスが低下し，換気能力の低い重症呼吸不全の患者に対し，肺胞を開存させ，低酸素血症を改善するために用いられるモードです．
- 換気方法は自発呼吸を主体とし，高PEEP相と低PEEP相を繰り返すので，前項のBIPAPと近いしくみと言えます．
- BIPAPとの違いは，BIPAPは呼吸に同調しながら高圧と低圧を繰り返すのに対し，APRVはCPAPの持続的なPEEP圧を高く設定し，常に高PEEPがかかっている状態にしています．つまり，APRVでは，自発呼吸は常に高PEEP相で行われます．
- しかし，高いPEEPがかかっているため，ある程度肺胞が膨らんだ状態での呼吸となり，吸気・呼気ともに減って換気量が減少し，二酸化炭素が蓄積します．
- そこで，ごく短時間（0.4～0.6秒）だけ低PEEP相へ移行させます．すると，高いPEEPから解き放たれ一気に換気（呼出）が行われ，十分な換気量が確保できます．

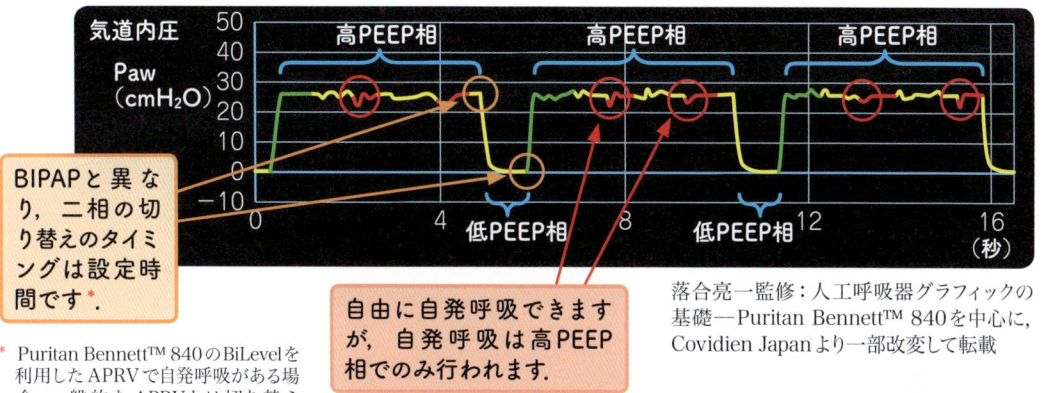

BIPAPと異なり，二相の切り替えのタイミングは設定時間です*．

自由に自発呼吸できますが，自発呼吸は高PEEP相でのみ行われます．

落合亮一監修：人工呼吸器グラフィックの基礎—Puritan Bennett™ 840を中心に，Covidien Japanより一部改変して転載

* Puritan Bennett™ 840のBiLevelを利用したAPRVで自発呼吸がある場合，一般的なAPRVとは切り替えのタイミングが異なることがあります．

低PEEP相の時にまとまった二酸化炭素（CO_2）が吐けます．この短い低PEEP相をリリースとよんでいます．
この低PEEP相の圧はおおむね0cmH₂Oに設定しますが，ごく短時間（0.4～0.6秒）で高い圧に移行させることで，呼気が完全に終わる前に吸気が始まります．すると，内因性のPEEPがかかり，肺胞は虚脱しません．

APRVのメリット
・高PEEP相で肺胞が開いた状態を維持し，低PEEP相でも肺胞が虚脱しない．
・いつでも自発呼吸ができる．
・ARDSのような重症呼吸不全には効果的．

APRVのデメリット
・二酸化炭素（CO_2）の蓄積が懸念される．

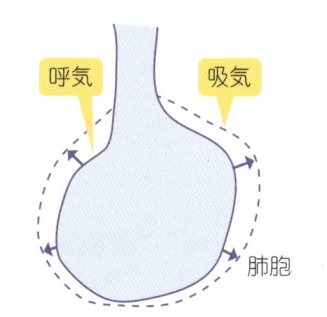

APRVでは，常に高い圧をかけることで肺胞を膨らませた状態（open lung）を作り，無気肺でつぶれた肺胞を広げることができます．

5 最新モード　自動ウィーニングシステム

Smart Care

- ドレーゲル社のEvita Infinity V500に搭載されている自動ウィーニングシステムです．
- 患者の呼吸回数，一回換気量，etCO$_2$濃度（呼気終末CO$_2$濃度　138ページ参照）が快適な状態（コンフォートゾーン）に入るようにPSの値を変化させます．
- コンフォートゾーンを維持しながら，PSを段階的に下げ，PSが十分に下がれば自発呼吸テスト（SBT）を行います．
- 自発呼吸テストに成功すれば「SBTが完了しました」のメッセージが表示されます．

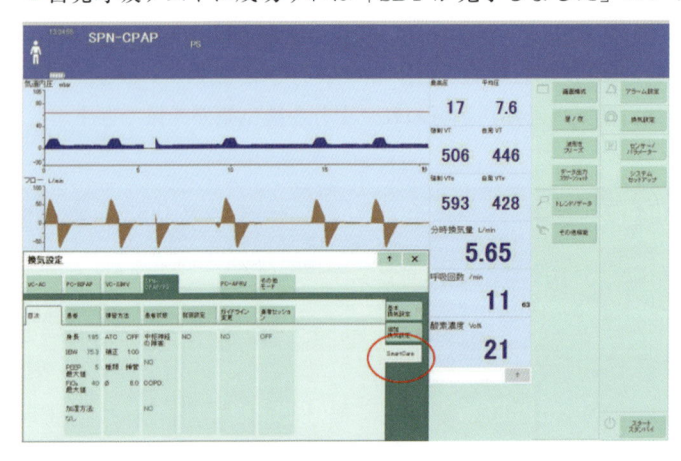

INTELLiVENT-ASV

- HAMILTON-G5のオプション機能です．
- 肺メカニクス，呼吸状態，etCO$_2$，SpO$_2$を測定し，酸素濃度，PEEP，目標分時換気量を自動調整するフルクローズドループ換気モードです．
- 自発呼吸の無い患者からウィーニングまで，自動SBT機能などにより医療スタッフの負荷軽減と安全な呼吸管理をサポートします．

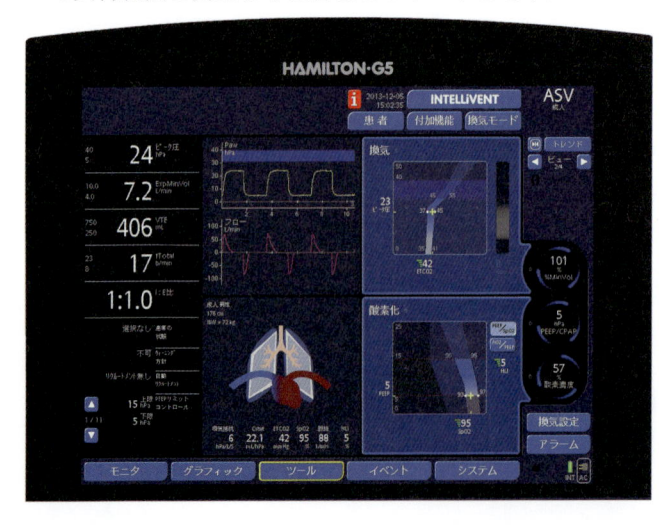

C 設定内容を理解して使いこなすコツ

1 人工呼吸器の設定の基本的な考え方

- 人工呼吸器のさまざまな設定を把握したあとは，もう一歩アドバンスとして，患者状態ごとにおさえておきたい設定のポイントをながめてみましょう．
- 基本は，患者に必要なモードを知ることです．「モードの選択＝サポートの程度」ですので，逆にモードがみえれば，およその患者の呼吸状態の概略がわかるでしょう．そのうえで，細かい設定を確認します．

モードと患者状態

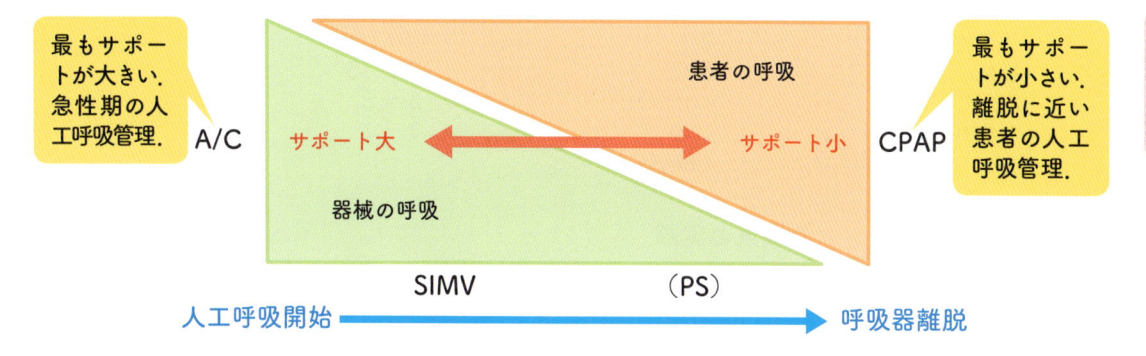

最もサポートが大きい．急性期の人工呼吸管理．　A/C　サポート大 ⇔ サポート小　CPAP　最もサポートが小さい．離脱に近い患者の人工呼吸管理．

患者の呼吸／器械の呼吸　SIMV　（PS）

人工呼吸開始 → 呼吸器離脱

長谷川景子，田中竜馬：人工呼吸器設定の基礎．レジデントノート 10 (8)：1188-1196，2008

2 モード設定の考え方のステップ

- モードや設定の原則をシンプルにみてみましょう．ポイントは，以下のステップです．

ステップ1　人工呼吸器でしっかりサポートしたいか，それとも自発呼吸があるか

- 人工呼吸器でしっかりサポートしたい → A/C
- いまは自発呼吸がない，または弱いが自発呼吸が出てくれば活かしたい → SIMV
- 自発呼吸が十分あるのでウィーニングしたい，または気道確保だけでいい → CPAP

ステップ2　強制換気部分の「量」か「圧」の設定

- A/C，SIMVであれば，VCV（従量式）かPCV（従圧式）どちらで強制（調節・補助）換気するかを選択する．

ステップ3　自発呼吸時の補助の設定

- SIMV，CPAPであれば，PSを設定する．

ステップ4　共通部分の設定

- FiO_2，PEEP，トリガー感度，各アラームなどを設定する．

3　モード別　おさえておきたい基本設定と考え方

- 代表的モード別に，設定例と考え方を示します．
- まずはオーソドックスな設定をつかんでください．そして，その意味を知り，次に，担当患者の設定と照らしてみてください．患者の病態がみえたら合格点です．

PC-SIMV

設定例

設定項目	単位	設定例（成人の目安）
FiO_2		0.4
PC圧	cmH_2O	15
吸気時間	秒	1〜1.5
換気回数	回/分	12〜15
PEEP	cmH_2O	3〜5
トリガー感度（flow）	L/分	3〜5
（pressure）	cmH_2O	−1

設定のポイントと換気の実際

- PCVの吸気圧は，設定圧以上には上がりません．一方，一回換気量が毎回変化することに注意します．以下に，自発呼吸の有無による設定方法を示します．

〈自発呼吸があるとき〉
- 自発呼吸があるときは，自発呼吸のタイミングに同期して補助換気が行われます．
- すべての自発呼吸に補助換気が行われるわけではなく，換気サイクルのトリガーウィンドウの最初に起きた自発呼吸にだけ補助換気します．
- 同一換気サイクル内の2度目以降の自発呼吸は補助換気されず，ふつうに自発呼吸が行われます．このとき，PSを設定すれば，その設定圧で自発呼吸をサポートします．
- 補助換気以外の自発呼吸も，呼吸回数としてカウントされます．
- 自発呼吸が十分あるときは，換気回数の設定を減らしていきます．
- 換気回数設定を減らすと，自発呼吸の割合が増えます．
- 換気回数をゼロにしたとき，CPAPと同じになります．

〈自発呼吸がないとき〉
- トリガーウィンドウ中に自発呼吸がないときは，その後に必ず調節換気が行われますので，最低換気回数は保証されます．
- 自発呼吸がないときは，規則的な調節換気のみで，A/Cと同じになります．

> **観察のポイント**
> - 補助換気・調節換気時の一回換気量，分時換気量（低換気になっていないか）
> - 自発呼吸の有無（設定換気回数以上の自発呼吸があるか）
> - 自発呼吸時の胸郭の動きと努力呼吸の有無．努力呼吸があるようならPSを設定する．

VC-SIMV

▌設定例

設定項目	単位	設定例（成人の目安）
FiO_2		0.4
一回換気量	mL/回	400〜500（6〜8mL/kg）
吸気流速	L/分	30〜60
換気回数	回/分	12〜15
PEEP	cmH_2O	3〜5
トリガー感度（flow）	L/分	3〜5
（pressure）	cmH_2O	−1

▌設定のポイントと換気の実際

- VCVでは一回換気量を設定しますので，補助換気・調節換気時は，毎回，設定された換気量が送り込まれます．
- 一回換気量と吸気流速を設定すると，自動的に吸気時間が決まります．
- 気道内圧は，患者の肺のコンプライアンス（弾性）や気道抵抗によって毎回変化することに注意します．
- 自発呼吸の有無による設定のポイントはPC-SIMVに準じます．

> **観察のポイント**
> - 補助換気・調節換気時の気道内圧（肺のコンプライアンスによっては肺損傷のおそれがある）
> - 自発呼吸の有無（設定換気回数以上の自発呼吸があるか）
> - 自発呼吸時の胸郭の動きと努力呼吸の有無．努力呼吸があるようならPSを設定する．

PC-A/C

設定例

設定項目	単位	設定例（成人の目安）
F_IO_2		0.4
PC 圧	cmH_2O	5〜10
吸気時間	秒	1〜1.5
換気回数	回/分	12〜15
PEEP	cmH_2O	3〜5
トリガー感度（flow）	L/分	3〜5
（pressure）	cmH_2O	－1

設定のポイントと換気の実際

- 原則は，自発呼吸のない患者に用いるモードです．
- 規則的に調節換気を行います（コントロール）が，自発呼吸が生じたら，自発呼吸に合わせて補助換気を行います（アシスト）．
- 自発呼吸時は必ず補助換気が行われるため，PS の設定はありません．
- PC-A/C の場合は，PC-SIMV と同じく，吸気圧は設定圧以上には上がりません．一回換気量は変化します．
- VC-A/C の場合は，VC-SIMV と同じく，PC 圧の代わりに一回換気量を決め，毎回，設定された換気量になります．患者の肺のコンプライアンス(弾性)や気道抵抗によって気道内圧が変化します．
- すべての自発呼吸に補助換気が行われるため，自発呼吸がある場合は，呼吸の間隔は不規則になります．
- 設定換気回数を減らしても，自発呼吸が出現するたび補助換気となるため，このモードではウィーニングできません．

> **観察のポイント**
> - 呼吸回数の確認．頻呼吸時はCO_2をモニタリング（138ページ）する．
> - PC-A/Cでは，一回換気量，分時換気量
> - VC-A/Cでは，気道内圧

CPAP＋PS

設定例

設定項目	単位	設定例（成人の目安）
F_IO_2		0.4
PS圧	cmH_2O	5～10
PEEP	cmH_2O	3～5
トリガー感度（flow）	L/分	3～5
（pressure）	cmH_2O	－1

設定のポイントと換気の実際

- 自発呼吸の有無を確認します．なければCPAPは設定できません．
- 患者が息を吸い始めたら，設定したPS圧で加圧し，自発呼吸をサポートします．
- 患者が息を吸ったら吸った分だけ，毎回サポートします．
- 患者の吸う量，吸う回数，吸う時間，吐く時間は，患者の呼吸に合わせます．
- 自発呼吸時の圧による補助だけであり，一回換気量，換気回数は保証されません．毎回変動します．

> **観察のポイント**
> - 自発呼吸の有無．自発呼吸がなくなったら，SIMVなどへ変更する．
> - 呼吸回数，一回換気量，分時換気量
> - 吸気時の圧の低下（圧の低下が大きいと，それだけ呼吸努力が大きいことを示し，呼吸困難が強くなっている）
> - 胸郭の動き，努力呼吸の有無，頻呼吸の有無など

第4章 人工呼吸器のモードと設定　C 設定内容を理解して使いこなすコツ

D　こんなときはどう設定するといい?

酸素化をよくしたい

- 酸素化を改善したければ，まずは PEEP（42 ページ）を上げます．PEEP には以下のような効果があります．
  ①肺の虚脱を防ぐ，虚脱した肺を広げる
  ②肺水腫を軽減する
- 酸素化をよくしたいとき，FiO_2 を上げることを考えると思います．間違いではありませんが，高濃度酸素による生体への害（78 ページ）を考慮し，酸素濃度を上げる前に，まず PEEP を上げましょう．10cmH₂O 程度までは上げてよいでしょう．
- また，初期設定で酸素化が維持できているなら，PEEP は下げず，FiO_2 を先に下げましょう．ただし，頭蓋内圧亢進時や極端な血圧低下時は，PEEP を 0～2cmH₂O 程度へ下げます．
- ARDS のように肺が虚脱しやすい状態では，PEEP を高めに保ち，虚脱した肺胞を開き（open lung），酸素化を実施します．ARDS Network では，FiO_2 を基に PEEP を設定する方法を提唱しています[1]．

FiO_2	0.3	0.4	0.5	0.6	0.7	0.8	0.9	1.0
PEEP	5	5～8	8～10	10	10～14	14	14～18	18～22

▶アドバンス　肺胞の広がり

- 肺胞は，広がりが早い肺胞と広がりが遅い肺胞があります．
- PCV のとき，流量－時間曲線（62 ページ）において吸気 flow がゼロになっていないのは，広がりが遅い肺胞が換気されて広がり続けていることを示しています（下図左）．
- 正常肺では，多くの肺胞はほぼ均等に換気されるため，吸気初期に大部分の flow が流れ込むが，広がりが遅い肺胞が多いときは，流れ込むのに時間を要するためです．
- この時間（吸気時間）を長くして，吸気終了時に flow がゼロとなり，次の瞬間呼気相に移行するよう，吸気時間を設定します．これによって，換気血流不均等を是正することができます．

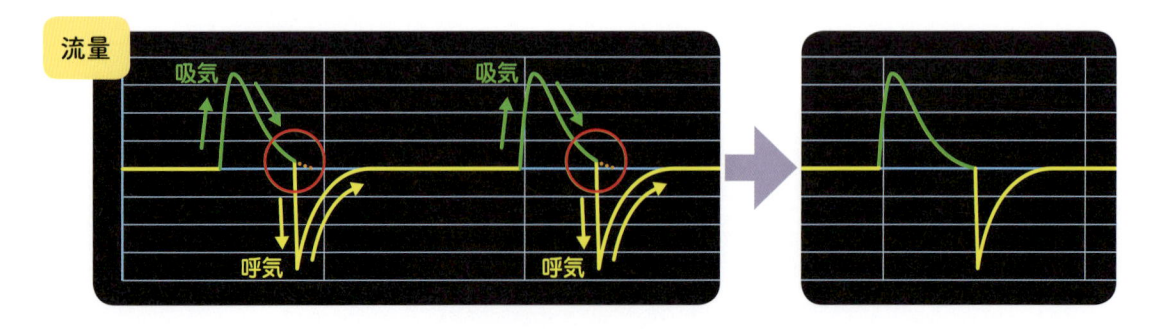

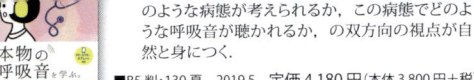

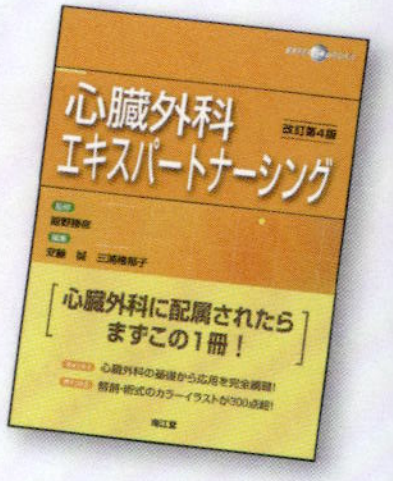

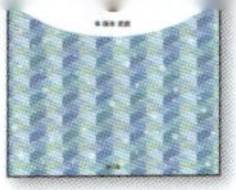

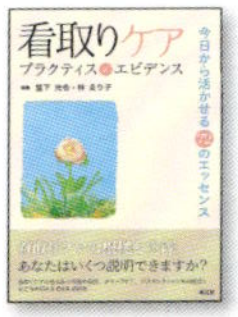

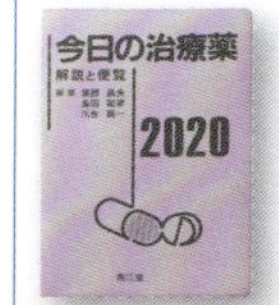

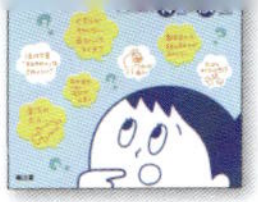

心臓外科エキスパートナーシング(改訂第4版)

396頁 2019.3. ISBN978-4-524-25272-5 定価4,290円(本体3,900円+税)

耳鼻咽喉科エキスパートナーシング(改訂第2版)

526頁 2015.12. ISBN978-4-524-26125-3 定価4,620円(本体4,200円+税)

皮膚科エキスパートナーシング(改訂第2版)

390頁 2018.4. ISBN978-4-524-25193-3 定価4,620円(本体4,200円+税)

実践の場で要求されるハイレベルな知識をわかりやすく解説。

エキスパートナーシングシリーズ

- ●監修 龍野 勝彦
- ●編集 安藤 誠／三浦 稚郁子

B5判・192頁 2019.2. 定価3,080円(本体2,800円+税) 各B5判

血液・造血器疾患エキスパートナーシング

326頁 2015.3. ISBN978-4-524-26602-9 定価4,180円(本体3,800円+税)

眼科エキスパートナーシング

262頁 2015.6. ISBN978-4-524-26411-7 定価4,290円(本体3,900円+税)

循環器内科エキスパートナーシング

約336頁 2020.9.発売予定 ISBN978-4-524-25962-5 予価3,850円(本体3,500円+税)

今日の助産 マタニティサイクルの助産診断・実践過程 改訂第4版

- ●編集 北川 眞理子／内山 和美
- ●医学監修 生田 克夫

A5判・1,216頁 2019.3. 定価9,680円(本体8,800円+税)

マタニティサイクルの助産診断と実践過程に焦点をあてた助産学の標準テキスト。JRC蘇生ガイドライン2015 や産婦人科診療ガイドライン2017、妊娠高血圧症候群の新定義・臨床分類2018などに対応。

パーソン・センタード・ケアでひらく認知症看護の扉

- ●編集 鈴木 みずえ／酒井 郁子

B5判・332頁 2018.1. 定価4,180円(本体3,800円+税)

これからの認知症看護にかかせない"パーソン・センタード・ケア"の概念を踏まえ、認知症の人の視点に立ち、認知症を生きる人を理解したうえで、具体的なケアの方法論まで展開法をていねいに解説。

看取りケア プラクティス×エビデンス 今日から活かせる72のエッセンス

- ●編集 宮下 光令／林 ゑり子

B5判・312頁 2018.2. 定価3,300円(本体3,000円+税)

看取り期における患者・家族の意向を踏まえ、専門的かつ正しい知識に基づくよりよいケアを実践する医療者におくる指南書。デスカンファレンスの進め方を盛り込み、患者・家族のケアだけでなく医療者自身のケアにも言及した。

みえる生命誕生 受胎・妊娠・出産

- ●監訳 池ノ上 克／前原 澄子

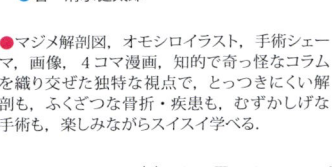

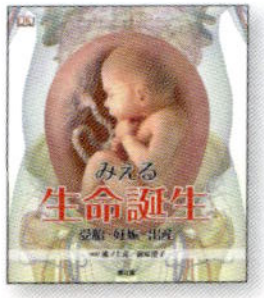

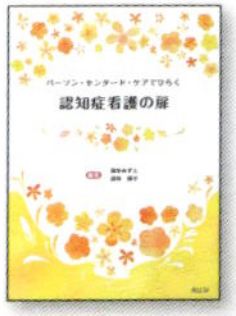

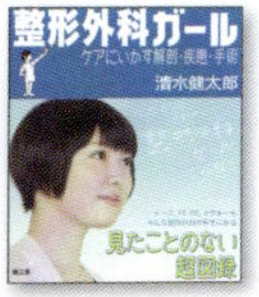

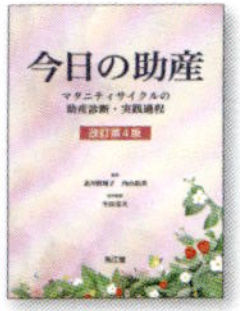

A4変型判・256頁 2013.11. 定価6,160円(本体5,600円+税)

ダイナミックなCGイラスト・写真を多用した母性看護学、助産学、産科学の、目をみはる美しきビジュアルブック。生殖器の解剖から、遺伝、生殖、妊娠・分娩、産後の周産期の過程と、不妊治療、生殖医療まで解説。

整形外科ガール ケアにいかす解剖・疾患・手術

- ●著 清水 健太郎

AB判・302頁 2014.2. 定価3,520円(本体3,200円+税)

「マジメなヘンな」解剖図説、オモシロイラスト、手術ジェーマ、4コマ漫画、知ゆで奇っ怪なコラムを織り交ぜた独特な視点で、とっつきにくい解剖も、ふくざつな骨折・疾患も、むずかしげな手術も、楽しみながらスイスイ学べる。

今日の治療薬2020 解説と便覧

- ●編集 浦部 晶夫／島田 和幸／川合 眞一

●章を新設：関節リウマチなどの膠原病諸疾患、炎症性腸疾患、妊娠などの免疫疾患としての1つの章にまとめました●解説：①図で見る薬理作用を追加 ②AGを通常の後発品区別 ③探しにくい適応症ガイドを新設 ●巻末付録：「2019年11～12月部会承認の新薬」を新設

B6判・1,438頁 2020.1. 定価5,060円(本体4,600円+税)

2020年はラベンダー

南江堂 〒113-8410 東京都文京区本郷三丁目42-6 (営業) TEL 03-3811-7239 FAX 03-3811-7230 www.nankodo.co.jp

20191219stu

快感過程 改訂第2版

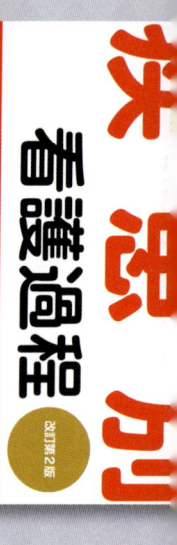

編集 新見明子

■B5判・904頁 2016.3.
ISBN978-4-524-26651-7
定価6,270円（本体5,700円＋税）

大きな関連図で、流れと全体をおさえれば今後が予測できる！
もう実習はこわくない！

実習記録にも、そのまま使える解説多数！

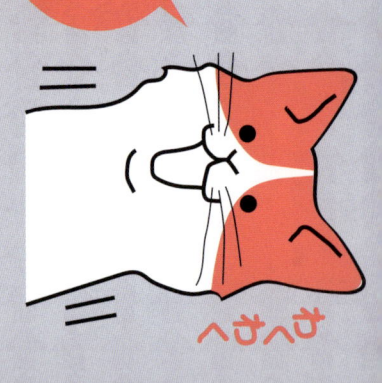

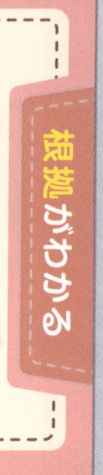

堀内成子先生（聖路加国際大学）推薦!!

病棟で実際に見てきた現象やケアの意味づけがわからない、そんな時に開いてほしい本である。

根拠がわかる 母性看護過程
事例で学ぶウェルネス志向型ケア計画

編集 中村幸代

■B5判・264頁 2018.4.
ISBN978-4-524-25513-9
定価3,080円（本体2,800円＋税）

実習の強い味方
①アセスメントは表形式に見やすく整理！
②充実の関連図ですぐによく分かる！

取扱い書店

※定価は消費税率の変更によって変動いたします。消費税は別途加算されます。

実習記録作成の強い味方

"症状別&疾患別"看護過程

身体症状に加えて心理・社会的症状を含む、69症状を収載。看護過程を事例を用いて具体的に解説。事例の関連図で、患者とその症状の全体像がアセスメントできるように配慮した。
今改訂で、オールカラー化し、ケアに必要な基礎的知識は図版の追加でさらにわかりやすくなった。看護の視点から人間を捉えた「症状別看護」の決定版。

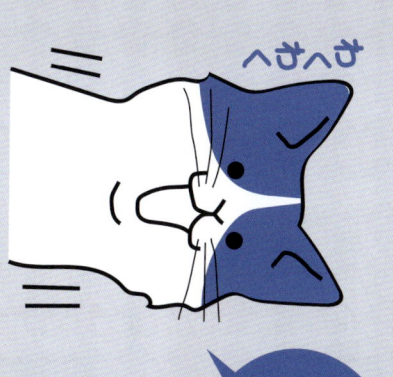

わかる わかる

カラーイラストで症状をしっかり理解！検査・治療・看護のポイントがわかる！

看護過程を事例で理解！イメージできれば実習もこわくない！

病態生理と実践がみえる
関連図と事例展開
根拠がわかる

こころとからだの69症状

根拠がわかる 症状別看護過程
改訂第3版

編集 関口恵子・北川さなえ

■B5判・728頁 2016.3.
ISBN978-4-524-26119-2
定価5,280円（本体4,800円+税）

看護学生の臨地実習時の看護計画の立案や実習記録作成時の参考書として大好評。病態・治療・ケア関連図、疾患の医学的理解、標準的看護過程（計画）に加え、具体的な事例の紹介で実践が手に取るようにわかる。
今改訂では、疾患の発症から終わりまでが一目でわかる好評の関連図をさらに見やすく整理した。

看護師必携 南江堂の看護好評書籍

ナースビギナスシリーズ

一人前をめざすナースのための明日から使える看護手技が満載

正しく うまく 安全に 気管吸引・排痰法
- 著 道又元裕
- B5判・126頁 2012.4.
- 定価2,310円（本体2,100円＋税）

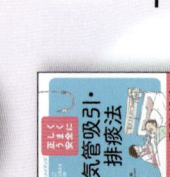

急変対応力10倍アップ 臨床実践フィジカルアセスメント
- 編集 佐藤憲明
- B5判・182頁 2012.5.
- 定価2,640円（本体2,400円＋税）

初めての人が達人になれる 使いこなし人工呼吸器（改訂第2版）
- 著 露木菜緒
- B5判・172頁 2016.8.
- 定価2,530円（本体2,300円＋税）

看るべきをとらえるがよくわかる ドレーン管理に強くなる
- 編集 藤野智子・福澤知子
- B5判・174頁 2014.4.
- 定価2,530円（本体2,300円＋税）

気づいて見抜いてすぐ動く 急変対応と蘇生の技術
- 編集 三上剛人
- B5判・236頁 2016.11.
- 定価2,970円（本体2,700円＋税）

今すぐ看護ケアに活かせる 心電図のみかた
- 編集 藤野智子
- B5判・174頁 2019.4.
- 定価2,640円（本体2,400円＋税）

頭を鍛えるナース・対人援助職のための "読む" "こころのサプリ"

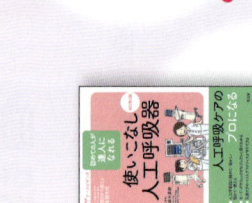

さがす・つくる・仕上げる かんたん看護研究（改訂第2版）
- 編集 桂敏樹・星野明子
- B5判・234頁 2020.3.
- 定価2,640円（本体2,400円＋税）

ナースが出会う14の場面、134の疑問 臨床場面でわかる！くすりの知識（改訂第2版）
- 監修 五味田裕 編集 荒木博陽

新装版 ナースのための 呼吸音聴診トレーニング 呼吸音Web音源による
- 編集 米丸亮・櫻井利江

3年目ナースが知っておきたい！ ICU重症化回避のワザ83
- 編集 清村紀子・有田孝・山下亮
- B5判・326頁 2019.6.
- 定価3,740円（本体3,400円＋税）

基礎から学ぶ 標準予防策からサーベイランスまで 医療関連感染対策（改訂第3版）
- 著 坂本史衣

換気をよくしたい

- 換気をよくするとは呼気と吸気をスムーズに行わせることで、影響する項目は、一回換気量と換気回数です。
- 肺胞内を換気して CO_2 を吐かせたいときは、一回換気量と換気回数を増やします。ただし、一回換気量を増やすと肺への負荷が大きくなるため注意が必要です。
- 肺胞内の換気を抑えて CO_2 を吐かせたくないときは、一回換気量と換気回数を減らします。
- 表2に病態ごとの一回換気量と換気回数を示します。

表2 病態別一回換気量と換気回数

病態	一回換気量（mL/体重 kg）	換気回数（回/分）
気道確保，神経筋疾患	8～10	10～16
喘息，COPD急性増悪	6～8	8～12
肺炎，肺水腫	6～8	16～24
ALI/ARDS	6	～35

長谷川景子，田中竜馬：人工呼吸器設定の基礎．レジデントノート 10（8）：1188-1196, 2008

アドバンス　疾患別対応

- 喘息重責発作などの閉塞性肺疾患の場合、息を吐きづらい状態ですから、吐き切るのに十分な呼気時間を取る必要があります。呼吸回数を低く（1回あたりの呼吸時間が長く）なるように設定します。
- 肺炎や肺水腫などによる低酸素性の呼吸不全では、CO_2 産生量の上昇と死腔換気の増加により、必要な分時換気量が増える（肺胞換気量＝分時換気量－死腔換気量）ため、比較的多い呼吸回数が必要になります。
- ARDSでは、一回換気量を6mL/kgに制限することで、生存率が改善します。低い一回換気量で換気を維持するためには、呼吸回数を増やす必要があることが多く、ARDS Networkのプロトコールでは必要に応じて35回/分まで増加するとされています[1]．

アドバンス　設定情報から患者状態を読み解く

1）以下の設定のときは，どのような患者に人工呼吸管理をしているのでしょうか？

	設定	単位
モード	A/C	—
酸素濃度（F$_I$O$_2$）	0.5	—
吸気流速	30	L/分
一回換気量（Vt）	500	mL
吸気時間（I）	1	秒（sec）
呼気時間（E）	2	秒（sec）
I：E比	1：2	—
換気回数（f）	20	Bpm（回/分）
トリガー感度（flow）	3	L/分

①A/Cは強制換気モード
②50％の酸素濃度のガスで，押しこむスピードは30L/分
③押すのは1秒だけ
④1回500mL入れる
⑤次は2秒後……
⑥でも，自発呼吸があったら，呼吸に合わせて強制換気と同じ量を押しこむ

⬇

たとえば，人工呼吸器でしっかり換気したい患者や，ターミナルで自発呼吸がほとんどない患者

2）以下の設定では，どのように患者の呼吸をサポートしているのでしょうか？

	設定	単位
モード	PC-SIMV	—
酸素濃度（F$_I$O$_2$）	0.3	—
吸気圧	15	cmH$_2$O
吸気時間（I）	1.2	秒（sec）
換気回数（f）	12	Bpm（回/分）
トリガー感度（flow）	3	L/分
PS	10	cmH$_2$O
peep	5	cmH$_2$O

①PC-SIMVは従圧式の補助換気モード
②30％の酸素濃度のガスで，＋15cmH$_2$Oになるまで押しこむ
③換気サイクルは5秒（1分で12回より）
④押すのは1.2秒かけて
⑤全部吐かせず，5cmH$_2$Oの圧になったところで止める
⑥次の換気サイクルまで3.8秒ある．その前に自発呼吸がきたら，10cmH$_2$Oだけサポート

⬇

たとえば，ウィーニング途中で自発呼吸がときどき出現する患者

E 患者状態別（病態別）設定の実際

〈事例1〉

不安定狭心症で，待機的に人工心肺を使用しない冠動脈再建術を行った．2枝バイパスを行い，術中トラブルなく，4時間で手術は終了．血圧120/75mmHg．終了時の動脈血液ガスは，F_IO_2 0.5でPaO_2 280 Torrであった．高血圧の既往はあるが，呼吸機能には問題なし．

気管挿管のままICU入室．ドレーンからの出血を見ながら抜管を目指す方針だが，自発呼吸が15回/分あるものの，不規則で弱い状態．このときの人工呼吸器の設定はどうしたらよいか．

> **ポイント**
> - 自発呼吸はあるが，不規則で弱い．
> - 抜管の方針
> - 覚醒が進むとともに十分な自発呼吸の回復が予想される．

設定の実際

CPAP＋PS

設定項目	単位	実際の設定
F_IO_2		0.4
PS圧	cmH_2O	5
PEEP	cmH_2O	5
トリガー感度（flow）	L/分	3

- 自発呼吸が15回/分あるため，自発呼吸モード（CPAP）が選択できます．しかし，不規則で弱いため，PSにて自発呼吸をサポートする必要があります．
- 覚醒が進み，十分な呼吸が回復するまではCPAP＋PSが適切です．

> **観察のポイント**
> - 術後であり，自発呼吸が消失しないか観察
> - 呼吸回数，呼吸パターン，一回換気量，SpO_2の確認
> - 自発呼吸が減るか消失するようであれば，SIMVやBIPAPへ設定を変更

〈事例2〉

左肺がんで開胸下左肺下葉切除,肺門部リンパ節郭清した.手術中は右片肺換気を行い,手術終了後,両肺による人工呼吸管理に戻したが,FiO_2 1.0でPaO_2 102.5 Torrであった.また,術中,癒着のため気管支を損傷し,修復したため,気道内圧を20cmH₂O以上に上げないよう指示がでた.既往には喫煙歴20本/日×30年でCOPDを指摘されている.このときの人工呼吸器の設定はどうしたらよいか.

> **ポイント**
> - 気管支損傷のため気道内圧を20cmH₂O以上に上げない呼吸モード.
> - 開胸下肺切除によって胸郭の硬さが違う両肺に効率よく空気を入れたい.
> - 肺門部リンパ節郭清,気管支損傷によって気道抵抗が高い左肺にも空気を入れたい.
> - COPDがあり,CO_2が貯留しやすい.
>
>   ↓
>
> いかに圧力をかけずに抵抗のある左肺に空気を送り込むか

*開胸手術では胸郭のコンプライアンス(弾性)が低くなり,硬くなります.また,手術中片肺換気にし,手術による肺の圧迫も加わり無気肺が形成されます.さらに,肺胞や気管支の一部が傷害され,気道抵抗も上昇します.しかし,右肺は正常なため,軟らかく,空気が入りやすく,右にばかり空気が入り,片肺換気に近い状態になります.

設定の実際

PC-SIMV

設定項目	単位	実際の設定
FiO_2		1.0
PC圧	cmH₂O	10
吸気時間	秒	1.5
換気回数	回/分	10
PS圧	cmH₂O	10
PEEP	cmH₂O	10
トリガー感度(flow)	L/分	3

- 気道内圧を一定に保つにはPCVが適切です.傷害されている左肺は時間が遅れますが,吸気時間をやや長めにとり,圧力のつり合いが取れれば,同様に空気が入ります.
- また,COPDがあるため呼吸回数は少なく十分吐けるようにし,酸素化も悪いため,PEEP,FiO_2は高めに保ちます.PC-SIMVであれば,自発呼吸出現時も生かせます.BIPAPでもよいです.
- PEEP+設定PC圧が実際の吸気圧になるため,合計が20cmH₂Oを超えないように設定します.

> **観察のポイント**
> - 気道内圧が20cmH₂O以下を維持できているか観察
> - 一回換気量,SpO_2,CO_2の確認
> - 胸郭の動き,左右差

〈事例3〉

穿孔性虫垂炎から敗血症性ショックを発症し，ARDS（過剰な炎症反応が引き起こされた結果，肺血管透過性が亢進し，肺水腫が生じた状態）を合併した．このときの人工呼吸器の設定はどうしたらよいか．

> **ポイント**
> - 低酸素血症を改善したい．
> - 肺胞の過伸展を予防したい．
> - 呼吸仕事量を少なくし，肺胞を保護したい．

*ARDSでは低酸素血症が生じています．また，肺胞が傷害を受けた状態であるため，肺胞の保護が大切です．

設定の実際

PC-SIMV

設定項目	単位	実際の設定
FiO_2		1.0 [*1]
PC圧	cmH_2O	15 [*2]
吸気時間	秒	1.5〜2.0
換気回数	回/分	12〜35
PEEP	cmH_2O	7〜20 [*3]
トリガー感度（flow）	L/分	3

[*1] $SpO_2>90\%$ となる最低値 0.6 以下が目標
[*2] 一回換気量 6 mL/kg 程度となるように設定
[*3] 目標 FiO_2，SpO_2 が維持できるレベル

- PEEPを高く保つことで一回換気量を制限し，肺胞の過伸展や虚脱を予防する open lung 戦略を行います（これを肺保護戦略と言います）．そのためには，PC-SIMV か APRV が適切です．
- PEEPを高くし，一回換気量を制限するため，換気回数の増加は避けられません．それでも高二酸化炭素血症になりますが，極端なアシドーシス（pH < 7.25）にならなければ許容されます．

> **観察のポイント**
> - SpO_2，CO_2 の確認
> - 鎮静レベル，呼吸困難感などの自覚症状に注意

引用文献
1) NHLBI ARDS Network：Lower Tidal Volume / Higher PEEP Reference Card
   http://www.ardsnet.org/node/77466

第5章 グラフィックモニタの見方・考え方

A グラフィックとは

人工呼吸器のグラフィックとは

- 人工呼吸器の多くは，モニタ画面を搭載しています．このモニタには，設定数値やアラームなどさまざま情報が表示されますが，その中に「グラフィック」とよばれる，線グラフを描く機能があります．このグラフは，人工呼吸器回路内のガスの流れを経時的に表示したものです．
- 見方の基本は，心電図モニタに表される波形に近いでしょう．心電図モニタが心臓の動きをさまざまな山の形でみるように，人工呼吸器のグラフィックでは，回路内の呼吸に関連した数値の変化を，換気量や気道内圧といった項目ごとに表示し，その形の違いによって，正常か異常かをとらえることができます．

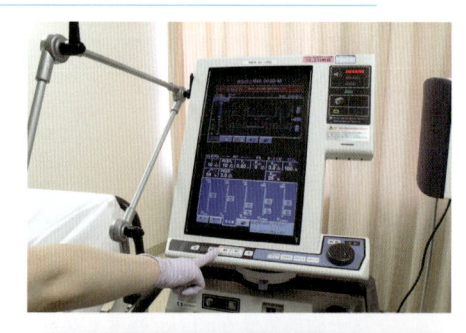

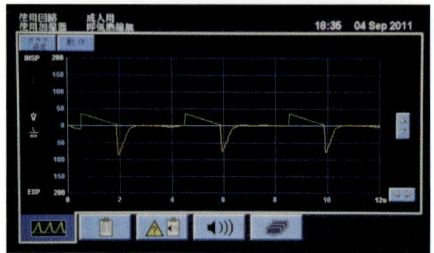

グラフィックモニタの目的は

- グラフィックモニタの目的は，次の2つです．
  ①患者と人工呼吸器の同調性・快適性の評価
  ②陽圧換気に起因する合併症の予防
- 正常時との違いで比較することで，患者の異変を疑うことができます．

グラフィックを活用するには

- 患者の観察をし，呼吸がおかしい？と思ったら，まずグラフィックを見ることです．これから解説するように，患者状態を知るためのヒントがたくさんあります．
- しかし，グラフィックだけでは患者と人工呼吸器との同調性は判断できません．フィジカルアセスメントや検査データも加味しながら，全体を評価していきます．

B　グラフィックの3つの曲線と2つのループ

3つの曲線と2つのループの意味

- 人工呼吸器のグラフィックには，3つの曲線と2つのループがあります．以下で，具体的にみていきましょう．
- グラフィックの色は次のことを示しています．
  - 緑色：調節/補助吸気
  - 赤色：自発吸気
  - 黄色：呼気

> 3つの曲線
> ①換気量－時間の曲線（V-T曲線）
> ②気道内圧－時間の曲線（P-T曲線）
> ③流量－時間の曲線（F-T曲線）
>
> 2つのループ
> ①気道内圧－換気量ループ（P-Vループ）
> ②流量－換気量ループ（F-Vループ）
>
> 換気量：V（volume）　　時間：T（time）
> 気道内圧：P（pressure）　流量：F（flow）

1　換気量－時間曲線

- 換気量は，人工呼吸器の設定値が基本になります．回路中のガスの出入りを量で表し，曲線は吸気で上昇し，呼気で下降します．送られたガスの総量が設定量まで上がり，そのまま出て行きゼロになるのを繰り返すのが正常です（正常①）．
- 曲線に異変が現れる場合の多くは，送られたガスより出て行くガスが少ないことです．「ガスがどこかに逃げてしまっている」＝「エアーリーク」が考えられます（異常①）．
- 失われているガスが多ければ，低換気アラームが知らせてくれます．

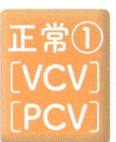

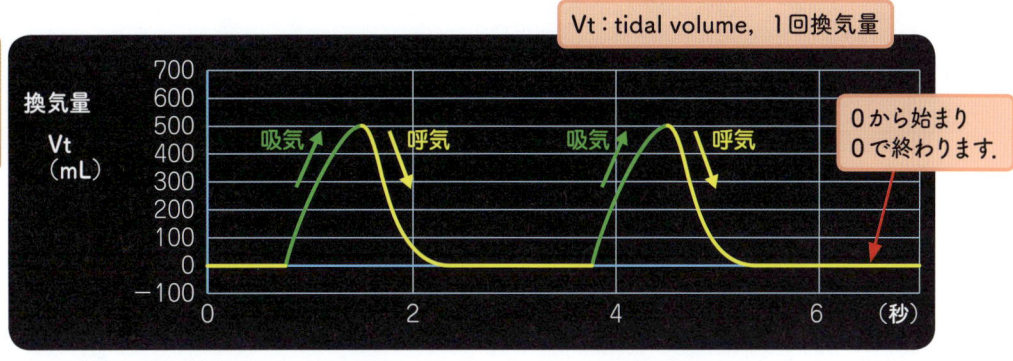

正常①　[VCV][PCV]

Vt：tidal volume，1回換気量
0から始まり0で終わります．

異常①　[VCV][PCV]

呼気の最後が0にならないのはエアーリークがあるからです．
対応：カフのリーク，回路の破損，まずはこの2つを確認する．

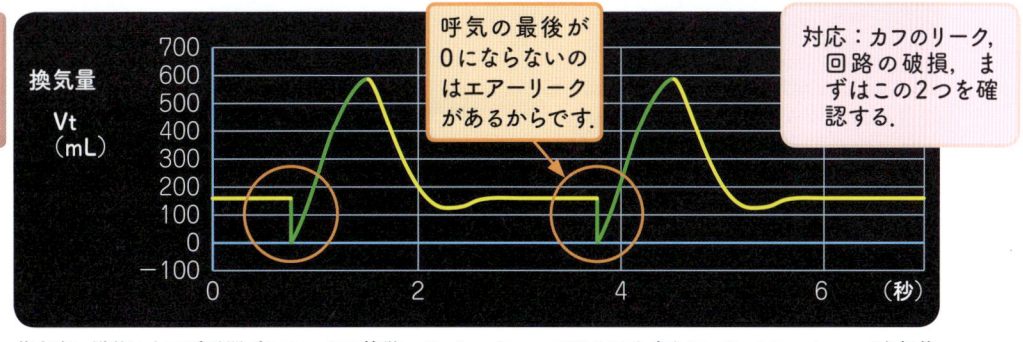

落合亮一監修：人工呼吸器グラフィックの基礎—Puritan Bennett™ 840を中心に，Covidien Japanより転載

2 気道内圧－時間曲線

- 気道内圧は，吸気として送られたガスが気道内にどのような強さで流れ込んでいるかを示します．
- VCVでは，吸気の開始から徐々に圧がかかりはじめ，弧（円の一部のような線）を描いてピークとなり，呼気で一気に開放されて基線に戻るのが正常です（正常②）．なお，基本的な人工呼吸管理ではPEEPをかけますので，PEEP分，グラフの基線は0より上がった状態です．
- PCVや自発呼吸にPSを加えている場合は，吸気の開始後，一気に設定圧まで上がり，しばらく維持したあと，呼気で一気に開放されて基線に戻ります（正常③）．
- 曲線の高さや角度は流量に関係し，不適切な吸気流量（吸気が速いか遅いか）では吸気時の曲線がゆがんで表示されます（異常②）．
- 自発呼吸とのタイミングの影響が大きく現れ，人工呼吸器の吸気時に自発呼吸の呼気が起こるなど同調性が失われている場合は，吸気時の圧に自発呼吸の呼気が加わり，一時的に圧が上がったグラフになります（異常③）．
- 自発呼吸の感知が不適切になるとトリガーエラーであり，下向きの小さな半円形のグラフになります（異常④）．

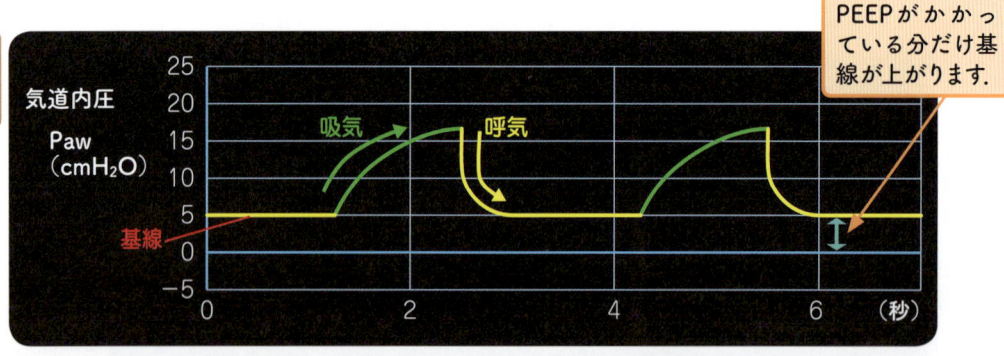

正常②［VCV］

> PEEPがかかっている分だけ基線が上がります．

落合亮一監修：人工呼吸器グラフィックの基礎—Puritan Bennett™ 840を中心に，Covidien Japanより転載

異常②［VCV］

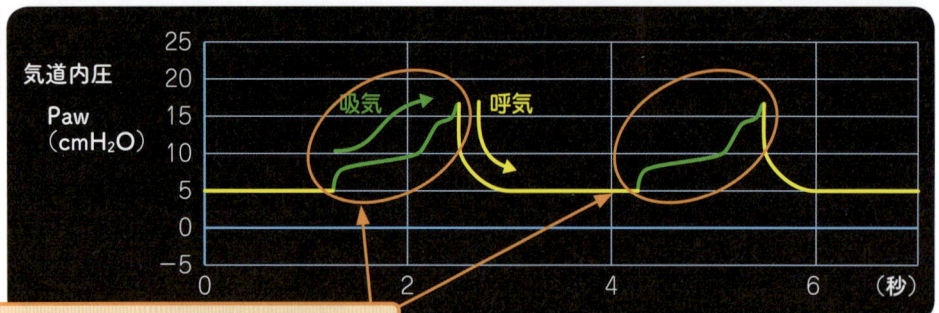

> 吸気の時，グラフがだらだらと上がるのは，吸気努力が大きいときです．吸気流速が患者の吸う速さに合っていない，換気量が足りていない状態です．

> 原因：覚醒し自発呼吸が出現し始めた，疼痛が出現し呼吸パターンが変化した，などが考えられる．
> 対応：自発呼吸出現時は，自発呼吸モードへ設定を変更，疼痛時は鎮痛薬の使用など．

正常③ [PCV]

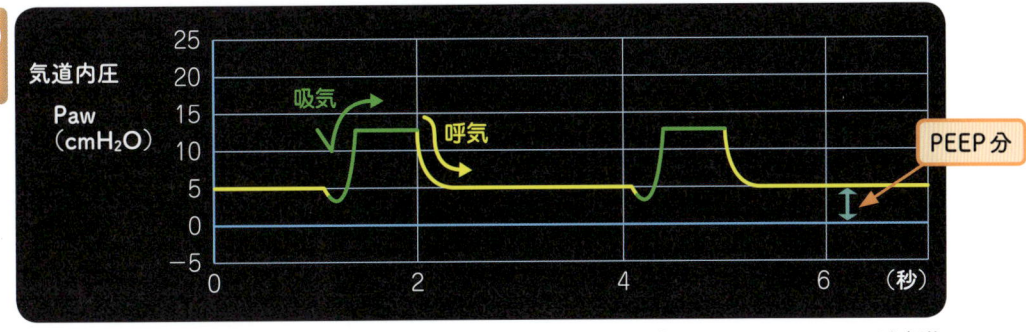

異常③ [PCV]

吸気の最後に圧が上がるのは、息を吐きたいのに器械は送気してくるため、ぶつかってしまっているからです。

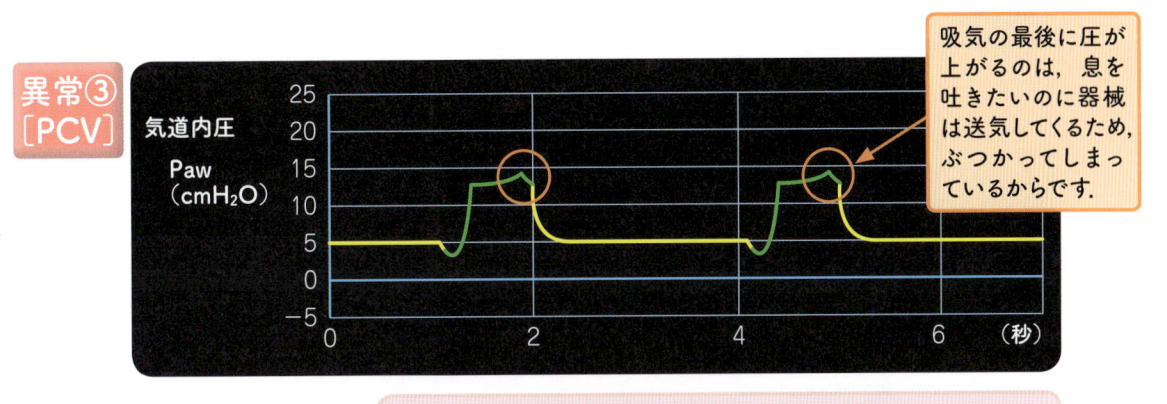

原因：吸気時間が器械の設定と合っていない．
対応：呼気に移行するタイミングまで吸気時間を短くする．
　　　VCVでも同じ原因で吸気の最後に圧が上がる波形となる．

異常④ [PCV]

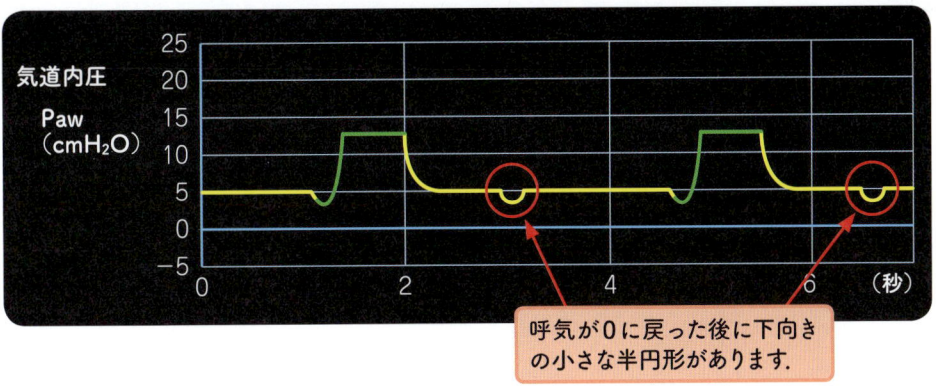

呼気が0に戻った後に下向きの小さな半円形があります．

原因：下向きの半円形は自発呼吸が出現し，陰圧になったため出現している．自発呼吸があるのに，人工呼吸器が送気していないという状態，つまり，自発呼吸を感知せずミストリガーの状態である．このようなとき，胸に手を当ててグラフィックを見ていると，胸郭が上がって吸っているのに波形が出ない，呼吸回数10回/分と表示されているのに，実際は20回/分の呼吸をしていることがある．
対応：トリガー感度を高くする．

落合亮一監修：人工呼吸器グラフィックの基礎—Puritan Bennett™ 840を中心に，Covidien Japanより転載

第5章　グラフィックモニタの見方・考え方　B　グラフィックの3つの曲線と2つのループ

3 流量-時間曲線

- 流量は，吸気や呼気が回路内を流れる速さのことです．
- まずは人工呼吸器が勢いよく吸気を送り込みます．野球でピッチャーが投げるボールのように最初の頃が一番速く流量はすぐピークになります．そこを過ぎたら，今度はキャッチャーのミットに入るように，だんだん遅くなって速度はゼロになります．次に，呼気によって空気が吐き出されます．今度はガスの流れが逆になり，上下が逆転したような曲線が描かれます（**正常④**）．
- 異常な曲線は，速度に影響を与える現象によって起こります．たとえば，回路内の結露や痰の貯留はガスの流れを妨げるため，曲線にブレが現れます（**異常⑤**）．また，患者の呼吸状態も影響します．もっと吸えるのに吸い足りない状態で吸気が終わってしまったり，もう吸えないのに吸気が続いてしまっている場合では，特徴的な曲線になります（**異常⑥**）．
- もう1つ流量曲線に特徴的なのが，Auto-PEEP状態です（**異常⑦**）．現象は少しアドバンスですが，波形を見て，しくみをおさえておきましょう．

正常④ [PCV][VCV]

吸気は0から始まり0で終わり，続いてすぐに下向きに呼気が始まり，呼気終了時は0に戻ります．

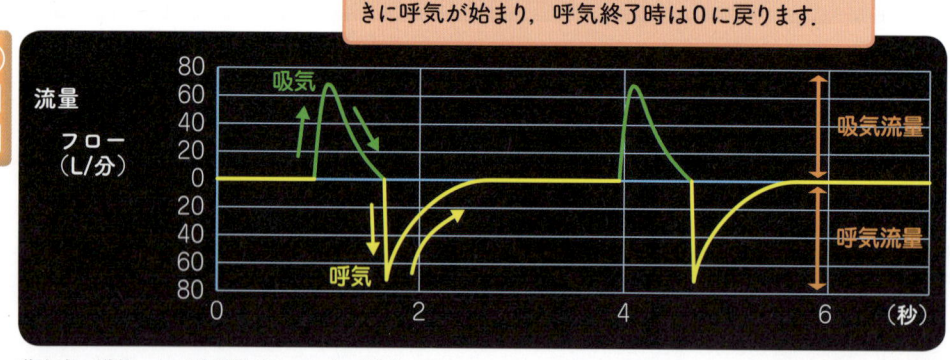

落合亮一監修：人工呼吸器グラフィックの基礎—Puritan Bennett™ 840を中心に，Covidien Japanより転載

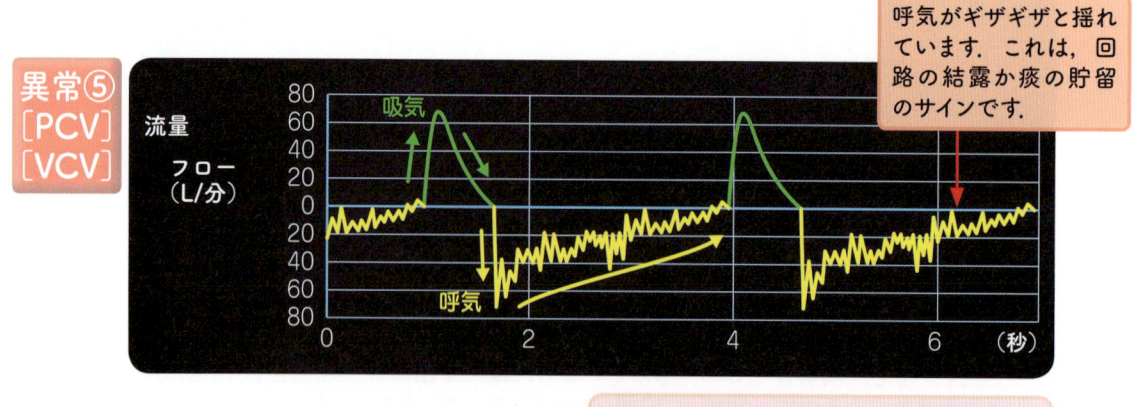

異常⑤ [PCV][VCV]

呼気がギザギザと揺れています．これは，回路の結露か痰の貯留のサインです．

対応：①結露の除去，②痰の除去，侵襲の少ないほうから原因を除去する．

異常⑥ [PCV]

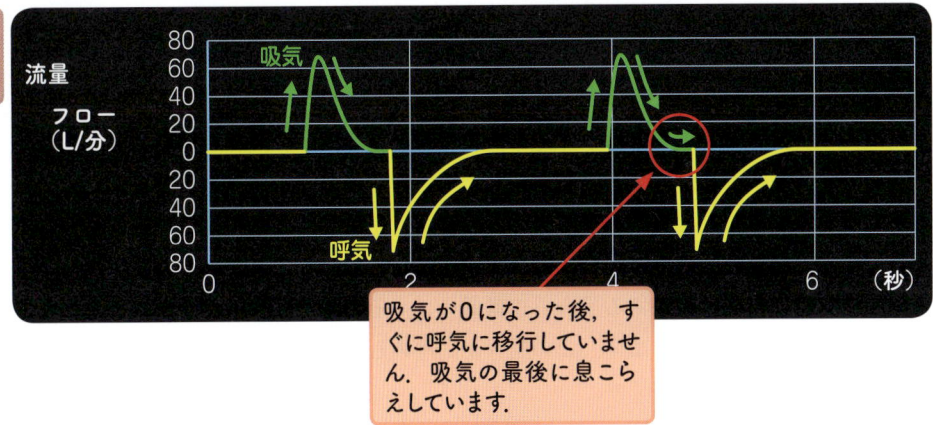

流量 フロー (L/分)

吸気が0になった後,すぐに呼気に移行していません.吸気の最後に息こらえしています.

対応:吸気時間を短くする.

異常⑦ [PCV] [VCV]

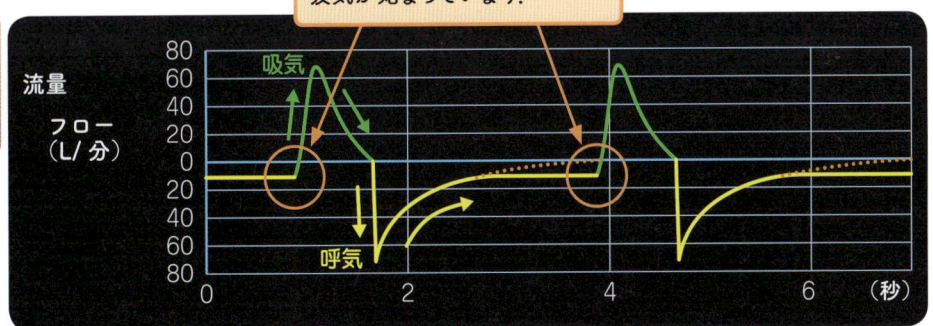

流量 フロー (L/分)

呼気が0に戻らないまま次の吸気が始まっています.

原因:Auto-PEEPの可能性がある(Auto-PEEPとは,意図しないPEEPのこと).
対応:Auto-PEEPを改善するには呼吸回数を減少させ,呼気時間を十分とれるように設定を変更する.

Column Auto-PEEPを体験してみよう

- 普通に吸ってください.
- 半分吐いて,普通に吸って,また半分吐いて……5回くらい繰り返しましょう.
- 十分吸えずに苦しくないですか?
- 呼気を吐ききらない状態なのに吸気が始まるため含気が残る状態が自然に作られる,これがAuto-PEEPの状態です.

4　気道内圧−換気量ループ

- 気道内圧−換気量ループとは，先述した換気量と気道内圧の曲線を同時に描き出したものです．基本的に，呼気と吸気が閉じた形を作るので，ループとよびます．
- 正常図をみてみましょう．自発呼吸のみの場合（**正常⑤**）と陽圧換気（**正常⑦**）の比較ですが，自発呼吸のみの場合は吸気で陰圧になっていることがわかります．
- 陽圧換気時に自発呼吸がある場合（**正常⑥**）は，その時だけ陰圧がかかることになるため，左にぶれてもどります．この動きが「魚のしっぽ」のように見えるのが特徴です．小さいしっぽは合格です．
- 異常なサインとしては，肺のコンプライアンスをループの傾きでみることができるのが特徴です．肺が固いと吸気で入る換気量は少なく，気道内圧は高くなるため，ループが右に寝たように傾きます（**異常⑧**）．
- 加えて特徴的なのが，「鳥の口ばし」ループ（**異常⑨**）と「8の字」ループ（**異常⑩**）です．前者は換気量が正常で気道内圧が高すぎるためループの先がとがります．後者は自発呼吸が強い場合で，**正常⑥**の陽圧換気の魚のしっぽが大きくなったループです．

正常⑤[自発のみ]

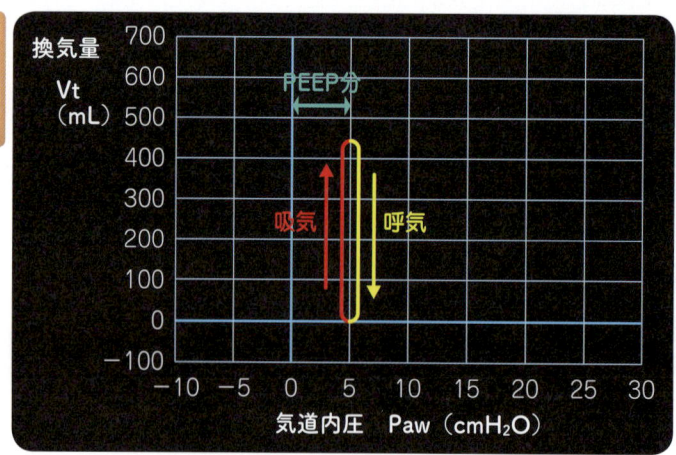

- 自発呼吸は陰圧に傾くので時計回りになる．
- 自発呼吸時は陰圧に傾くためPEEPより低くなる．

落合亮一監修：人工呼吸器グラフィックの基礎—Puritan Bennett™ 840を中心に，Covidien Japanより転載

正常⑥[自発＋PS]

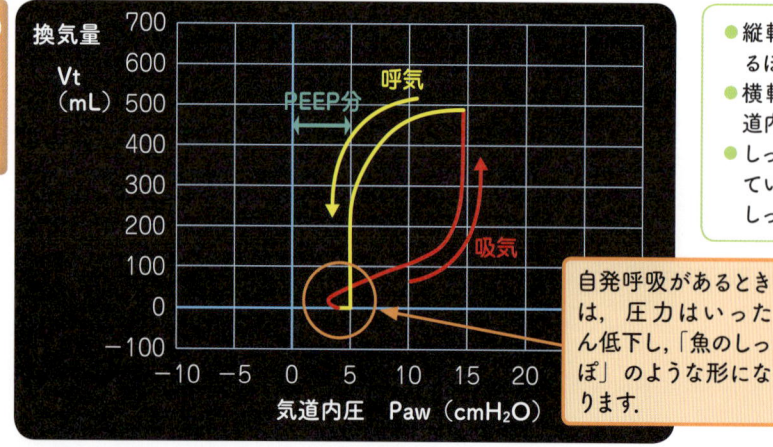

- 縦軸は上に波形が上がるほど換気量は多い．
- 横軸は右に進むほど気道内圧が高い．
- しっぽがある＝トリガーしている．トリガー不良はしっぽが大きくなる．

自発呼吸があるときは，圧力はいったん低下し，「魚のしっぽ」のような形になります．

落合亮一監修：人工呼吸器グラフィックの基礎—Puritan Bennett™ 840を中心に，Covidien Japanより一部改変して転載

正常⑦ [PCV] → 異常⑧ [PCV]

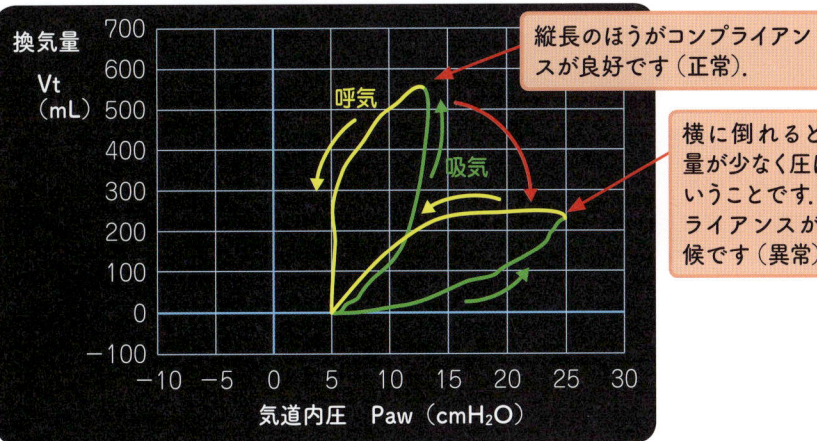

グラフ: 換気量 Vt (mL) vs 気道内圧 Paw (cmH₂O)

- 縦長のほうがコンプライアンスが良好です（正常）.
- 横に倒れると，換気量が少なく圧は高いということです．コンプライアンスが悪い徴候です（異常）.

異常⑨ [VCV]

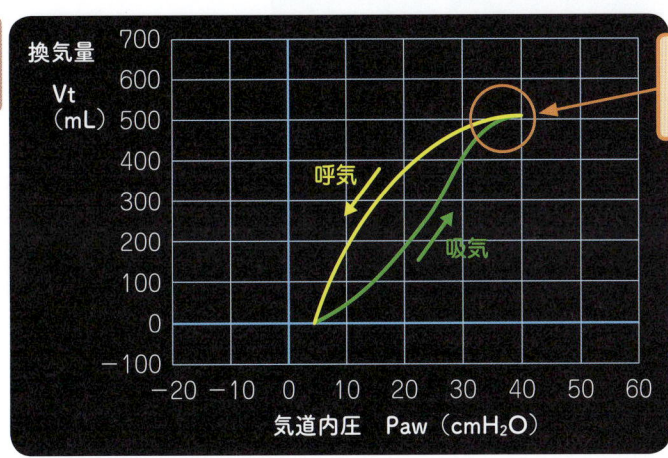

グラフ: 換気量 Vt (mL) vs 気道内圧 Paw (cmH₂O)

- 鳥のくちばし状になっている波形をビーキングと言います.

原因：換気量に対して，圧が高い状態．くちばしの部分は過膨張を示す．肺損傷のリスクが高く，こんなに高い圧は不要．
対応：くちばしが始まるところまで換気量を下げる．

落合亮一監修：人工呼吸器グラフィックの基礎—Puritan Bennett™ 840を中心に，Covidien Japanより転載

異常⑩ [VCV]

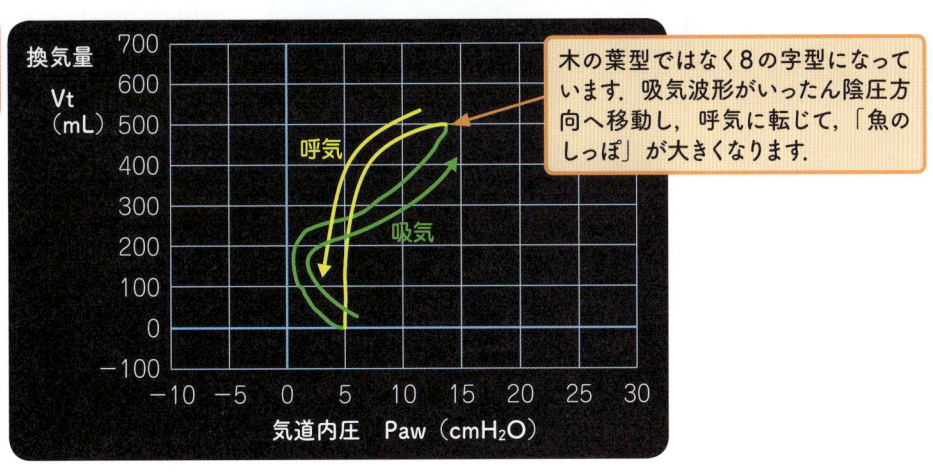

グラフ: 換気量 Vt (mL) vs 気道内圧 Paw (cmH₂O)

- 木の葉型ではなく8の字型になっています．吸気波形がいったん陰圧方向へ移動し，呼気に転じて，「魚のしっぽ」が大きくなります.

原因：補助換気モードのVCVのときに起こりやすく，PCVではほとんど起こらない．補助換気の押し始めの吸気流速や換気量が足りず，患者の吸気努力が大きくなっていることを示す．
対応：VCVのままで対応する場合は，換気量・吸気流速を増やすか，換気量・吸気流速を増やしたくないのであれば，鎮静薬を増量して鎮静を深め，患者の吸気努力を抑える．VCVによって換気量を毎回確保する必要がない状態であれば，PCVや自発呼吸モードに変更することで吸気努力を軽減できる．

5 流量−換気量ループ

- その名の通り，流量と換気量を軸として，曲線として表したものです．縦軸が流量で，上方向は吸気の流量，下方向は呼気の流量を表します．流量は，吸気開始時（送り込む時）に速くすぐにピークになり，その後は徐々に遅くなっていきます．吐くときは逆の方向で同じようなことが起こり，対称的な形になります（**正常⑧**）．
- 代表的な異常のサインは，吸えるけど吐けない場合です．喘息発作時などがそうです．吐く力が弱いので曲線がへこみます（**異常⑪**）．気管支拡張薬を投与し効果があると，きれいな曲線に戻ります．

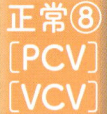

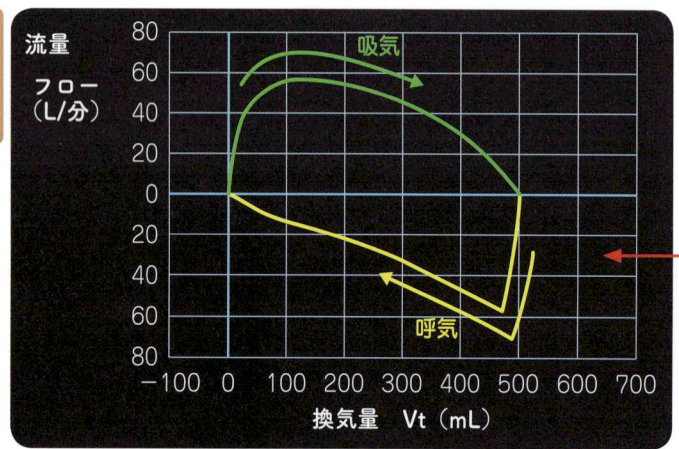

正常⑧ [PCV][VCV]

縦軸の中心を0として，それぞれ上下に進むほど流量が多く，横軸は右に進むほど換気量が増加します．

落合亮一監修：人工呼吸器グラフィックの基礎—Puritan Bennett™ 840を中心に，Covidien Japanより一部改変して転載

異常⑪ [PCV][VCV]

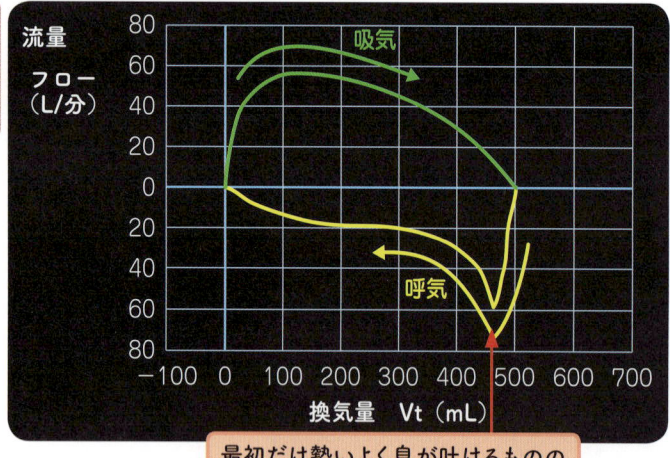

最初だけ勢いよく息が吐けるものの，その後は吐きにくくなっています．

原因：気道抵抗が高いために生じる．喘息のときはこのパターン．痰の貯留も考えられる．
対応：痰の貯留であれば気管吸引を行う．ウィーズが強ければ器質的な気道狭窄を疑い，ドクターコールして気管支拡張薬を使用する．ウィーズが突然消失した場合，気道の完全閉塞（サイレントチェスト）の可能性があり，換気ができなくなるので，その前に対処しなければならない．

参考文献
1) 戎初代：グラフィクモニタの判読と看護への活用．重症集中ケア 7 (5)：29-40, 2008
2) 戎初代：人工呼吸器グラフィックモニタ—人工呼吸患者の異常を早期発見できるナースに！重症集中ケア 6 (4)：92-106, 2007
3) 萱島道徳：グラフィックモニタ．呼吸器ケア 6 (12)：45-54, 2008

第6章 アラームの設定と管理

A アラームとは

アラームって何？ なぜ設定する？

- アラームは，私たちの目や耳に代わって，常に異常を監視してくれます．患者に異常＝生命の危険が生じたら，下のアラーム表示とともに警報が鳴り，異常事態を知らせてくれます．

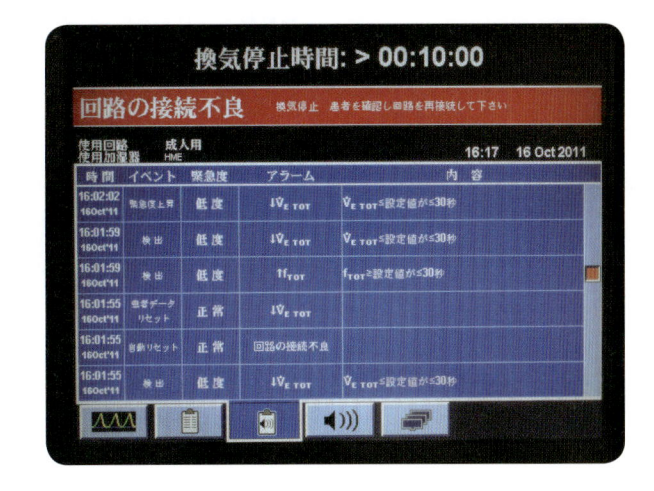

- アラームは，異常が起こったときにすぐに対応することが重要です．とくに人工呼吸器は，患者の命をつかさどる機器です．アラームの理解と対応は欠かせない知識と言えるでしょう．

- そしてアラームは，一度設定したらそれで終わりではありません．たとえば人工呼吸器を装着した直後の患者と状態が安定した患者では全身状態が異なりますから，知らせて欲しい数値の幅も異なります．装着した直後は少しの変化でも知りたいから早めに変化を知らせるように厳しく設定し，状態が安定していれば抜管も視野に入れて少し幅をゆるめて設定するなど，常に患者の今の状態に合わせて設定を変更しなくてはなりません．

アラームが鳴ったら，どう対応するの？

- アラームは，あくまで人工呼吸器が感知した異常によって発生します．この段階では，まだその原因がどこにあるのかを突き止めることはできません．
- 下に，アラーム発生時の動き方を示しました．一番大事なのは患者の命ですので，その確認から始めます．どんなアラームでも，すぐに患者のもとへ行くことです．
- 呼吸状態・全身状態に異常があれば，**右下の図のように**手動換気を実施します．

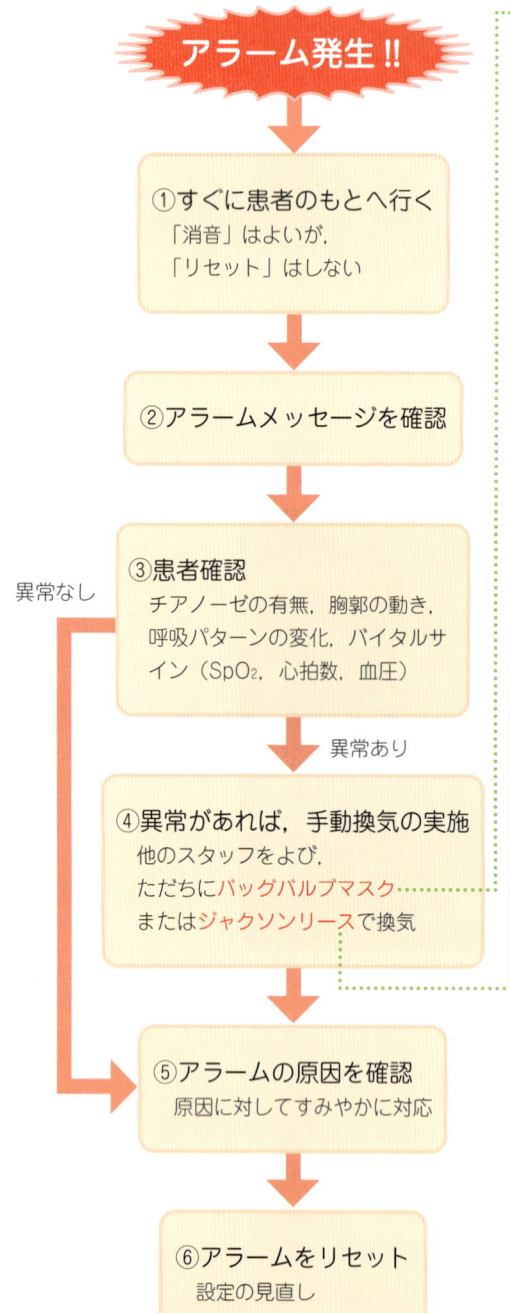

アラーム発生!!

① すぐに患者のもとへ行く
「消音」はよいが，「リセット」はしない

↓

② アラームメッセージを確認

↓

③ 患者確認
チアノーゼの有無，胸郭の動き，呼吸パターンの変化，バイタルサイン（SpO_2，心拍数，血圧）

異常なし → / 異常あり ↓

④ 異常があれば，手動換気の実施
他のスタッフをよび，ただちにバッグバルブマスクまたはジャクソンリースで換気

↓

⑤ アラームの原因を確認
原因に対してすみやかに対応

↓

⑥ アラームをリセット
設定の見直し

▶ バッグバルブマスクの使い方

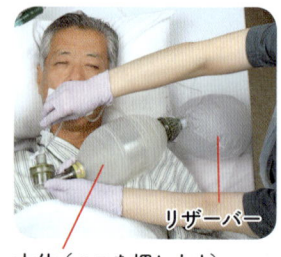

本体（ここを押します）／リザーバー

- 酸素を流さなくても自動膨張でバッグは膨らみます．
- 吸気時にバッグ部分を押します．
- 押し具合は胸郭が少し上昇する程度です．
- 6～8秒に1回の間隔で押します．

[注意点]
- ▲バッグをつぶれるまで押さないでください．過剰換気になります．
- ▲リザーバーをつけないと酸素濃度は100％になりません．
- ▲一方弁がついているため，自発呼吸のある患者には呼吸に合わせて押さないとバッキングを起こします．
- ▲肺の柔軟性が手に伝わりにくいため，圧損傷を起こしやすくなります．

▶ ジャクソンリースの使い方

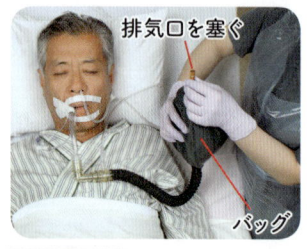

排気口を塞ぐ／バッグ／排気口

- 酸素を10L/分以上流します．
- 吸気時は排気口を指で塞いだままにし，バッグが膨張したら押します．
- 呼気時は排気口の指を離してバッグ内の二酸化炭素を排出します．
- 押し具合は胸郭が少し上昇する程度です．
- 6～8秒に1回の間隔で押します．

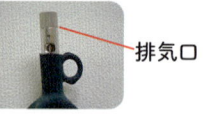

[注意点]
- ▲呼気時に排気口を開けないと，バッグ内に患者から排出された二酸化炭素が貯留し，二酸化炭素で換気することになります．
- ▲また，酸素流量が10L/分以下でもバッグ内の二酸化炭素が十分洗い流されず，同様に二酸化炭素で換気することになります．

効果的なアラーム対応とは？

- 人工呼吸器や関連モニタのアラームは，急変や事故をすばやく感知し知らせることを目的としているのに，有効に活用されず，時には事故さえ起こっています．
- 「アラームが鳴ってかけつけたら，患者にとくに異常はなさそうだったので，アラームが鳴らない値にまで設定を下げてそれでよしとした」ということはありませんか？これではいけません．なぜアラームが鳴っているのか，きちんと検証しなければなりません．そもそも，どんな値になったら教えてほしいかを考えて設定することが必要ですし，考えて設定していれば，このような対応にはなりませんね．
- また，最初から危険ぎりぎりの値に設定しておくと，アラームが鳴ったときは既にハイリスクな状況で，対応が手遅れになるおそれがあります．先述のように，現状の値からどれだけ変化したらどうなるのかを考えて，余裕をもって設定することです．悪化していく過程でも，早めに変化に気がつけば，その間に対応が考えられるからです（77ページで，事例を紹介しています）．

アラームにはどんな種類がある？

- アラームには，大きく分けて3つのタイプがあります．
- 1つ目は緊急事態アラーム．人工呼吸器本体がうまく動作しないことで発生します．
- 2つ目は救命アラーム．患者の命に大きくかかわるおそれのある変化を知らせます．
- 3つ目は合併症予防アラーム．患者にとって好ましくない状況を伝えます．
- これら3つのタイプそれぞれにあるアラームの種類を表1に示します．具体的な役割や対応策は，次節で詳しくみていきましょう．

表1　人工呼吸器のアラームの種類

アラームのタイプ	アラームの種類／設定の目安	
緊急事態アラーム ※自動設定	電源供給異常	
	作動不能	
	ガス供給圧低下	
救命アラーム ※最低限設定が必要	分時換気量下限	分時換気量の70〜80％程度
	気道内圧下限	気道内圧の70％程度
	無呼吸	15〜20秒
合併症予防アラーム	気道内圧上限	最高気道内圧＋10cmH$_2$O（35〜40cmH$_2$O以下）
	呼吸回数上限	30〜35回/分程度
	分時換気量上限	分時換気量の＋20〜50％程度

> 救命アラームは「低い・ない」にかかわるもの，合併症予防アラームは「高い」にかかわるものです

無呼吸のアラーム設定

- 無呼吸アラーム設定は，人工呼吸器が吸気を送気したのち，次の吸気を検知するまでの時間（無呼吸インターバル）を設定します．
- 設定時間内に次の吸気を検知しない場合，アラームが鳴り，設定したバックアップ換気設定で強制換気します．
- 人工呼吸管理中は，自発呼吸の減少や無呼吸状態を早期発見するために，無呼吸のアラームを適切に設定することが重要です．
- 無呼吸インターバルの設定とともに，無呼吸時のバックアップ換気を適切に設定します．
- 人工呼吸器設定を変更した時など，忘れずに無呼吸アラーム設定を確認しましょう．

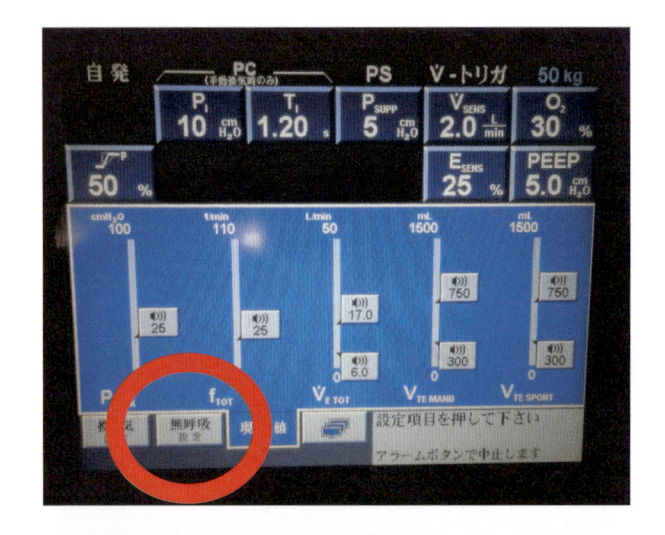

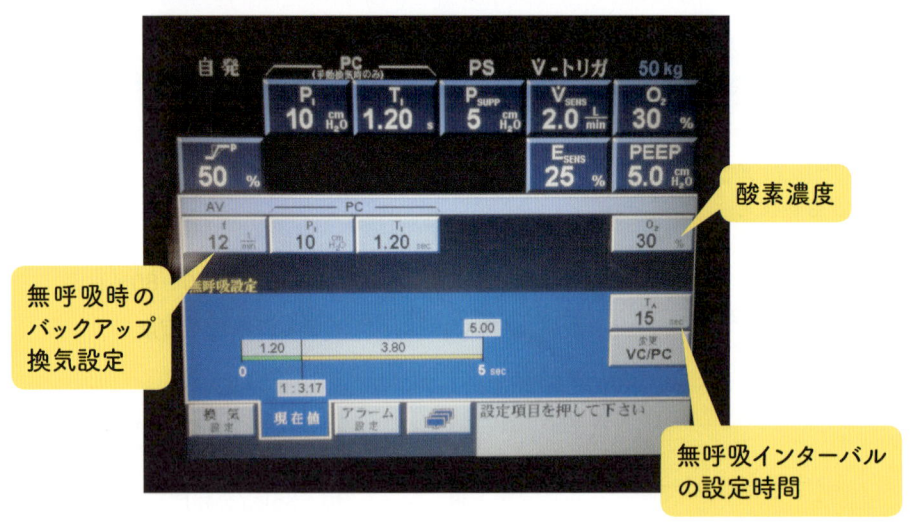

※ウィーニング時など，設定換気回数を徐々に減少させた場合，補助換気サイクルよりも無呼吸インターバルを長く設定すると，無呼吸を検知することができないため，無呼吸インターバルは補助換気サイクルより短く設定します．

B 種類別 アラームの原因と対応

1 緊急事態アラーム　人をよんで手動換気

- 人工呼吸器を安全に使用するために，必ず設定されているアラームです．
- この緊急事態アラームが鳴ったら，基本的に患者に適切な人工呼吸管理が行えていないことを意味します．ただちに人をよび，バッグバルブマスクやジャクソンリースなどで手動換気に切り替えます．

a. 電源供給異常

- 人工呼吸器への電源供給の遮断，低下があった場合のアラームです．
- 内部バッテリが搭載されている機種では，自動的にバッテリに切り替わり，アラームが鳴ります．内部バッテリの電圧が低下した場合もこのアラームが鳴ります．

原因

人工呼吸器
- コンセントプラグの接続不良
- 電気系統の異常
- 内部バッテリの電圧低下

対応

患者
- バッグバルブマスクやジャクソンリースなどの手動換気に切り替え
- バイタルサインを確認

人工呼吸器
- コンセントプラグの接続や電気系統の異常を確認
- 電源は非常電源か，無停電電源につながれているか確認
- 原因不明の場合，新しい人工呼吸器へ変更

非常電源か無停電電源に接続しておけば安心です．

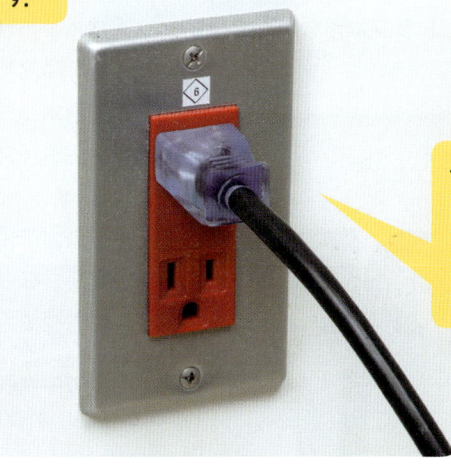

一般に，非常電源は写真のように赤色で示されています．また，無停電電源は緑色です．

※施設によって異なる場合があります．

b. 作動不能

● 電源は届いているが人工呼吸器が正常に作動しない場合のアラームです．

原因

人工呼吸器
- 人工呼吸器内部の異常

作動不能によって患者状態が悪化するおそれがあります．

SpO₂が下がっています．

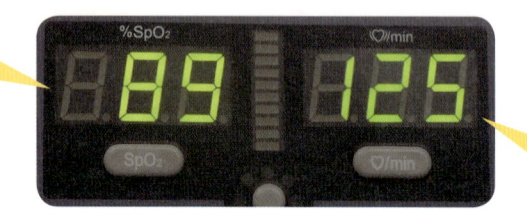

対応

患者
- バッグバルブマスクやジャクソンリースなどの手動換気に切り替え
- バイタルサインを確認

人工呼吸器
- 新しい人工呼吸器へ変更

心拍数も増えています．

c. ガス供給圧低下

● 人工呼吸器が患者に送気するガスが正常に供給されない場合のアラームです．
● 圧縮空気か酸素のどちらか，または両方の供給圧が低下しています．

要注意！
● どちらか片方の圧が低下した場合，正常に供給しているほうのガスで換気は保障されます．この場合，酸素濃度は21%（通常の空気の酸素濃度）か100%のどちらかになります．

原因

人工呼吸器
- 中央配管への接続部トラブルの確認
- 耐圧ホースの踏みつぶしなどの確認
- 医療ガス供給設備にトラブルがないかの確認

対応

患者
- バッグバルブマスクやジャクソンリースなどの手動換気に切り替え
- バイタルサインを確認

人工呼吸器
- 酸素ボンベへの接続
- 耐圧ホースの踏みつぶしなどの解除
- 医療ガス供給設備や接続部などに異常がなければ，新しい人工呼吸器へ変更

酸素，空気の中央配管への接続トラブル（ゆるみなど）が多くみられます．

2 救命アラーム　患者→回路→設定の順に確認

- 人工呼吸管理で想定している「患者の呼吸状態が保たれていることを示す数値」に異常があることを知らせてくれるアラームです.
- 想定される数値は，「これなら安全」という範囲で，ある程度余裕をもって決めるのが一般的です.
- 個々の治療内容や患者状態によって異なるため，設定値は一律では決められません.
- アラームが鳴っても，原因は患者状態の変化とは限りません．数値の異常に反応しますので，リークなど回路の問題や，設定自体に問題があることもあります.
- ある時点で設定が適切でも，その後，患者状態が回復したり，悪化したりすることで適切な設定数値も変わることがあります．そのつど評価していく必要があります.

a. 分時換気量下限（設定目安：分時換気量の70～80％）

- 設定されている分時換気量より，患者の分時換気量が低い場合のアラームです.
- 回路のリークや，患者が十分呼吸できていない状態が考えられます.

原因	対応
患者 ■ 自発呼吸の減少 ■ 肺状態の悪化による吸気量の減少 ■ カフの固定のゆるみによるリーク **人工呼吸器回路** ■ 回路の外れ・リーク・閉塞 ■ 事故抜管によるリーク	**患者** ■ 自発呼吸の有無を確認し，無呼吸，徐呼吸なら人工呼吸器の設定変更 ■ カフ圧を確認し，適正なカフ圧にする（リークの有無の確認） ■ 鎮静レベルを確認し，鎮静薬を調整する（鎮静が深くて呼吸抑制をきたしている） **人工呼吸器回路** ■ 回路の点検（外れ，接続の確認） **設定** ■ 呼吸回数の増加を検討 ■ 換気量の増加を検討（PC-SIMVならPC圧やPS圧を高くする）

> 回路の外れ，リークは頻度の高いトラブルです．

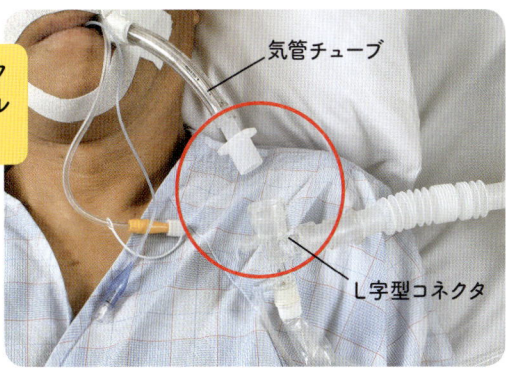

気管チューブ
L字型コネクタ

b. 気道内圧下限（設定目安：気道内圧の70%）

● 気道内圧が設定値に達しない場合のアラームです．安定時の数値を元に設定します．

原因

患者
- カフ圧不足やカフの固定の浅さによるリーク
- 気管チューブの事故抜管によるリーク

人工呼吸器回路
- 回路のリーク・外れ
- 圧センサーの不良

設定
- 吸気流量が少ない（患者の吸気努力が大きい）

対応

患者
- カフ圧を確認し調整
- 気管チューブの固定位置の確認・修正

人工呼吸器回路
- 回路の点検（接続，亀裂，破損，部品の損失）
- 回路の再接続
- リークがあれば回路交換

設定
- 同調性を確認
- 吸気流量の増加を検討

> カフ圧調整にはコツがあります．88ページで詳しく述べています．

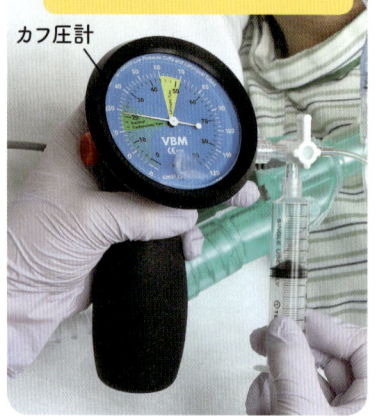

カフ圧計

c. 無呼吸（設定目安：15〜20秒）

● 自発呼吸を補助するモード（CPAPなど）において，設定した一定時間，自発呼吸が感知（トリガー）されないときに発生します．

原因

患者
- 自発呼吸の減少
- 鎮静薬の影響による呼吸抑制

人工呼吸器回路
- 回路の外れ

設定
- トリガー感度が低い

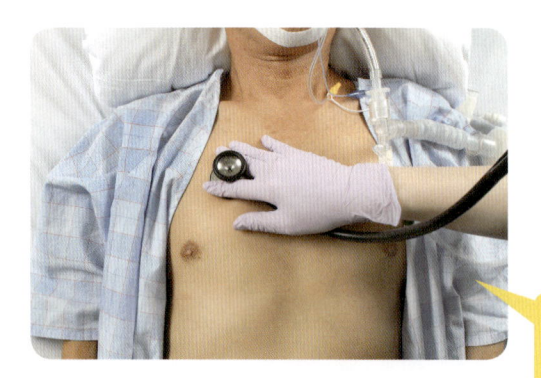

対応

患者
- 自発呼吸の有無を確認し，無呼吸であれば人工呼吸器の設定変更
- 自発呼吸がない場合は鎮痛・鎮静レベルなど確認し薬剤を減量

人工呼吸器回路
- 回路の点検（外れ，接続の確認）

設定
- トリガー感度の設定変更
- バックアップ換気機能への切り替わりの確認
- 強制的な換気の回数を増やす
- モードを強制換気（A/C）か補助換気（SIMV）に変更

> 自発呼吸の有無を，胸部が上下しているか，換気音が聴取できるかなどで確認します．

3 合併症予防アラーム　事前に察知して予防的対応

- 人工呼吸管理における安全な呼吸状態を保つための設定に対し，主に数値が過剰になり，このままでは患者に悪影響を及ぼすおそれがあるときに発生します．
- 人工呼吸器と自発呼吸が合っていない同調性異常や，気胸・呼吸筋疲労といった合併症予防が主な目的です．
- このアラームも，原因は患者だけとは限らず，回路の問題や，設定自体の問題が考えられます．

a. 気道内圧上限（設定目安：最高気道内圧＋10cmH$_2$O）

- 回路や気道の閉塞などにより，気道内圧が上昇して発生します．
- 肺の圧外傷や気胸，縦隔気腫，皮下気腫などのリスクが高まるおそれがあります．
- 最高気道内圧が35cmH$_2$O以内に維持できるように設定します．

原因

患者
- 気管チューブの屈曲・閉塞
- 痰詰まり
- 片肺換気（気管チューブの挿入が深いことによる）
- 肺コンプライアンスの低下
- 気管の攣縮
- ファイティング
- バッキング

人工呼吸器回路
- 回路の屈曲・閉塞
- 人工鼻の汚染（回路をベッド柵などではさんでしまった場合など）

設定
- 低すぎるアラーム設定

> バッキング：咳嗽反射が誘発されて咳こんだ状態
> ファイティング：人工呼吸器と自発呼吸があわずにぶつかること

対応

患者
- 呼吸音（分泌物の貯留や狭窄音）の確認
- 分泌物が原因であれば気管吸引の実施，もしくは気管支鏡の依頼
- 急激な気道内圧の上昇は，回路の閉塞やファイティングの疑い
- 緩徐な気道内圧の上昇は，肺病変の進行による肺コンプライアンスの低下の疑い

人工呼吸器回路
- 回路の屈曲・閉塞を解除
- 人工鼻の汚染を確認し交換

設定
- アラーム設定を適切な値に変更

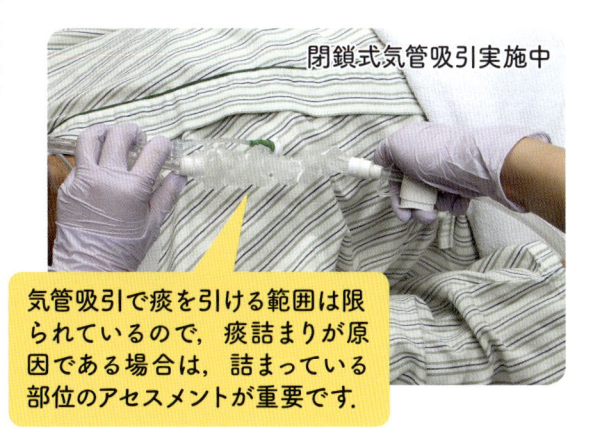

閉鎖式気管吸引実施中

> 気管吸引で痰を引ける範囲は限られているので，痰詰まりが原因である場合は，詰まっている部位のアセスメントが重要です．

b. 呼吸回数上限（設定目安：30〜35回/分）

- 頻呼吸などで，呼吸数が設定した上限を上回った場合のアラームです．
- 設定を上げ下げするだけでなく，自発呼吸や鎮静レベルの評価も同時に行います．
- ウィーニング時は段階に合わせて設定します．

原因

患者
- 呼吸努力の増加
- 低酸素血症
- 興奮・覚醒
- 呼吸筋疲労
- 見かけ上の頻呼吸

人工呼吸器回路
- 回路に水が溜まり，抵抗が呼吸としてトリガーされている
- 呼気弁の異常

設定
- トリガー感度が高い（敏感）

対応

患者
- 呼吸努力の増加：サポート圧を増やす
- 低酸素血症：FiO_2やPEEPを上げる
- 興奮・覚醒：鎮静薬の増量
- 呼吸筋疲労：補助換気の換気回数を増やす，PS圧を上げる

人工呼吸器回路
- 回路内の水分貯留を確認し除去

設定
- トリガー感度を下げる

> トリガー感度が高いと，自発呼吸がなくてもトリガーされ，見かけ上，頻呼吸になることがあります．

> 結露が多いと，このように人工呼吸器の回路内に水分が溜まることもあります．

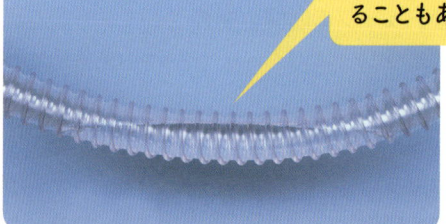

c. 分時換気量上限（設定目安：分時換気量の＋20〜50％）

- 発熱など「自発呼吸が増加」することで，分時換気量が上昇した場合のアラームです．

原因

患者
- 努力呼吸の増加
- 発熱
- 興奮・覚醒
- ストレス

対応

患者
- 血液ガスデータのチェック
- 呼吸状態の評価
- 鎮痛・鎮静を評価し薬剤の増量

> 臨床で多くみられるシーソー呼吸や陥没呼吸など，呼吸状態の悪化の徴候がないか確認します．

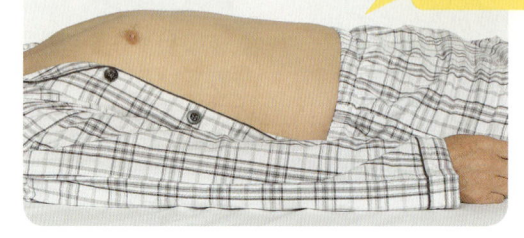

アドバンス　事例でみる効果的なアラーム設定

- 人工呼吸器のアラーム設定は，一律ではなく患者の状態をふまえ調整が必要です．以下の事例で具体策をみてみましょう．

事例　自然気胸の既往歴のある患者の気道内圧上昇

自然気胸の既往歴のある患者が，S状結腸がんの切除後に人工呼吸管理中であった．設定は，VC-SIMVモード，換気回数12回/分，一回換気量500mL，PEEP 8cmH$_2$Oで開始したが，しばらくして気道内圧は27cmH$_2$Oへ上昇しアラームが鳴った．気道内圧のアラーム設定は25cmH$_2$Oであった．

- このケースは，どのように対応したらよいでしょうか．
- まず，原因を考えます．バッキングで一時的に気道内圧が上昇しているのであれば，バッキングがおさまり，気道内圧が25cmH$_2$O以下に戻れば鳴らなくなりますから，アラーム設定を変更する必要はありません．
- バッキングや回路の閉塞，痰詰まりなどではなく，徐々に気道内圧が上昇していたら危険です．肺のコンプライアンスが低下している可能性があります．フィジカルアセスメントを実施し，グラフィックモニタからコンプライアンスを確認します．
- 原因が肺のコンプライアンスだとわかっても，このまま何もしなければアラームが鳴り続けますから，アラーム設定を変更しなくてはなりません．
- 設定目安からすれば，気道内圧+10cmH$_2$Oですから，37cmH$_2$Oです．ただし，35cmH$_2$Oを超えた気道内圧は避けるべきで，上限の35cmH$_2$Oに設定する，というのがオーソドックスな対応です．しかし，もっと考える点はないでしょうか．
- 今度は既往歴に注目します．この患者は過去に自然気胸の発症があり，高圧による気胸のリスクが高い患者です．いまから気道内圧が8cmH$_2$Oも上昇してからアラームが鳴っても，対応が遅れる可能性があります．まずは，30cmH$_2$O程度に設定し，それでもアラームが鳴るようなら（気道内圧が30cmH$_2$Oを超えるようなら）医師へ報告し対応を考えます．もし35cmH$_2$Oに設定し，35cmH$_2$Oを超えるまで気づかなかったら，アラームが鳴る前に再び気胸を起こしているかもしれません．
- また，もし最初から30cmH$_2$Oにアラーム設定していたとすると，いつから気道内圧が上昇し始めたのか気づくのが遅れていたでしょう．この時点で気づけたからこそ，気道内圧の上昇に注意し，リスクを考え，観察を強化することができるのです．

Column	高濃度の酸素を続けるとよくない理由

- 人工呼吸管理において，酸素濃度は非常に重要です．低酸素血症における人工呼吸管理の開始時や，呼吸状態が悪化した状態では，高濃度の酸素が投与されます．しかし，この高濃度酸素は，そもそも生体にとっては好ましくないことが知られています．
- 健常である場合の呼吸における酸素濃度は21％前後です．ここから高すぎても低すぎても生体には都合が悪いのです．
- たとえば，高濃度酸素を投与し続けることの害には，以下のようなことが考えられます．
  ① 純酸素（濃度100％の酸素）を6時間吸入すると咳嗽が，72時間以上吸入すると激しい呼吸困難が出現しやすい．
  ② 高濃度酸素（FiO_2 0.5以上）を吸入すると活性酸素が発生し，炎症性肺傷害が起こりやすい．
- 純酸素には水分がほとんどないため，気道粘膜の乾燥，線毛運動の抑制，分泌物排泄障害も起こりやすくなるでしょう．
- また，健康な呼吸で吸う空気の8割近くは窒素です．実は，この窒素が血液中に取り込まれることなく残ることで，肺胞の虚脱を防いでいます．この空気がすべて酸素になったら，肺胞のガス交換で酸素が吸収されてしまい，結果，肺胞内に残るガスが非常に少なくなってしまいます．
- このように，患者の呼吸状態が安定したなら，FiO_2はすみやかに0.4以下とする必要があるのです．

第7章 わかりやすい気道管理の実際

1 気道管理はなぜ必要なのか？

- 人工呼吸管理中を問わず，気道管理は非常に重要です．なぜなら，生命を営むために欠かせない酸素の通り道を，確実に確保する必要があるからです．
- もし，気道が確保されなければ，肺に酸素が取り込めず，全身に酸素を運ぶことができなくなります．
- 通常，健康状態の悪化がなければ，気道管理が大きな問題になることはありません．しかし，人工呼吸管理では，患者へのケアにおいて，気道管理が最優先となります．
- 患者が重篤な状態に陥っていることに加え，呼吸を人工的に行っているという状態が，気道にさまざまな影響を及ぼすためです．

2 気道管理には何が必要なのか？

- 気道管理のアウトカムである気道の開通をふまえると，気道管理の重要項目には，

  A．気管チューブ固定　　B．カフ圧管理　　C．気管吸引
  D．加温・加湿　　　　　E．口腔ケア　　　F．体位調整

  の6点が挙げられるでしょう．
- ナースがこれらを上手にマネジメントすることで気道状態を改善できますし，一方，コントロールが不良であれば，状態悪化につながってしまいます．
- 若手であれば，先輩の実践を見様見真似でなぞっていくことが1つの方法です．しかし，もう一歩進んで達人を目指すには，技術の基本をふまえたうえで，臨床の現場に臨機応変に対応することです．
- 本章では，先輩でも悩む場面もあるそれらの技術の実際に焦点を当てて，ワザやコツを解説していきます．

A 先輩も迷ってる！ちょうどいい 気管チューブ固定

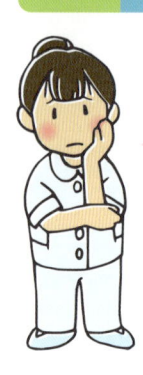

（後輩） チューブを固定する方法って決まりはないのですか？
先輩を真似しようとしても，少しずつ違う方法にみえます．正しいのはどれですか？

（先輩） 勝手に独自の方法で固定しているわけではないのよ．患者の状態に合わせて行っている，が正解．
いくつかのパターン（各固定法の特徴と適応）を知っておけば，納得できるはずよ．

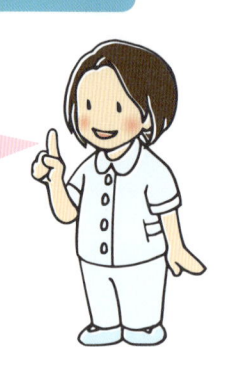

> **ここがポイント**
> - 気道管理で重要な気管チューブの固定ですが，「抜けないように」という目的は同じなのに，「固定法が人によって違う」という実情がありました．
> - その違いには，さまざまな理由がありましたが，今では，その違いが，「患者にとってどうか」という点で整理され，患者状態に応じて適切な方法を選択することが基本となっています
> - 固定技術の習得は，慣れるしかありません．安全性を考慮した原則をふまえて，実践していきましょう．

目的

- 人工呼吸器を装着している患者の気管チューブ管理でもっとも重要なのが，「抜けない」ことを目指した「確実な固定」です．
- それと同時に「皮膚障害が最小限」で，さらに「ケアのしやすさ」に配慮した，患者個々に適した固定方法を選択するのが基本です．

根拠

- 気管チューブ管理では，予定外の気管チューブ抜去にいたると生命危機に直結するため，「気管チューブの確実な固定」が最大の目的になります．
- しかし，人工呼吸管理が必要な患者は皮膚のバリア機能が低下していることが多く，同一ヵ所への固定を繰り返すと，発赤・びらん・潰瘍など「皮膚障害」を引き起こします．
- ですから，気管チューブの固定方法に正しいという手技はなく，「抜けにくい固定」を大前提に，「皮膚障害予防」と，口腔ケアや気管チューブ交換などの「ケアのしやすさ」にも配慮し，鎮静レベルなど患者に合わせた方法を選択します．

1　テープによる固定の基本的な考え方

- 臨床では，実にさまざまな固定方法が用いられています．どれが正解，絶対正しいという方法があるわけではありません．次項で，スタンダードと思われる固定法を紹介しますが，施設によって，個人によって，微妙な違いがあるものです．
- そこで，テープによる固定の基本的な考え方をおさえておくことが大切です．

固定の基本

・固定テープに切り込みを入れて用いる場合は，切り込みの端が気管チューブと密着するように，口角固定側の頬に皮膚保護材ごと基底面を貼ります．
・頬部，口唇の上，口唇の下と動きの少ないほうからテープを貼ります．
・テープを気管チューブに巻く際は，目印をつけた場所の根元に二重に巻きます．
・巻きつけたテープの先端は上方向に向かって貼付します．

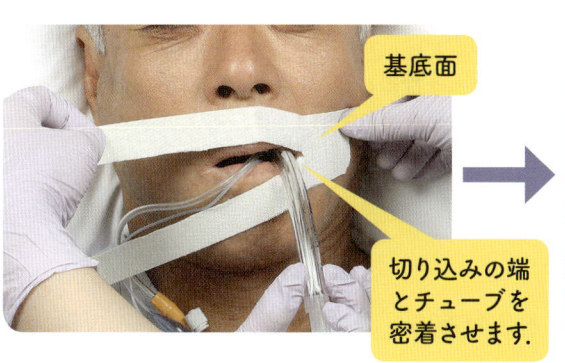

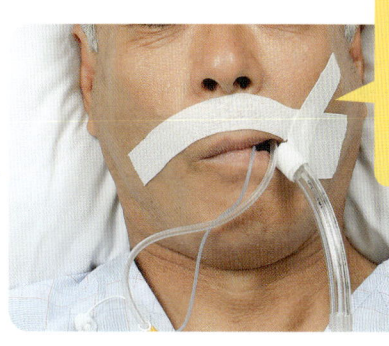

> 基底面
> 切り込みの端とチューブを密着させます．
> テープの先端を上向きにすることで，重力で下に引っ張られるのを予防します．

2　アセスメントによる固定法の選択

- 個々の患者に適した確実な固定法を選択するためには，アセスメントが重要です．
- とくに評価したいのが鎮静レベルです．鎮静が浅いほどテープの支持面を広くし，体動や重力によって気管チューブにかかる力を多方向から固定できるようにします．
- 以下に，気管チューブの固定法を固定力の強い順に示します．

①4面固定〈皮膚とテープの接着面が4面ある〉

特徴：固定力がもっとも強く，固定テープの貼付範囲が広くなります．
適応：RASS（127ページ）が−2〜＋4など鎮静が浅く，気管チューブの事故抜去のリスクの高い患者に有効です．もっとも一般的な方法として推奨されています．
方法：気管チューブを支点に口唇の上と頬部，口唇の下と頬部の4面で支持します．固定テープ2本で右のように固定する方法と，次ページ上のように，切り込みを入れたテープを2本重ねて固定する方法が一般的です．

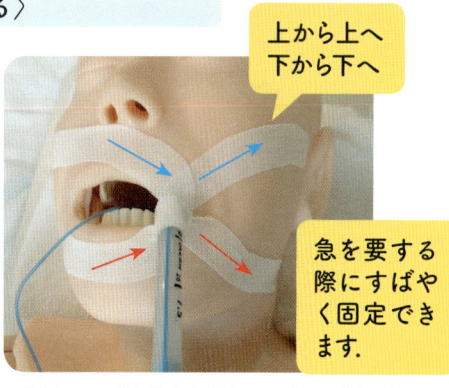

> 上から上へ
> 下から下へ
> 急を要する際にすばやく固定できます．

● 固定テープを2本用意し，1本を口唇の上からチューブに巻きつけ，上方向に頬部で固定．もう1本を口唇の下からチューブに巻きつけ，下方向に頬部で固定します．

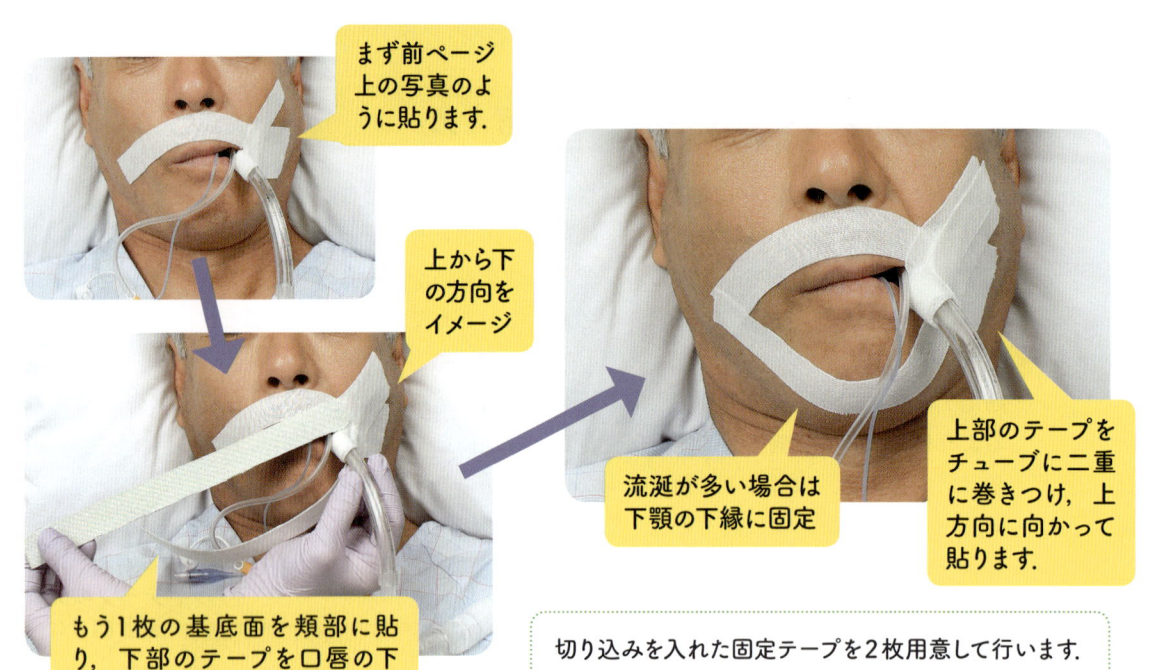

まず前ページ上の写真のように貼ります．

上から下の方向をイメージ

もう1枚の基底面を頬部に貼り，下部のテープを口唇の下（下顎の下縁）に貼ります．

流涎が多い場合は下顎の下縁に固定

上部のテープをチューブに二重に巻きつけ，上方向に向かって貼ります．

切り込みを入れた固定テープを2枚用意して行います．筆者はこれを推奨しています．流涎が多く口唇の下のテープが汚染されやすいときは，右上の写真のように下顎の下縁に固定してもよいでしょう．

②3面固定〈皮膚とテープの接着面が3面ある〉

特徴：4面固定から固定部が1ヵ所減るため固定力は下がります．次の2面固定とは固定力に大きな違いはないとする文献もあります[3]．

適応：適応の鎮静レベルは，4面固定と同様です．4面固定より接着面積を減らしたいときなどに選択します．

方法：気管チューブを支点に口唇の上・口唇の下・頬部の3面で支持します．

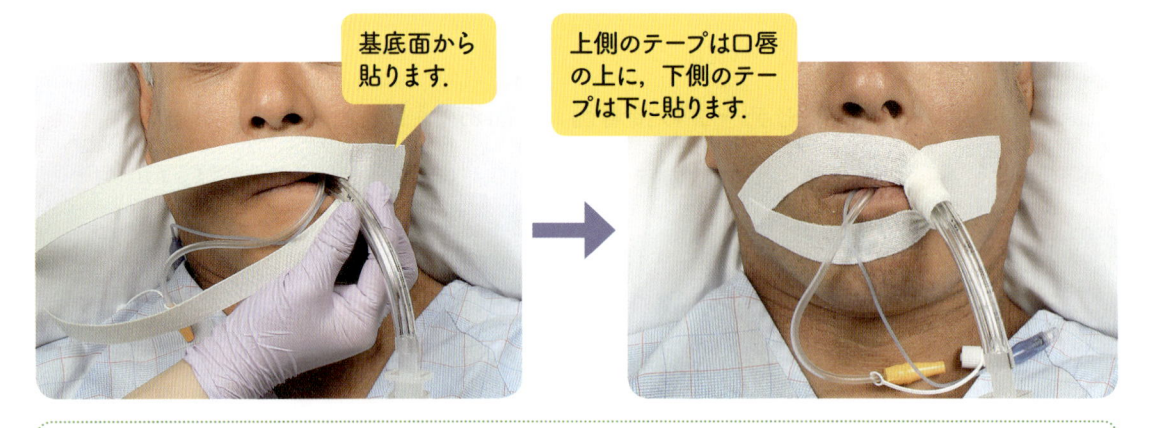

基底面から貼ります．

上側のテープは口唇の上に，下側のテープは下に貼ります．

切り込みを入れたテープを1枚用意します．気管チューブを固定する口角側の頬部に，基底面となる部分を平行に貼り，切り込みを入れた上側をチューブに二重に巻きつけてから口唇の上に貼ります．下側もチューブに二重に巻きつけてから口唇の下に貼ります．

③2面固定〈皮膚とテープの接着面が2面ある〉

特徴：流涎などの影響を受けにくい固定法です．

適応：4面固定より固定力が低いため，RASSが−5〜−3など鎮静が深く，気管チューブの事故抜去のリスクの低い患者に適応です．また，接着面積が少ないため，皮膚が脆弱な患者に有効です．

方法：気管チューブを支点に口唇の上と頬部の2面で固定します．

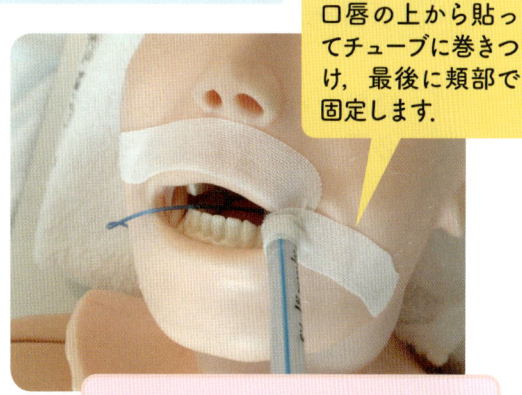

> 口唇の上から貼ってチューブに巻きつけ，最後に頬部で固定します．

切り込みのないテープを用いる場合

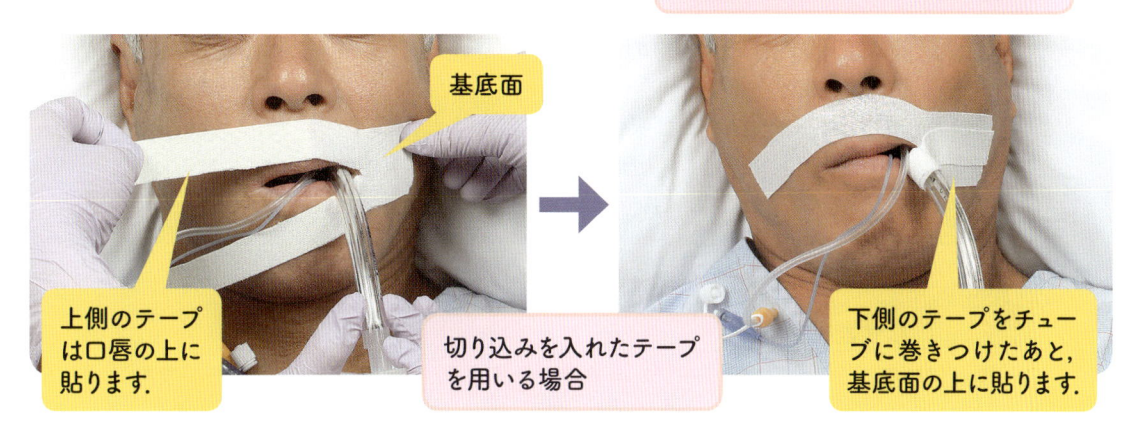

> 基底面

> 上側のテープは口唇の上に貼ります．

切り込みを入れたテープを用いる場合

> 下側のテープをチューブに巻きつけたあと，基底面の上に貼ります．

④1面固定〈皮膚とテープの接着面が1面のみ〉

特徴：固定力はいちばん弱くなります．そのため，事故抜去に十分注意します．

適応：歯の影響などで固定が不安定となるため，鎮静が深く，気管チューブの事故抜去のリスクが高い患者には選択できません．潰瘍形成があり口角で固定できないときなどに有効です．

方法：気管チューブを口角で固定せずに，口唇の上から上顎頬部にかけてテープを貼ります．

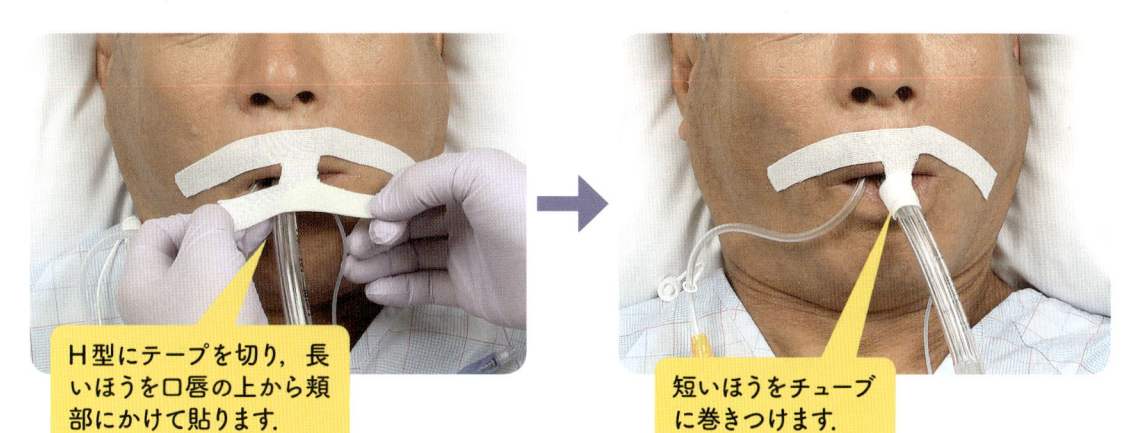

> H型にテープを切り，長いほうを口唇の上から頬部にかけて貼ります．

> 短いほうをチューブに巻きつけます．

3 チューブ固定（テープ交換時）の実際

1 鎮静レベルなどから固定方法を判断し，固定法に応じてテープを必要な本数準備します．

2 テープ交換に必要な人手を確保します．

> **実践**
> ・必ず2人以上の複数人数で行います．
> ・1人は気管チューブが移動しないよう，保持に徹します．

3 固定前に口腔内の分泌物の吸引や口周辺のケアを実施します．

> **実践**
> ・口腔内を確認し，分泌物があれば吸引します．
> ・男性の患者の場合は，気管チューブの固定を外さなくても剃れる部分の髭を先に剃ります．残りの部分はテープをはがした際に剃ります．

> **根拠　なぜ髭を剃るの？**
> ・髭が伸びていると，皮膚とテープの接着性が低下するため，少なくとも固定テープ貼付部位は剃るようにします．

4 テープをはがし，髭を剃り，固定する口角の交換を検討します．

> **実践**
> ・テープ交換時など，気管チューブ固定のテープをはがす場合は，皮膚へのダメージを少なくするため，写真のようにできるだけ皮膚に平行に引きます．皮膚が脆弱なときは，剥離剤などを用いてびらんを起こさないようにします．
> ・1人は気管チューブの口角固定位置がずれないように保持しながら，もう1人がテープをはがした部分の髭を剃ります．脂性肌の場合ははがれやすさが増すため，アルコール綿や石けん水で清拭して脱脂します．
> ・固定する口角を交換する場合は，対側の口角に皮膚保護材を貼付します．交換の際は，気管チューブの固定位置が同じになるよう注意します．
> ・交換の手技は，「気管チューブを深く押し込み片肺挿管になる」，逆に「気管チューブを引きすぎて抜けてしまう」などの事故が起こらないように，慎重に行います．

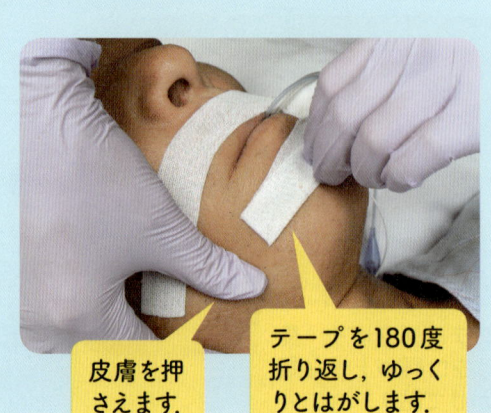

皮膚を押さえます．
テープを180度折り返し，ゆっくりとはがします．

> **根拠** なぜテープ交換と口角の交換を行うの？
>
> - 口腔ケアの洗浄液や唾液などの影響で，気管チューブの固定はゆるみやすくなるものです．そこで，1日1回は気管チューブのテープ固定を交換することが望ましいでしょう．またこの時，気管チューブの圧迫による口角のびらん・潰瘍形成の予防のために，気管チューブの固定位置を反対側の口角へ変えることを検討します．すでに潰瘍があれば位置を変えますし，歯がある側より歯のない側のほうが気管チューブは管理しやすくなります．
> - 人間の顔は左右非対称なため，左右の口角の位置を交換した際，若干固定の長さが変わることがあります．また，頭部の前屈・後屈の程度でも気管チューブの深さが変わります（前屈：深くなる，後屈：浅くなる）．さらに，嚥下運動や舌の動きが回復してくると，気管チューブが口腔内でたわむこともあります．そのため，口角に当てる気管チューブの位置を目盛りやマーキングで確認するだけでなく，口腔内の目視や，適宜胸部X線写真（次ページ）にて気管チューブ先端の位置を確認することも重要です．
> - 気管チューブ固定の口角の交換は，一方の口角にびらんがあるとき，気管チューブ固定の経験が浅く自信がないときなどは，必ずしも毎回行わなくてもよいでしょう．

5 テープを貼り込みます．

実践
- 選択した方法でテープを貼り込み，気管チューブの根元から指でたどり，貼り方にたわみがないか確認します．
- 皮膚にたるみやしわがあるときは，皮膚の凹凸に合わせて貼ります．その際，カフのチューブが歯やバイトブロックに接触した状態で固定すると，損傷してカフ漏れを起こす場合があるので，接触しない位置とします．気管チューブと一緒に巻いてもよいです．

6 必要時には，バイトブロックを挿入します．

実践
患者が気管チューブを噛んでしまうときは，バイトブロックを気管チューブに沿って挿入します．部分的に歯がない場合や，鎮静が深く刺激しても気管チューブを噛まないときは，バイトブロックは極力使用しないほうがいいです．

> **根拠** バイトブロックはどこで固定するの？
>
> - バイトブロックは気管チューブに添えて固定するのが望ましいです．
> - 気管チューブと反対側の口角にバイトブロックを置く方法もありますが，バイトブロック側に一部歯牙の欠損があると，気管チューブが噛める状態になるおそれがありますので，歯牙状態と合わせて検討します．

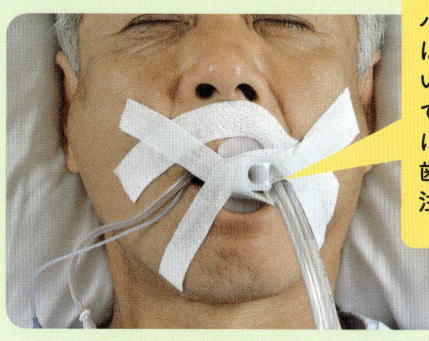

バイトブロックはチューブに近い位置が原則です．反対側に置く場合は，歯牙の欠損に注意します．

| Column | バイトブロックの"使う""使わない"の判断 |

- バイトブロック使用の基準はありませんが，バイトブロックの目的は，咬合による気管チューブの変形や損傷の予防であり，歯牙がない，もしくは噛めないほど欠損している，重度の意識障害などの場合は不必要と考えます．
- そもそもバイトブロックの使用は，装着による不快や苦痛だけでなく，口腔内の視野の狭小，口唇や舌の粘膜障害を起こす可能性などのデメリットがあります．不必要な患者には使用しないほうがよいでしょう．

| Column | 気管チューブの深さ |

- 気管チューブを固定する方法はもちろん非常に大切ですが，気管チューブが正しい深さで固定されていることも重要です．挿入が浅ければ空気が漏れやすく，深すぎれば片肺換気にもなりえます．
- 気管チューブの固定位置は，下のような胸部X線写真で確認ができます．
- 本節では，気管チューブが正しい深さに挿入されていることを前提に話を進めていましたが，順番で言えば，まずは気管チューブを正しい深さまで挿入し，その位置で，本節で解説したような固定を行います．

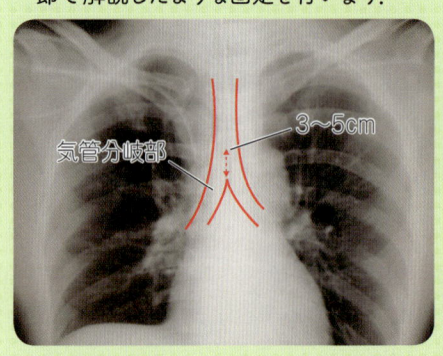

- また，テープ交換や固定方法の変更，体動によっても，多少，気管チューブの挿入の深さが動きますので，定期的にX線写真で固定位置の確認を行います．

- 気管分岐部よりも3〜5cm上で固定します．頸部の前後屈で気管チューブの位置は1cm程度ずれるため，X線撮影時は毎回同じニュートラル位置を設定し撮影します．

4 デバイスを使った気管チューブ固定方法

- 気管チューブの固定方法にはテープを使用した方法以外にも，さまざまなデバイスを用いた固定方法があります．
- バイトブロックも装着でき固定力が強く緊急性に優れたものや，皮膚障害を起こしにくいものなどがあるため，患者によって選択します．

固定力の強い固定器具

①トーマスチューブホルダー

メリット
・バイトブロックも同時に装着でき，すばやく確実に固定できるため緊急時に活用されます．
・ダブルルーメンチューブやラリンゲアルマスクなどの固定にも使用できます．

デメリット
・口内がほとんど塞がれてしまい，オーラルケアもしにくく，皮膚障害も起こしやすいです．

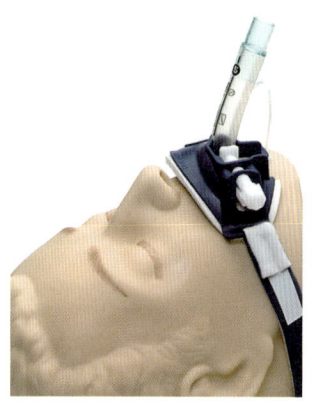

画像提供：レールダルメディカルジャパン株式会社

皮膚にやさしい固定器具

②アンカーファスト

メリット
・頬固定部にハイドロコロイド材を使用し，皮膚障害を起こしにくい構造です．
・気管チューブの位置を左右に変えられるため，オーラルケアが容易です．

デメリット
・バイトブロックはなく，固定力も弱いため，緊急時には向きません．

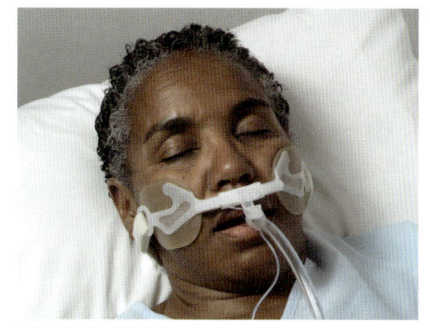

画像提供：株式会社ホリスター

参考文献
1) 中川ひろみ：チューブ・ドレーン挿入による皮膚・粘膜損傷とは．月刊ナーシング 27 (7)：18-22，2007
2) 内藤志穂：経口挿管チューブの固定術と皮膚障害の予防．月刊ナーシング 27 (7)：32-34，2007
3) 菊池奈保：気管チューブのテープによる固定方法の検討．月刊ナーシング 26 (6)：68-70，2006
4) 道又元裕編：人工呼吸ケア「なぜ・何大百科」．照林社，2005
5) 中田諭ほか：チューブ・ラインの固定方法30．エキスパートナース 23 (13)：24-45，2007
6) 大南千秋：ケアしやすい気管チューブ・気管切開チューブの固定方法．エキスパートナース 23 (1)：42-43，2007
7) 布宮伸：気管チューブの管理について教えてください．看護技術 51 (4)：80-81，2005

B 先輩も知らない！ カフ圧管理 がうまくいく秘訣

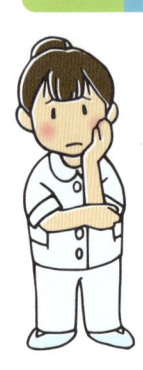

さっきカフを加圧したばかりなのに，測定したら，もう低いんです．どうしたらいいんですか？

圧の低下は一番気になる点ね．低下するから気になって小まめに調整していると思うけど，実は，その測定した値は今のカフ圧ではないのよ．測定する時にカフ圧は低下するから，今のカフ圧は測定できないの．調整する時にカフ圧の低下を最小限にする手技をみていきましょう．

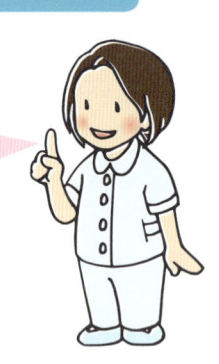

ここがポイント

- カフ圧管理の基本は，定期的にカフ圧計で適正圧に調整し，エアーリーク（気道内の空気の漏れ）などのトラブルを防ぐことです．
- 管理上の問題は，多くのケースで，"圧が低くなりやすい"点です．しかし，カフ圧計で測定する際にカフ圧は低下するので，今のカフ圧は測定できないのです．
- すぐに効果があるのは，カフ圧チェック時の手技の見直しです．カフ圧計に逃げる空気を考えることがポイントです．

目的

- 人工呼吸管理中に行う人工気道チューブのカフ圧調整の目的は「気管壁とチューブの間のエアーリーク防止」です．

根拠

- 人工呼吸管理中にエアーリークがあると，換気量の低下につながり十分な治療効果が得られないおそれがあります[1]．
- また，分泌物や吐物を誤嚥して肺に流れ込んでしまうと，人工呼吸器関連肺炎（VAP）の原因にもなります．
- カフで気管壁とチューブの間を塞ぐことで，この2つの問題への対応となります．

1 カフ圧管理の実際

すべきこと！

- カフ内（カフからパイロットバルーンまで全体）の空気は外気よりも高圧なため，自然な空気漏れは避けられません．そこで，定期的なカフ圧の調整が必要になります．
- まず，カフ圧が適切な圧（30cmH$_2$O 程度）になるように，カフ圧計を用いて圧を調整します．
- カフからの異常な空気漏れがなければ，約8時間以内の間隔で調整するのが妥当でしょう（筆者の研究では，新品のチューブで5cmH$_2$Oが低下するのに8時間程度を要しました）．
- カフ圧管理において，このカフ圧の調整時が，実は一番の落とし穴です．
- 普通の操作では，カフ圧計を気管チューブのパイロットバルーンに接続するときや外すときに，カフ内の空気が抜けてしまうのです．この，カフ内の空気が抜けてしまう分を加味することが，このあと解説するワザの最大のポイントです．
- もう1つ，カフの選択に関して，大容量低圧カフ＋カフ上部吸引機能のついた気管チューブを選択することが重要です[2]．
- 大容量低圧カフは，気管壁に広範囲に接着することでリークや分泌物・吐物の垂れ込みの防止効果が高く，接着面にかかる圧が低圧なので患者にとって気管壁への侵襲が少なく，圧の低下を抑えることも期待されます．
- カフ上部吸引機能は，カフの上部に溜まった分泌物などを吸引することで，肺への垂れ込みを減らす役目があります．

ここに注意！

- カフ圧を30cmH$_2$O 程度に調整していても，呼吸運動や咳嗽反射などの生理的な運動によってもカフ内の空気は漏れ，圧は次第に低くなります．そして，カフ圧が低くなれば，分泌物などは必ず肺へと垂れ込みます[3]．
- この「カフのしくみ」に対しては，圧を高く設定するのではなく，誤嚥を減らすケアで対抗します．
- 定期的なチェックでは，カフを脱気する必要はありません．カフ圧計で確認し，加圧するだけでよいのです．カフを脱気すると，カフ上部の分泌物が肺へと垂れ込んでしまいます．
- カフ圧はカフ圧計で管理します．「パイロットバルーンが耳たぶ程度の柔らかさになるように調整する」と教わったかもしれませんが，「耳たぶ」で管理した場合，その半数以上が30cmH$_2$O 以上の高圧になり，気管壁の損傷などの危険があるとされています．

2 適切なカフ圧管理のための手技の実際

1 カフ圧計に三方活栓，延長チューブを接続し，5～10mLのシリンジに空気を入れ，三方活栓の側管に接続します．

> **実践** 延長チューブはなるべく短く容量が少ないものを用います．

0点の確認とゆるみの確認をします．

カフ圧計　ゆるみ確認　三方活栓　0点確認　シリンジ

2 目盛りが0点であることを確認し，各接続部にゆるみがないか確認します．

> **実践** 調整時に接続が外れるとカフ内の空気が漏れてしまいます．

3 カフ圧調整の前に，三方活栓のカフ圧計側とシリンジ側を開き，シリンジで空気を注入して，カフ圧計の内圧を30cmH₂O程度に上げておきます．

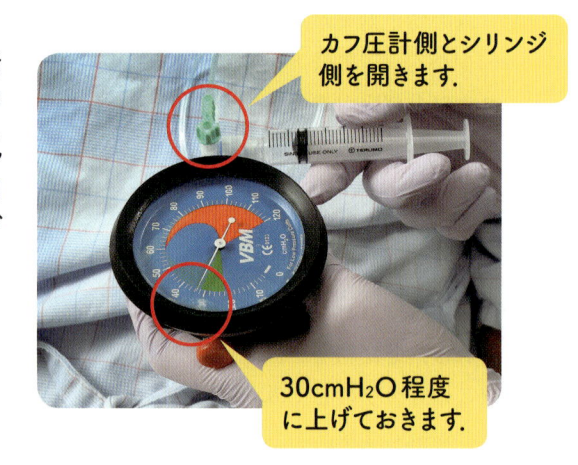

カフ圧計側とシリンジ側を開きます．

30cmH₂O程度に上げておきます．

> **根拠** なぜカフ圧計の内圧を30cmH₂O程度に上げておくの？
>
> - 通常，カフ圧計の内圧は大気圧（0cmH₂O）と同じです．一方，人工呼吸管理中のカフ圧は，カフからの異常な空気漏れがなければ，設定圧や時間経過にもよりますが，およそ20cmH₂O程度に保たれているでしょう．そのため，カフ圧や調整の際，カフ圧計をつなげると，圧が平衡になろうとしてカフ内の空気がカフ圧計内に移動し，カフ圧が低下してしまうのです．
> - つまり，「カフ圧の調整間隔を短くしてもカフ圧が低下している」原因の1つは，カフ圧調整時に起こる「空気の移動による圧の変化」という現象のためなのです．
> - そこで，カフ圧を測定する直前に，カフ圧計の内圧をカフ圧調整時の基準である30cmH₂O程度に上げておくことで，カフとカフ圧計の圧の差が小さくなり，空気の移動によるカフ圧の低下を抑えることができます．

4 三方活栓は患者側を閉じたまま，パイロットバルーンとカフ圧計を接続します．

5 三方活栓をすべて開き，30cmH₂O程度になるまでカフ圧計の目盛りを見ながらシリンジで空気を入れます．

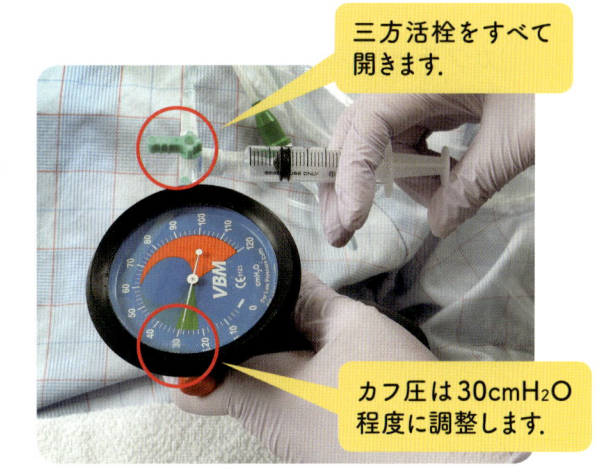

> 三方活栓をすべて開きます．

> カフ圧は30cmH₂O程度に調整します．

根拠　カフ圧はなぜ30cmH₂O程度にするの？

- 気管動脈圧は34〜40cmH₂O程度であり，これよりカフ圧が高圧になると血流が悪くなり，気管壁が壊死を起こしやすくなります．また，20cmH₂Oより低くなると，カフ上部からの垂れ込みが増え，人工呼吸器関連肺炎を起こしやすくなります．
- そのため，適切なカフ圧は20〜30cmH₂O程度とされるわけです．
- また，カフ内の空気は，カフ圧計を外す際に2〜4cmH₂O低下しますし，時間経過とともに自然脱気もしますので，その分を加味して30cmH₂O程度に調整します．

6 カフ圧が低下しないよう，患者側の三方活栓を閉じてからパイロットバルーンを外します．

3　新しいカフ圧計

①カフチェッカー

- カフの空気の充填をゴム球ではなくジョグポンプで充填できるものです．また，接続チューブが付属されており，開閉クランプもついているため，延長チューブや三方活栓を用意する必要がありません．

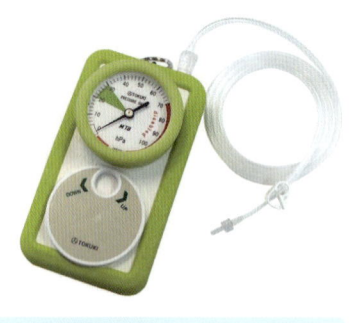

②AGカフフィル

- シリンジタイプのカフ圧計です．挿管時や気管チューブ交換時にカフに空気を充填するとともにカフ圧も調整できるため，手技時間が短縮できます．

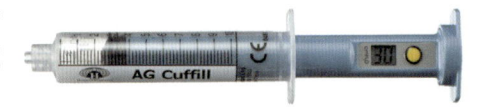

③自動カフ圧コントローラ

- 今まで手動で調整してきたカフ圧ですが，カフ圧を自動調整できるカフ圧計が発売され，カフ内圧に起因する気管損傷や垂れ込みによる誤嚥のリスクを低減させることが期待できます．
- 始動時は25cmH$_2$Oに設定され，0～99cmH$_2$Oまで設定が可能であり，調整精度は±1cmH$_2$O，表示精度も±1cmH$_2$Oの精度です．
- 体位調整による減圧時など，カフ圧が変化した状態が3秒以上となった場合，自動で調整します．
- カフの破損など設定圧が維持できなくなった時や接続外れ時はアラームが鳴ります．

④カフキーパー

- 電源不要でコンパクトなカフ圧を自動調整するカフ圧計もあります．

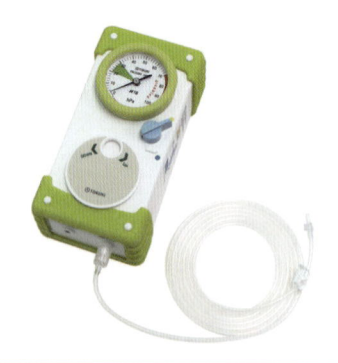

引用・参考文献
1) 江崎留奈：カフ管理の実際．人工呼吸管理実践ガイド（道又元裕編），p.196-200，照林社，2009
2) 道又元裕：カフ管理．動画でわかる人工呼吸器の管理とケア，p.89-90，中山書店，2008
3) 中嶋美和子：カフ圧の測定を怠ってはいけない．やってはいけない人工呼吸器管理50，p.138-140，日本看護協会出版会，2006
4) 南雲秀子：ウィーニングにかかわるケアの実際．月刊ナーシング 26(11)：40-47，2006

C 先輩も納得する！ 気管吸引 の適切な考え方

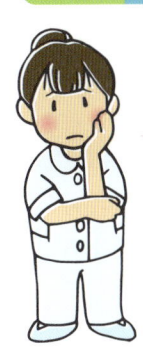

「気管吸引はルーチンで行わない」と言われるんですが、いつならいいのでしょうか．自分の判断に自信がもてないのもあり、痰があるなら吸引しないと、と思ってしまいます．

ルーチンで行うほうが安心かもしれないけど、必要のない吸引は患者に大きな侵襲を与えるだけなのよ．判断はけっしてむずかしいものでなく、基本的なアセスメントができれば大丈夫．手技の手順もしっかりおさえておきましょう．

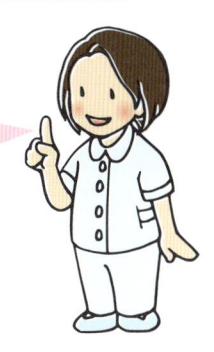

ここがポイント

- 気管吸引の適応は、患者が自力で出せない分泌物が気道にあり、すみやかに取り去らないと患者に悪影響を与えるおそれがあり、かつ吸引することができる位置に痰がある場合のみです．それ以外で実施するのは、患者に侵襲を与えるだけで、メリットは皆無です．
- 「タイミングがわからない」と感じるかもしれませんが、4つのアセスメントで十分に評価できます．評価方法を習得し、必要なら引く、必要でなければ引かないと、自分の判断に自信をもって行いましょう．

目的と根拠

- 気管吸引の目的は、「気道の開存」です．"痰をとる"ことや"無気肺や肺炎の予防"が目的ではありません．
- 痰があっても引く必要がないことも多くあり、さらには気管吸引は多くの合併症を引き起こすおそれもあるのです．

気管吸引の合併症

- 低酸素血症
- 高二酸化炭素血症
- 肺胞虚脱，無気肺
- 気道粘膜損傷
- 気道感染
- 気管支攣縮
- 不整脈，徐脈，頻脈
- 異常血圧（高血圧・低血圧）
- 頭蓋内圧亢進
- 冠動脈攣縮　　　など

適応と根拠

- 適応は、次の2つの条件が揃ったときだけです．それ以外の場合は、患者に害を与えるだけになります．
  ① 分泌物（痰）が存在して患者の呼吸を妨げている可能性があり、患者が自力で喀痰できない
  ② その痰が"気管から気管分岐部の間"にあるとき
- 気道の開存が目的ですから、2時間ごとなどのルーチンで吸引してはいけませんし、痰が"気管分岐部"より深い位置にある痰には吸引圧が届かず空気しか引けません．

1　気管吸引実施のためのアセスメント

- 痰を実際に見て判断できるわけではないので,「100％正しい気管吸引のタイミング」は存在しませんが,"気管～気管分岐部レベルの明らかな痰の存在"と"呼吸状態の悪化状況"から総合的にアセスメントすることで,精度の高い判断ができます.評価のポイントは下の4つです.
- 基本的な項目ばかりですから,引くべきタイミング（前のページの2つの条件が揃っているとき）であるなら,4つの評価のポイントのうちの2～3つは容易にとらえられるはずです.まず,この4つをアセスメントし,3個以上を目安に適応と判断してよいと思います.
- 不必要な気管吸引をしないために,必要な吸引をするために,気管吸引以外のケアも考えましょう.
  ① **気道の加湿状態の評価**：人工呼吸器の加温・加湿,居室環境の加湿,水分のin-outのバランスなどを調整することで,痰の粘稠度を下げ,痰を出しやすくします.人工呼吸器の加温・加湿については次節で詳しく解説します.
  ② **体位ドレナージ**：痰を移動させることで,引けない痰が引けるところまで移動しますし,うまくいけば,吸引しなくても患者が自力で喀痰できます.本章の最終節で詳しく解説します.

気管分岐部レベルの痰の存在の確認—4つの評価のポイント

① 咳嗽反射
② 気道内圧の上昇
③ 第2肋間（胸骨角）付近*での気道分泌物の存在を示すと考えられる副雑音
④ フローボリュームパターンの変化（痰の貯留によるブレなど）

* 気管分岐部はX線写真で見ると第4肋間付近に位置しているように見えますが,それは背側の肋骨が強く映っているためであり,実際正面から見ると第2肋間付近に位置しています.

③ 胸骨柄／胸骨角／胸骨体／気管分岐部

④ 波形にブレが生じています.　呼気終了時に波形が基線に戻っていません.

2 気管吸引の手技の実際

- 気管吸引の方法には，開放式気管吸引と閉鎖式気管吸引の2種類があります．
- 「開放式気管吸引」のほうが馴染みのある方法かと思いますが，回路を外して行うため，一時的に人工呼吸器による換気を止めなければならない欠点があります．「閉鎖式気管吸引」は吸引時に回路を外さず，人工呼吸器をつけたまま吸引する方法です．
- 人工呼吸管理中の患者では，呼吸状態への影響などもふまえ，閉鎖式気管吸引が推奨されます．本書では，閉鎖式気管吸引に重点を置いて手技の実際を示します．

a. 閉鎖式気管吸引の実際

閉鎖式気管吸引用の吸引カテーテル

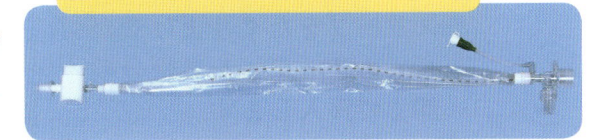

1 気管分岐部付近に痰の貯留があるかアセスメントします．

2 未滅菌手袋を装着します（マスク，エプロンも着用することが望ましい）．

3 吸引圧を150〜200mmHg（20〜25kPa）に合わせます（血小板値5万/μL以下の場合は100〜150mmHg）．

> **根拠　なぜ吸引圧をもっと上げないの？**
> - 過度の吸引圧は，肺胞虚脱（無気肺），粘膜損傷などを起こす場合があります．また，出血傾向（血小板数が低値）にある患者は，出血リスクを下げるために吸引圧を少し低くします．
> - 痰の粘稠度が高いからといって吸引圧を高くしてはいけません．加温加湿・水分補給など，痰の粘稠度を低くするケアをしましょう．

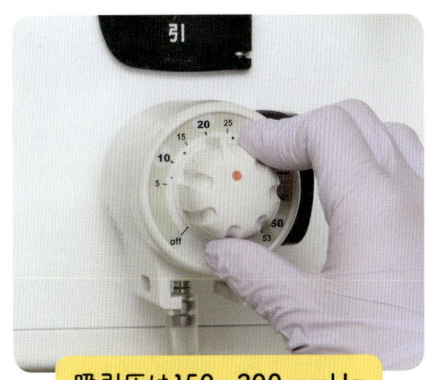

吸引圧は150〜200 mmHg（20〜25kPa）を目安とします．

4 呼吸状態が悪い患者では，100%換気モードで酸素化します．

5 吸引器につながるコネクティングチューブを吸引コントロールバルブに接続し，バルブを持ち上げ180°回転させます．

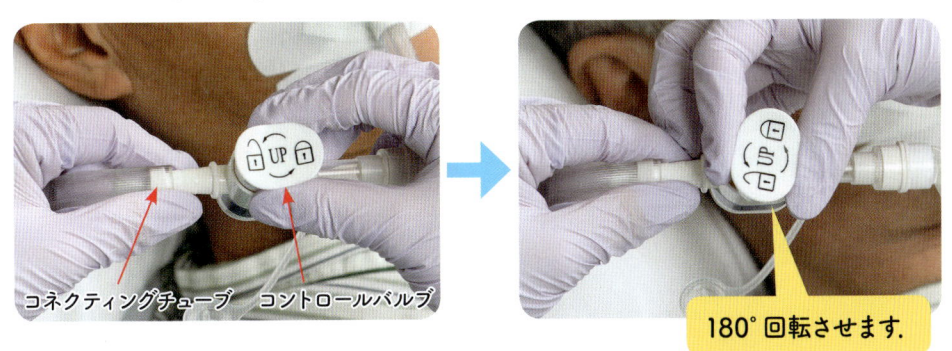

コネクティングチューブ　コントロールバルブ

180°回転させます．

6 気管チューブとL字型コネクタの接続部を持ちます.

> **手技のポイント**
> - 気管チューブと回路の接続部が外れやすいのでしっかり押さえます.
> - 吸引カテーテル挿入の際に,気管チューブを押したり引いたりしないように注意します.

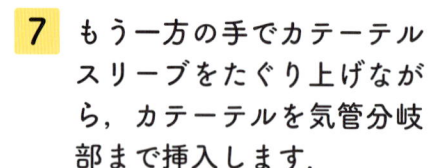

接続部

7 もう一方の手でカテーテルスリーブをたぐり上げながら,カテーテルを気管分岐部まで挿入します.

> **実践**
> コツンとあたる感触があればそこが気管分岐部です.当たる手前で止められるように目安をつけておきます(カテーテルの目盛りを確認しておくなど).

カテーテルスリーブをたぐり上げます.

> **根拠** なぜ気管分岐部より先には挿入しないの?
> 気管分岐部を超えてカテーテルを挿入すると片肺吸引となり,無気肺を形成しやすくなります.

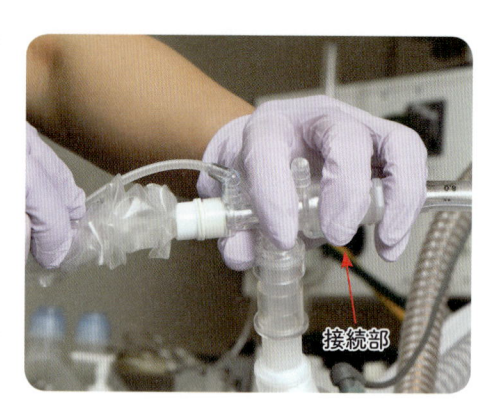

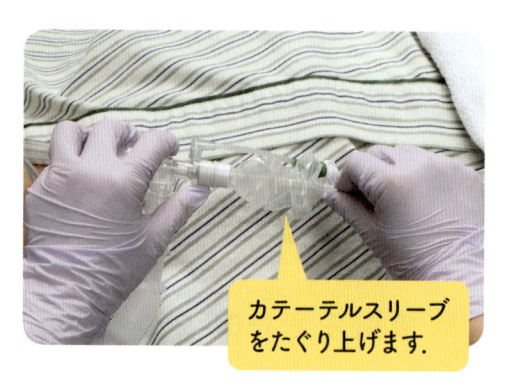

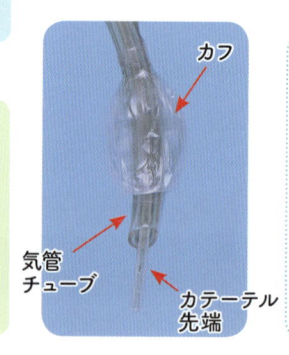

カフ
気管チューブ
カテーテル先端

> **手技のポイント**
> - カテーテルの適切な挿入の長さは,気管チューブから1～2cm程度出るくらいです.
> - 気管切開時(成人の場合)は,気管切開口から12～15cm程度挿入します.

8 気管分岐部まで挿入したら吸引圧をかけ,気管分岐部付近から1～2cmまではゆっくり吸引しながらカテーテルを引きます.このとき,カテーテルを上下に動かしながら吸引してはいけません.

吸引圧をかけながら挿入してもよいです.

> **根拠** なぜ上下に動かしてはいけないの?
> 上下にカテーテルを動かすと,気管分岐部を何度もつついて傷つけ出血したり,刺激が続くと肉芽形成して気道狭窄の原因にもなります.

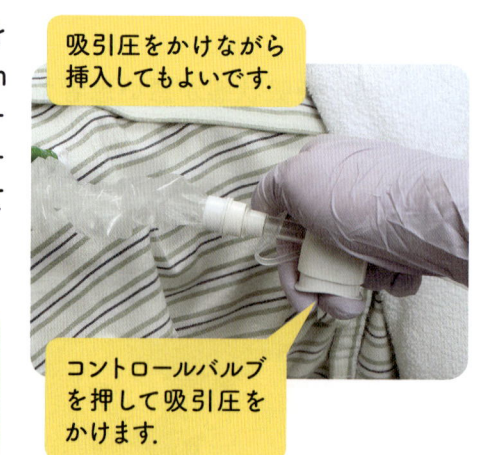

コントロールバルブを押して吸引圧をかけます.

9 気管分岐部付近から2cm以降は，黒い印までカテーテルをさっと引き抜きます．吸引時間は10秒以内とします．

根拠　なぜ2cm以降はさっと引き抜くの？
- 痰が多いところ（気管分岐部）は長めに，少ないところ（気管チューブ内）は短く吸引するのが効率的です．
- 低酸素状態を予防するため，なるべく吸引を短時間にするためでもあります．

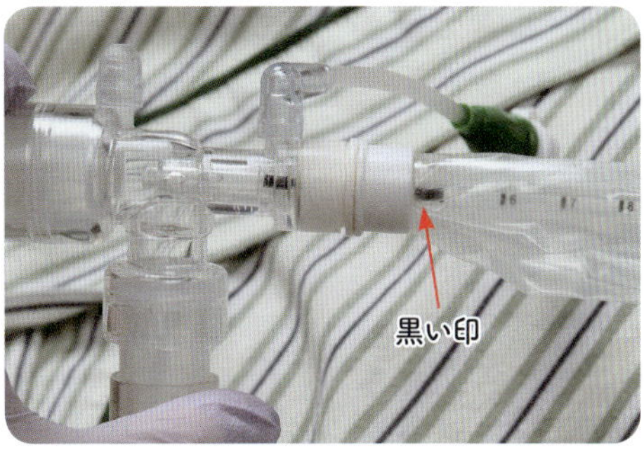

黒い印

10 痰の性状を確認し，吸引圧をかけながら，洗浄液注入ポートより生理食塩水を5〜10mL注入します．（十分注入し洗浄しましょう）

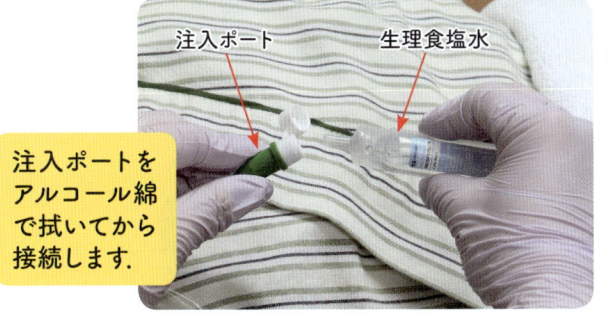

注入ポート　　生理食塩水

注入ポートをアルコール綿で拭いてから接続します．

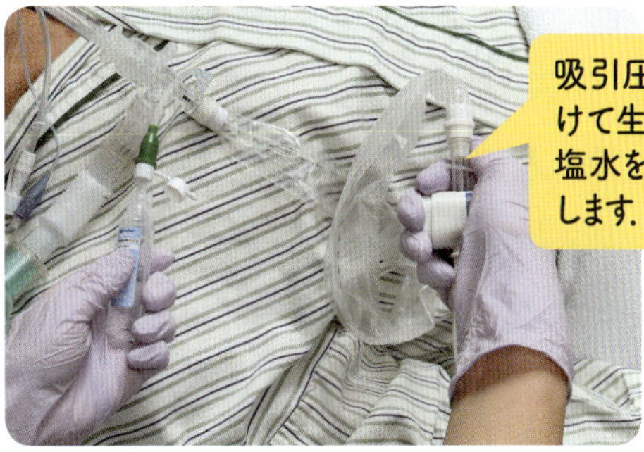

吸引圧をかけて生理食塩水を吸引します．

11 生理食塩水を外し，吸引コントロールバルブを180°回転させロックします．

12 コネクティングチューブを外し，吸引効果を評価します．評価の結果，再度吸引が必要であれば，患者のSpO$_2$や呼吸状態の回復を確認してから行います．

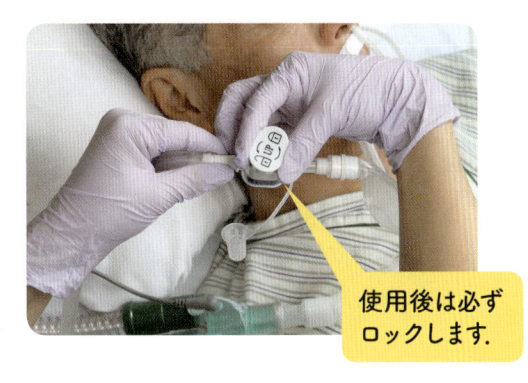

使用後は必ずロックします．

実践
- 気管吸引が必要だとアセスメントし気管吸引を実施したのですから，その評価をきちんと観察し，記録に残すことも大切です．
- 分泌物は除去できたか？　量，性状は？　呼吸音は改善したか？　気道内圧は低下したか？　湿性咳嗽（バッキング）は消失したか？　SpO$_2$は改善したか？　自覚症状は改善したか？　呼吸数や心拍数は改善したか？　などを評価します．
- 閉鎖式の吸引カテーテルは，毎回交換する必要はありません．メーカーの推奨に従って，24時間あるいは72時間ごとに交換します．

b. 開放式気管吸引の実際

1 気管分岐部付近に痰が貯留しているかアセスメントします．

開放式気管吸引用の吸引カテーテル

2 閉鎖式気管吸引と同様，吸引圧を150～200mmHg（20～25kPa）に合わせます（血小板値5万/μL以下は100～150mmHg）．

3 スタンダードプリコーション（標準予防策）を実施します．具体的には手袋，マスク，ビニールエプロン，ゴーグルを着用します．

> **根拠　なぜスタンダードプリコーションが必要なの？**
> 開放式気管吸引は回路を開放するため，患者の分泌物の飛散・曝露のリスクが高く，飛沫感染予防が必要となります．

4 人工呼吸器がもつ100％換気モード（吸引モード）などによって酸素化を実施します．

> **実践**
> ・人工呼吸器に100％換気モードなどがなければ，バッグバルブマスクかジャクソンリースを用いて酸素化します．その場合は，手順6と7の間に実施します．
> ・使い方は68ページに示しましたが，これらの徒手的な換気は高圧による肺損傷や胸腔内圧上昇による循環変動などのリスクが高いため，人工呼吸器に100％換気モードなどが備わっているならそれを使用することが推奨されます．

> **根拠　なぜ酸素化が必要なの？**
> 開放式気管吸引では，一時的ですが患者から人工呼吸器を外し，さらに陰圧をかけることで気道内の空気を少なからず取り去ってしまいます．そこで，低酸素血症に陥るリスクを少しでも減らすため，高濃度酸素の事前投与，すなわち酸素化を行います．

5 コネクティングチューブと吸引カテーテルを接続します．

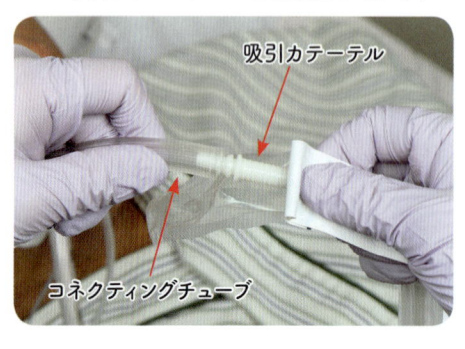

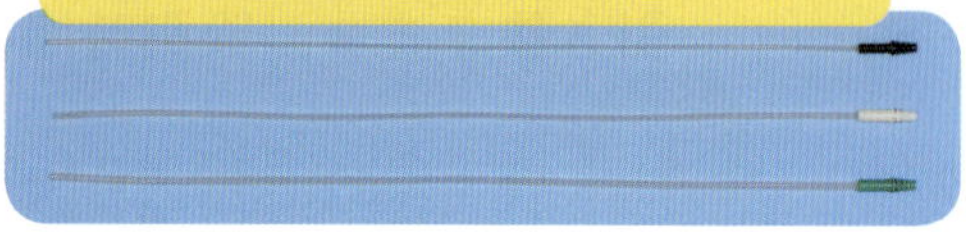

吸引カテーテル
コネクティングチューブ

6 準滅菌手袋を，カテーテルを扱う側に装着します．

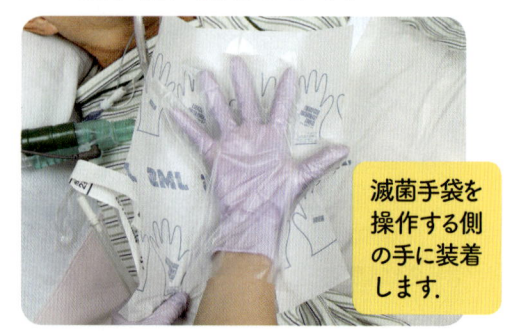

滅菌手袋を操作する側の手に装着します．

7 回路を開放し，吸引カテーテルを挿入します．

実践
- 挿入の深さは閉鎖式気管吸引と同じです．
- 吸引圧調節口のない吸引カテーテル使用時は，「吸引圧をかけながら」挿入します．

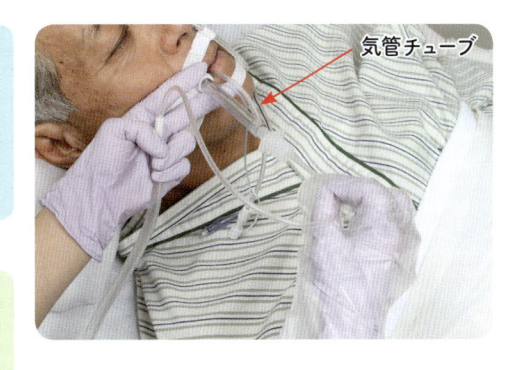

気管チューブ

根拠　なぜ吸引圧をかけながら挿入するの？
吸引圧調節口のない吸引カテーテル使用時に，カテーテルを折り曲げて「吸引圧をかけずに」挿入する手技もありますが，気管への挿入後に吸引圧を開放すると，急に陰圧がかかることで，気管壁に吸い付き粘膜を損傷したり，気道内の空気が一気に奪われ低酸素状態を引き起こす可能性があります．

手技のポイント
- 手元で圧を調節できる「吸引圧調節口」が付いている吸引カテーテルでは手元で吸引圧を調節することができるので，吸引圧をかけずに挿入します．

8 閉鎖式気管吸引と同様，気管分岐部付近から1〜2cmまではゆっくり吸引しながらカテーテルを引き，2cm以降はさっと引き抜きます．吸引時間は10秒以内とします．

9 開放式気管吸引では，多孔式の吸引カテーテル（孔が二つ以上）使用時は，こよりをねじるように指先でカテーテルを回しながら吸引を行なうと効果的です．

多孔式の吸引カテーテルの先端

孔

孔

根拠　なぜ吸引カテーテルを回すの？
多孔式では，すべての孔がふさがらないと痰に対して吸引圧が強くかからないため，孔がまんべんなく痰でふさがれるよう，カテーテルの先端を回すと効果的です．

手技のポイント
- 手首を回して円を描くようにしても，カテーテルの先端は回りません．手首の運動にしかなりません．

10 人工呼吸器を再接続し，吸引効果を評価します．

手技のポイント
- SpO_2の低下が懸念されるときは，人工呼吸器の100％換気モードで数分間換気します．

11 評価の結果，再度吸引が必要であれば，患者のSpO₂や呼吸状態の回復を確認してから再吸引に入ります．吸引を終了する場合は，吸引カテーテルを廃棄します（開放式の吸引カテーテルは単回使用です）．

12 同一手技内の再吸引においては，吸引カテーテルは再使用可能です．吸引カテーテルの表面をアルコール面で拭き（左下写真），生理食塩水か蒸留水を吸引（右下写真）して吸引カテーテルの内腔を洗浄してから再使用します．

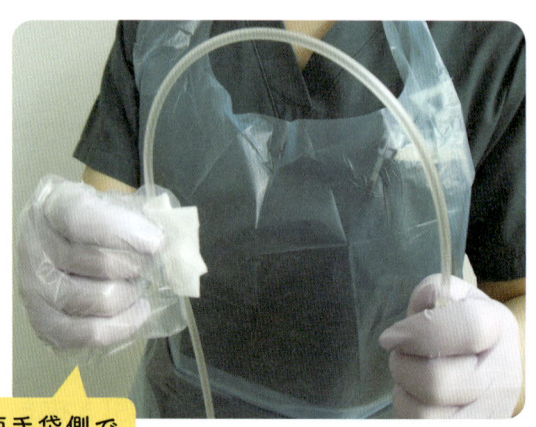

滅菌手袋側でアルコール綿を扱います．

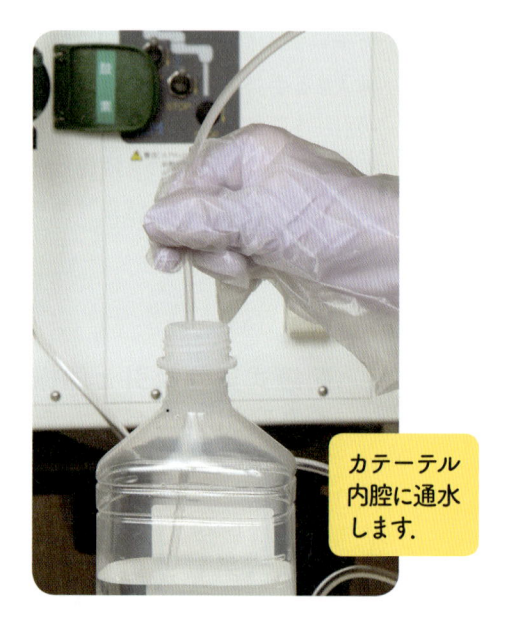

カテーテル内腔に通水します．

> **Column** 閉鎖式吸引と開放式吸引の違い
>
> - 閉鎖式吸引は人工呼吸器の補助を受けながら吸引できるため，気管吸引の合併症である低酸素血症・肺胞虚脱などの予防に原理的に優れています．
> - 高PEEP時もPEEPを解除せずに吸引が可能であり，肺容量を維持したまま吸引できます．
> - また，分泌物の飛散，つまり，医療者への曝露を考えても閉鎖式吸引が有用です．
> - 吸引量が減ったという声に対しては，差異はないという報告が多いです（そもそも吸引のアウトカムは吸引量ではありません）
>   ー閉鎖式吸引のメリットー
>   ◇回路を外すことによる分泌物の飛散回避
>   ◇回路を外すことによる低酸素状態の回避
>   ◇回路を外すことによるPEEP解除の回避
>   ◇吸引操作の度のスタンダードプリコーションの回避
>   ◇吸引所要時間の短縮
>   ◇吸引に要する物品数の減少
> - これらを考え，患者の有益性を優先して選択しましょう．

D 先輩も答えにくい！加温・加湿は実際どっちを選べばよい？

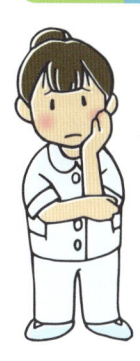

人工呼吸器回路の加温・加湿は、人工鼻と加温加湿器のどちらが適切ですか？
同じ患者で昨日まで人工鼻、今日は加温加湿器なんてことも。どちらでもいい、ということなのですか？

期待される効果は、どちらも同じですよ。ただし、それぞれにメリットとデメリットがあります。
患者状態と回路の特徴をふまえ、どちらを用いるかを考えるのです。

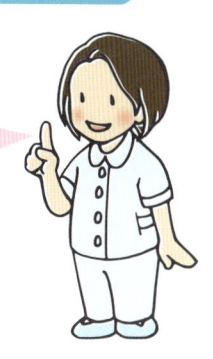

ここがポイント

- 人工呼吸器の吸気ガスは低温・乾燥であるため、患者にとって痰が固くなるなどデメリットが大きく、吸気ガスの加温・加湿が不可欠です。
- そのために用いられるのが、人工鼻と加温加湿器です。どちらを使用するか、そして効果的に使われているかを評価することが、管理のカギです。
- 「うまくいかない」原因の多くは、アセスメントと回路の知識が不十分なためです。患者状態と回路の特徴をおさえてクリアしましょう。

目的

- 人工呼吸管理における加温・加湿は、回路に流れる低温・乾燥したガスに対し、気道の温度と湿度の損失を補い、粘膜の保護・線毛運動の維持・気道分泌物の効果的な排出を図るために行われます。
- デバイスには、人工鼻か加温加湿器が用いられます。

人工鼻

根拠

- 低温・乾燥したガスを直接吸入すると、気管・気管支の上皮細胞が損傷して線毛運動に障害が生じ、また痰が粘稠になり、痰の喀出が困難になります。
- さらに、粘稠な痰は気管チューブ内腔の狭窄・閉塞を起こす原因になります[1]。

加温加湿器

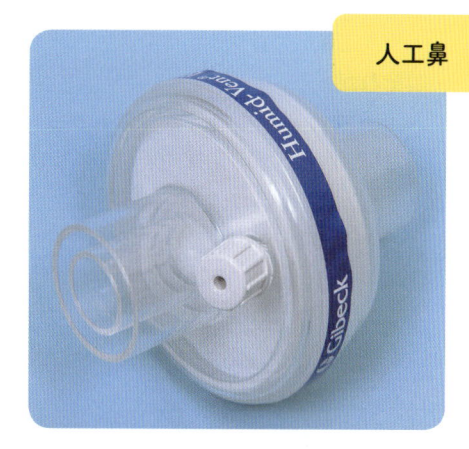

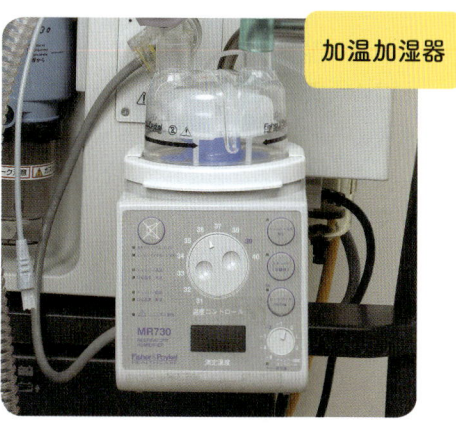

1 人工鼻回路と加温加湿器回路の特徴・違い

- 人工鼻と加温加湿器，どちらも目的は同じです．両者の特徴（メリット・デメリット）と患者への適応を知り，患者状態と施設の実情に合わせて選択することが基本です．
- 次ページに人工鼻回路と加温加湿器回路の比較ポイントを示しましたので，以下の各回路の特徴をふまえて確認してください．

a. 人工鼻回路

- 人工鼻は，体温で温められた呼気（水蒸気）をフィルターでとらえ，次の吸気で体内に戻すことによって加温・加湿効果が得られるしくみです．電源はいらず，加温の熱による気道熱傷の危険もありません．加えて，フィルター効果による感染リスク減少も期待できるなどのメリットから，最近では人工鼻が広く使われ始めています．
- しかし，人工鼻には下のような禁忌があります[2]．これらのケースでは，換気ができなくなったり治療効果が落ちるため，加温加湿器に変更します．
- CO_2 が貯留しやすいことやフィルターが若干の呼気抵抗となることから，COPDやARDSの患者，呼吸仕事量を増やしたくない患者には不向きです．

人工鼻の禁忌

- **気道内分泌物が粘稠または血性痰**：粘稠な分泌物や血性痰が多く，かつ咳嗽力が強く人工鼻に付着するような場合，フィルターが目詰まりを起こし換気ができなくなるおそれがある
- **リークのある患者（カフなしチューブや気管支瘻あり）**：十分に呼気がとらえられないため，加温・加湿効果が減少する
- **32℃以下の低体温**：呼気から加温・加湿効果をトラップできない
- **分時換気量が多い（10L/分以上）**：呼気流速が速いと，呼気が冷却されて加温効果が減少するため，禁忌の場合もある
- **ネブライザー中**：目詰まりのおそれがあり，実施中は外す

b. 加温加湿器回路

- 加温加湿器は従来から用いられてきた装置です．容器（チャンバ）に水を入れ電気で温め，そこにガスを通過させることで加温・加湿を行います．禁忌はありません．
- 人工鼻と比べて，回路の接続部が多くなります．また，チャンバ内へ定期的に滅菌蒸留水を補給する必要があり，操作が増えます．
- 加温・加湿されたガスが冷えることで結露が発生し，回路内に水が貯留します．ウォータートラップを接続して水を集め，排液する必要があります（最近は呼気側回路にも熱線で温められるものもあり，その場合，ウォータートラップがない回路もあります）．
- 結露を防ぐために回路を熱線で温めるしくみもありますが，旧式では熱線を回路内に入れ込む作業が必要であったり，吸気側だけしか熱線がなく結露を十分防げないなど，デバイスによる差が大きいです．寒暖にも左右されます（寒いと結露が出ます）．

人工鼻回路と加温加湿器回路の比較ポイント

	人工鼻回路	加温加湿器回路
設備の普及度	● 十分に備えられていない施設もある	● 人工呼吸器に標準的に装備
回路の複雑さ	● 電源が不要 ● 回路がシンプルで，口元部に人工鼻を接続するだけで済む ● 接続部が少ないことは，接続によるエラーが少ないことにもつながる	● 電源が必要 ● 接続箇所が多く，熱線をセッティングしなければならないタイプもあり，作業が煩雑になりやすい ● 接続によるエラーが起きやすい
結露の有無	● 加温も加湿もフィルターにトラップされるため，回路内への水分の結露が出ない	● 結露による水分貯留があり，ウォータートラップをセットする必要がある ● ウォータートラップに水が過剰にたまったら排水が必要
加温によるトラブル	● 熱を加えて加温するわけではないので，熱による気道熱傷の危険がない	● 温度設定によるトラブルの可能性がある（高温で気道熱傷，低温で加湿不十分）
禁忌の有無	● 禁忌（粘稠痰・血性痰，32℃以下の低体温など）や避けたほうがいい病態（COPDやARDS，呼吸仕事量を増やしたくない状態など）がある	● 禁忌はない ● 構造上によるCO_2貯留や呼気抵抗がない
感染リスク	● フィルターは感染対策にも有効	● チャンバの水分補給時に回路を開放する分，感染リスクが上がる ● 自動給水タイプであれば，感染リスクは最小限で済む

C. 人工鼻の選択方法

- 人工鼻は人工呼吸器で換気する量により大きさを選択します．
- 少ない換気量の患者に大きな人工鼻を装着しては死腔や抵抗が増え，逆では加湿効率が低下します．
- 一般的に一回換気量250mL，500mL，1000mLなどの種類があります．
- 加湿効率は大きさやメーカーにより異なりますが，カタログ上は概ね絶対湿度30mg/L以上と記載されています[3]．

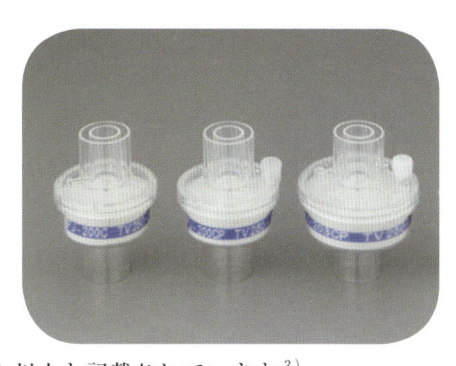

2 回路選択のためのアセスメントの実際

1 人工鼻回路と加温加湿器回路のどちらを選べばよいのか，患者状態と回路のメリット・デメリットを合わせて評価します．

〈人工鼻回路〉
・術後の短期間であれば人工鼻回路で良いでしょう．また，呼吸器系感染症で疑わしい時も人工鼻回路を選択します．

〈加温加湿器回路〉
・人工鼻回路の禁忌に該当する時．
・長期の人工呼吸管理になる時は加温加湿器回路を選択します．

2 加湿効率を上げるための手技を実施します．

■ 加湿効率を上げるための手技

・死腔を最小限にする：口腔から人工鼻までの距離が長いと，その間で空気が冷却されたり，死腔にもなるため，その距離をなるべく短くする．たとえば，気管チューブと人工鼻の間に延長チューブは極力使用せず，長すぎる気管チューブは切るなど．
・室温を下げすぎない：物理的に回路が外側から冷やされて加湿効果が下がるため，天候や窓が近いなど室内の環境もふまえて室温を保つ．
・脱水の補正：低体温での禁忌はもちろん，高体温による脱水にも注目し，必要に応じて輸液などによる補正を行う．

3 痰が粘稠な時は以下を検討します．

> **痰が粘稠な時の検討項目**
> ①低体温はないか
> ②分時換気量は多くないか
> ③リークはないか
> ④延長チューブはついていないか
> ⑤室温が低くないか
> ⑥脱水はないか

引用文献
1) 長坂信次郎：加温・加湿．人工呼吸ケア「なぜ・何」大百科，p.100-101, 照林社，2005
2) 卯野木健：加温加湿．人工呼吸ケアのポイント400, p.136, メディカ出版，2005
3) COVIDIEN, DARブリージングシステム　カタログ，2012
　　http://www.covidien.co.jp/product_service/respiratory_catalogue/breathing/dar/index.html#page=1　（2016年3月14日確認）

E 先輩もあいまい！ 口腔ケア の合格点がもらえる秘訣

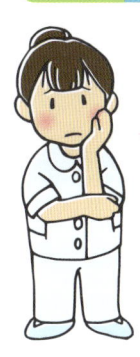

口腔ケアをしっかりやっているつもりなんですが，なかなか先輩から合格点がもらえません．
でも，明確なルールがあるわけでもないので，どこまで，何をすればいいかがわからないんです．

口腔ケアって「やっている」ことと「できている」ことに違いがあるものよ．そこが合格点にならないポイントかもしれないわね．どこまで，何をすればいいのか，ケアの目的と手技の根拠を明確にすることで解決していきましょう．

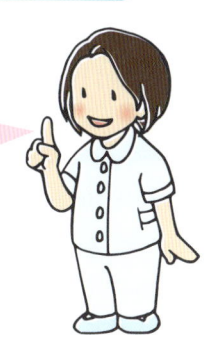

> **ここがポイント**
> - 人工呼吸管理における口腔ケアは，日々行うべき重要な項目です．ただし，多忙な臨床では，どこまで，どのように行えばよいのか，悩むことも多いでしょう．
> - まずは，目的を明確にして，すべきことを再確認しましょう．
> - たとえば，歯垢は誤嚥性肺炎予防のためブラッシングで徹底除去します．一方，舌苔はほどほどにします．

目的

- 人工呼吸管理中の患者の口腔ケアの目的は，「口腔内を清潔に保つこと」とそれによる「誤嚥性肺炎の予防」です．

根拠

- 人工呼吸器を装着している患者は，摂食や会話などの口腔機能がほぼ働かない状態になるため，唾液の分泌低下や，唾液中の抗体量の減少がみられます．
- つまり，口腔内の自浄作用が低下して通常とは異なる細菌叢（黄色ブドウ球菌やグラム陰性嫌気性桿菌）が生息する状態になり，上気道感染・誤嚥性肺炎のリスクが高くなるため，口腔ケアで口腔内を清潔に保つことが必要となります．
- また，摂食・嚥下器官も四肢体幹と同様，過度の安静を強いられると廃用（長期間使わなかったため機能が失われること）が生じます．たとえば，舌の萎縮により，人工呼吸器離脱後は摂食や会話が困難になりますし，頸部や喉頭蓋の萎縮により，誤嚥しやすくなります．

適応

- 自分で歯みがきができないすべての患者が口腔ケアの対象になります．ただし，出血傾向や嚥下障害の状態に合わせて，ブラッシングや洗浄の程度を検討します．

1　人工呼吸器を装着している患者の口腔ケアの実際

▌すべきこと！
- 口腔ケアでは，「歯垢を除去する」ためのブラッシングが不可欠です（患者に歯がある場合）．歯垢は物理的に破壊しなければ除去できないからです．
- 1本ずつブラッシングすることで歯垢を除去します．歯と歯の間，歯と歯肉の間など，汚れが残りやすい部位，付着しやすい部位を意識します．一度みがき残した汚れは次もみがき残すことが多く，さらに口腔内細菌を増加させる原因となります．

▌ここに注意！
①体位調整
- 口腔ケア時に洗浄水などを誤嚥させない体位調整が重要です．気道への垂れ込みを防ぐには「頸部の前屈」が重要です．また，顔を横に向けた側臥位がより望ましいです．
- 「30°挙上」と「仰臥位」は，どちらも一長一短とされます．万能な角度はないということです．どちらを選んでもよいですが，下記特徴はおさえておきましょう．
- 30°挙上は，重力の働きから見ると食道のほうへ「嚥下しやすい体位」ですが，洗浄水などが気管チューブを伝わって誤嚥する危険性もあります．
- 一方，仰臥位は，洗浄水などが咽頭まではすぐに落ちますが，その先の気管・食道へはただちに進まないのが利点です．さらに，気管が上，食道が下という位置関係になり，食道に洗浄水が進みやすいと言えます．奥に進まないうちに確実に吸引できれば，「誤嚥しにくい体位」とも言えます．

②口腔ケア時の刺激への注意
- 人工呼吸管理中の患者は，「話す」「食べる」といった日常的な刺激が減少しているため，疼痛閾値が低下し，「口腔過敏」症状が見られることがあります．ブラッシングや洗浄など口腔ケアによる刺激が患者にとって強すぎないか，確認しながら行いましょう．
- 刺激を与える際は，口腔の外側から内側へ進めるのが原則です．また，口腔領域の刺激により，唾液の分泌が促進されます．口腔乾燥状態や口腔機能低下の回復には有用ですが，一方で唾液誤嚥のリスクも高まるため注意が必要です．

③患者満足度を高める
- 口腔ケアは快適でないとまた開口してくれません．痛みを取り除き，あくまでも気持ちよくケアを受けてもらえるように心がけましょう．

2 口腔ケアの準備

1 手際よく行うために，必要物品を把握し，不足がないように準備します．

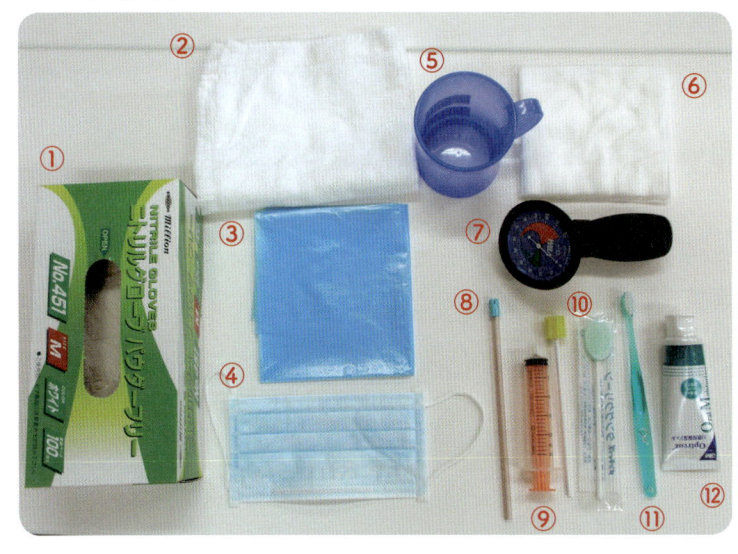

①手袋
②タオル
③ビニールエプロン
④マスク
⑤水 200mL 以上
⑥未滅菌ガーゼ類
⑦カフ圧計
⑧排唾管
⑨洗浄用シリンジ
⑩スポンジブラシ，舌ブラシ
⑪歯ブラシ
⑫保湿剤

2 口腔ケアの前に口腔内を観察します．

実践
口腔内に乾燥を認めるときは，口腔ケア実施の15分ほど前に保湿し軟化させます．保湿方法は，乾燥した上皮に保湿剤を塗布します．

根拠 口腔ケア前になぜ保湿するの？
口腔ケア前に保湿し湿潤環境を整えたほうが，汚れを除去しやすいです．また，ブラッシングによる裂創・出血防止にもなります．

口腔内の観察ツール（ROAG：revised oral assessment guide）

カテゴリー	1度	2度	3度
口唇	平滑でピンク	乾燥or亀裂or口角炎	潰瘍or出血
歯	きれい，食物残渣なし	1）部分的に歯垢や食物残渣 2）むし歯や義歯への変化	全般的に歯垢や食物残渣
粘膜	ピンクで，潤いあり	乾燥and/or赤，紫や白色への変化	著しい発赤or厚い白苔，出血の有無にかかわらず水疱や潰瘍
歯肉	ピンクで引き締まっている	浮腫性and/or発赤	手で圧迫しても容易に出血
舌	ピンクで，潤いがあり乳頭がある	乾燥，乳頭の消失，赤や白色への変化	非常に厚い白苔や潰瘍
口腔乾燥	ミラーと粘膜の間に抵抗なし	抵抗が少し増すが，ミラーが粘膜にくっつきそうにはならない	抵抗が明らかに増し，ミラーが粘膜にくっつく，あるいはくっつきそうになる
要治療	歯科治療を要する歯がない	ケアの妨げになる．あるいは感染源になるかもしれない歯がある	抜歯や削合など，早急に歯科治療を要する歯がある
口臭	口臭を認めない	口腔から30cm以内に近付くと口臭を感じる	口腔から30cm以上離れても口臭を感じる

(Andersson P, Hallberg IR, Renvert S：Inter-ratar reliability of oral Assessment guide for elderly patients residing in a rehabilitation ward, Spec Care Dentist 22（5）：p181-186, 2002)

3 体位を調整します．

実践
- 頸部を前屈し，顔を横に向けた体位（側臥位）が望ましいです．
- 麻痺がある場合は健側を下にし，姿勢が傾かないよう麻痺側にクッションなどを置きます．

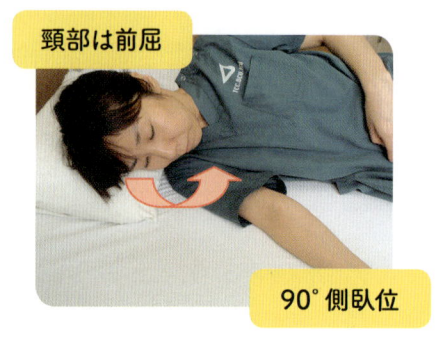

頸部は前屈

90°側臥位

4 カフ圧計を用いてカフ圧を30cmH₂O程度に調整します．

5 患者にもビニールエプロンなどをかけ，ブラッシング時などの飛散を防止します．

3 口腔ケア手技の実際

1 口腔・鼻腔周囲の清拭と保湿

実践
口腔周囲に付着した細菌を口腔内に移動させないために口腔・鼻腔周囲の清拭をします．

2 垂れ込み予防にカフ上部と口腔の吸引をします．

3 あらかじめ保湿して軟化させておいた痰などの汚れをスポンジブラシで除去してから，歯ブラシでブラッシングします．

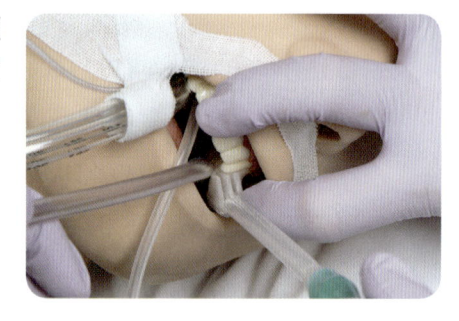

根拠 なぜブラッシングの前に汚れを除去するの？
ブラッシングから始めると，痰などが咽頭へ落下し誤嚥につながる可能性があります．

手技のポイント
- ブラッシングのコツは，気管チューブを押さえ，歯ブラシは「鉛筆持ち」にし，横に大きく動かしすぎず，1本ずつみがくように意識することです．
- 「歯と歯の間」「歯と歯肉の境目」「奥歯の溝の部分」「チューブの裏側」など，汚れの付着しやすい部分も意識しましょう．

4 口腔粘膜・舌苔のケアを行います．

実践

- スポンジブラシで，口蓋・歯肉・頬の裏・気管チューブ周囲を清拭します．
- スポンジブラシにねばつきや汚れが付着したら，そのたびごとに未滅菌ガーゼなどでスポンジブラシの汚れを拭き取ります．汚れが付着したままでは，効率よく清拭できません．
- 舌苔は，軽くこすってはがれるものだけを除去します．一度に全部取ろうとすると，味蕾を傷つけます．口腔ケアのたびに保湿とスポンジブラシでの清拭を繰り返し，徐々に落としていきます．

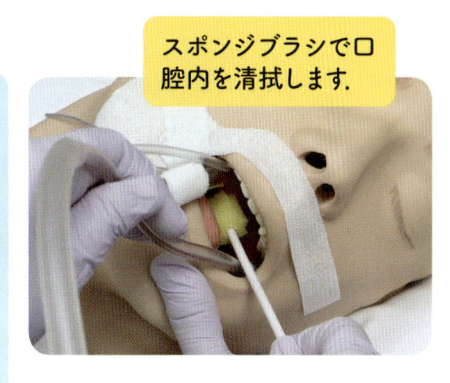

> スポンジブラシで口腔内を清拭します．

> 抗菌薬を多用していると，カンジダなどの真菌感染症が発生しやすくなります．舌苔との見分けが困難であるため，治りが悪かったら培養を依頼します．

> 白い部分が舌苔

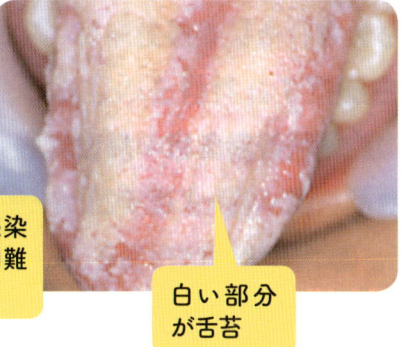

※必要であれば誤嚥させない体位を再確認し，排唾管で吸引しながら口腔内を洗浄します．

Column　口腔ケアの前にカフ圧を上げる？

- 口腔ケア前にカフ圧を上げるという考え方がありますが，このことについて，少し考えてみたいと思います．
- 口腔ケア前にカフ圧を上げるのは，口腔ケアによって気管に流れ込んでしまった洗浄水などをカフ上部に溜め，気管の末梢への垂れ込みを防ぐことを意図しているのだと思います．もちろん，口腔ケアが終わったら，カフ圧を元に戻すことになります．
- まず，カフ上部吸引がついていない気管チューブの場合を考えますと，カフ上部に溜めた洗浄水を吸引除去する術がありません．つまり，カフ圧を高めるメリットはありません．
- では，カフ上部吸引機能がついている気管チューブはどうでしょう．口腔ケア前に一時的にカフ圧を上げ，口腔ケア後にカフ上部吸引を行うことで，垂れ込みを少なくできるのではないかという考え方です．一方，カフには構造上回避できない"しわ"からの垂れ込みがあります．つまり，カフ上部吸引を行っても，垂れ込みを完全に防ぐことはできないのも事実なのです．
- 口腔ケアの前にカフ圧を適正圧以上に上げる，適正圧にする，どちらの選択であっても，完全には垂れ込みを防ぐことはできません．あとは，カフ圧を上げることで「垂れ込みの量を減らすこと」と，カフ圧を上げることで「気道壁への侵襲リスクが高まること」を考慮し，どちらを選ぶかだと考えます．筆者は，少なくとも，すでに高い侵襲を受けている患者や，炎症があるなど気道壁の脆弱性が考えられる患者の場合は，カフ圧を上げること，戻し忘れることによる気管壁への侵襲リスクを重視したいと考えます．

5 乾燥予防として，口腔内（舌・口腔粘膜）に保湿剤を塗布します．

実践
- 粘膜は乾燥に弱いので，常時保湿されているように管理します．
- 保湿剤は薄く塗布します．口唇にもワセリンやリップクリームを塗布します．
- 唾液は天然の抗菌性洗浄液です．唾液の過度な吸引は，自浄作用の低下，口腔内の乾燥の助長につながります．

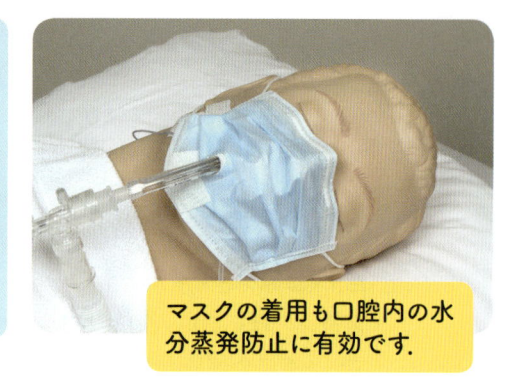

マスクの着用も口腔内の水分蒸発防止に有効です．

根拠 なぜ口腔内が乾燥するとよくないの？
①口腔内の細菌が繁殖しやすい，②剥離上皮や気道分泌物などが厚くなり，歯垢・舌苔・口蓋などに固く付着しやすい，③虫歯や歯周病が進行しやすい，④義歯の安定が悪くなる，⑤咀嚼・嚥下・構音障害，⑥口臭，といった理由が挙げられます．

口腔内トラブル時の対応
- 血餅がある場合は無理に取りません．保湿剤を指や綿棒でそっと塗布します．歯にこびりついた血餅は，2倍程度に希釈した過酸化水素水に浸した綿棒などで溶かします．触りすぎないことがポイントです．
- 出血しているときも触りすぎてはいけません．血餅と同様に，保湿剤をそっと塗布します．
- 口腔内や口周囲に潰瘍があるときは，潰瘍の原因（気管チューブ固定による圧迫，歯牙による褥瘡など）を突き止め対応が必要です．痛みが強い場合は鎮痛薬の使用を考慮します．キシロカインや，ゲル状のキシロカインビスカスも有効です．キシロカインは，主治医に相談して処方してもらいます．

| Column | 口腔ケアキット |

- 口腔ケア用品がキット化されたQケアが発売されています．吸引機能つきの歯ブラシ，吸引スワブ，洗口液，保湿剤がセットになっており，簡便です．

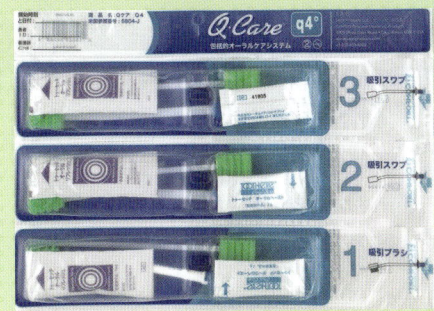

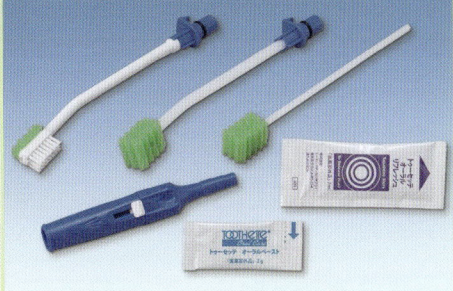

Qケア使用時の手順

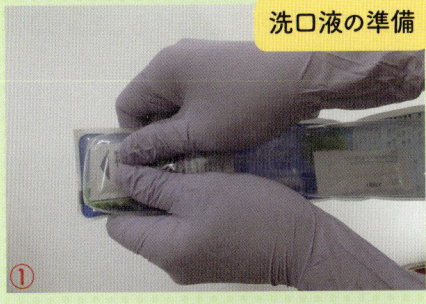

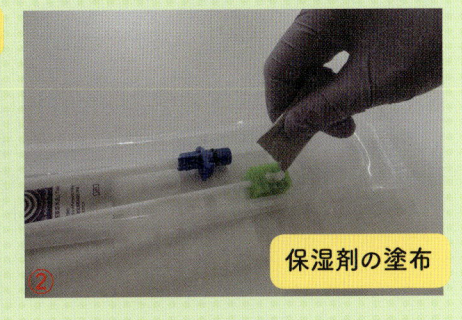

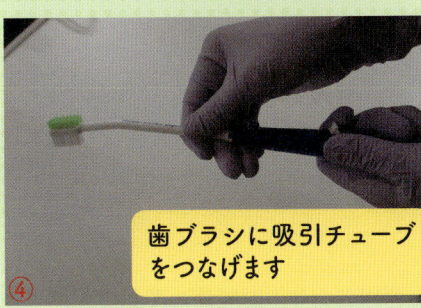

① 洗口液の準備
② 保湿剤の塗布
④ 歯ブラシに吸引チューブをつなげます
スワブを洗口液に浸します

① パックの上から洗口液を押し出す．
② 洗口液がこぼれないように開け，保湿剤をスワブに塗布する．
③ 保湿剤を口唇や舌，口内にも塗布し汚れを浸軟させる．
④ 歯ブラシに吸引チューブをつなげ，洗口液を歯ブラシに浸し，ブラッシングする．
⑤ 保湿剤を口内に満遍なく塗布する．

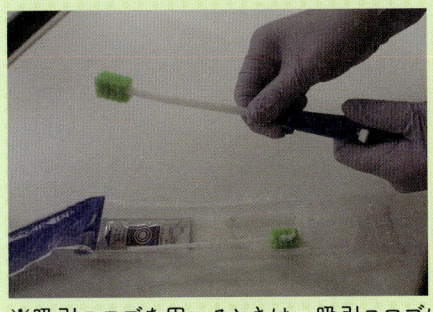

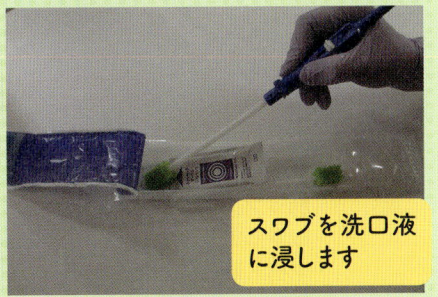

※吸引スワブを用いるときは，吸引スワブに吸引チューブをつなげ，洗口液をスワブに浸し，口内粘膜を満遍なく清拭する．

第7章 わかりやすい気道管理の実際　E 口腔ケア

F 先輩も知らない！ 体位調整 の適切なタイミング

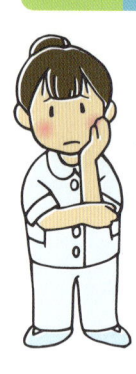

人工呼吸器がついているのに，体位を頻繁に変えてもいいのですか？ それも，うつ伏せに近い姿勢にもします．体位変換は大事だとしても，うつ伏せは危険ではないのでしょうか？

「人工呼吸器がついているからこそ積極的に動かそう」というのが，患者回復を最大限にする早期離床の考え方です．前傾姿勢は，その代表です．
もちろんリスクもあるので，観察や技術でカバーします．具体策を目的別にみていきましょう．

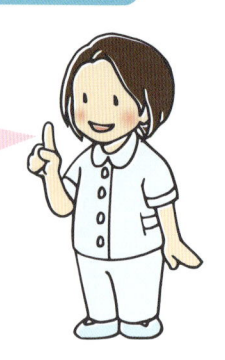

ここがポイント

- 人工呼吸管理が開始された患者の多くが，鎮痛・鎮静により安静となります．しかし，安静にしすぎることは，かえって患者回復を妨げることが知られています．
- そこで，人工呼吸管理を適切に維持しながら，できるだけ「寝たままの状態」を避けて積極的に「動かす」ことが必要になります．
- ナースによる体位調整が，そのカギです．状態が不安定な患者に対し，安全を第一に，どのように・どこまで動かすかを検討して，実施していきます．

目的

- 人工呼吸管理中の体位調整の主な目的として，①褥瘡の発生予防，②気道クリアランス，③換気と酸素化改善，④肺容量増大，⑤荷重側肺障害予防，⑥VAP（人工呼吸器関連肺炎）予防，⑦安楽，の7項目が挙げられます[1]．

根拠

- 必要以上の安静仰臥位は廃用性障害をまねく原因となり，呼吸筋の萎縮など，さまざまな悪影響を及ぼします．
- 積極的に身体を動かすことが人工呼吸管理中の患者にとっては必須になります．

安静仰臥位の悪影響

- 肺容量減少
- 荷重側肺への気道分泌物の貯留
- 肺コンプライアンスの減少
- 気道抵抗の増大
- 末梢気道閉塞
- 呼吸仕事量の増大
- 肺上部と肺下部の換気の差異
- 中心血液量の増大
- 中心静脈圧の増加
- 肺血管のうっ血
- 心仕事量の増大
- 起立性循環耐性低下
- 最大酸素摂取量の減少
- バランス能の低下
- 筋力，筋肉量の減少
- 関節可動域の低下

1 人工呼吸管理中の患者の目的別体位調整

a. 褥瘡予防の体位調整

- 200mmHg 以上の持続的な圧迫が2時間以上続くと組織の壊死が生じるとされます[1]．そこで，臥床が続く患者には，褥瘡予防として，2時間ごとに体の向きを左右へ調整するのが一般的です．
- ただし，患者に循環不全がある場合は，短時間で組織損傷を起こすこともあります．また，循環動態の変動が大きい場合には，2時間ごとに体位調整できない場合もあります．
- 最近では，体圧分散マットレスなどを用いていることも多く，従来の「2時間」は目安程度と言われます．患者状態に応じた体位調整時間の検討が必要です．

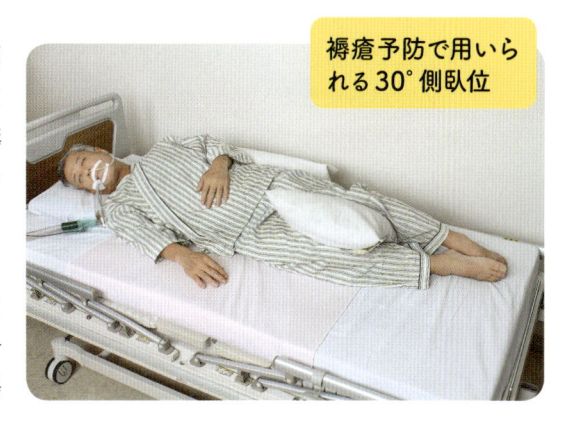

褥瘡予防で用いられる30°側臥位

b. 体位ドレナージのための体位調整

- 人工呼吸管理で安静臥床が長く続くと，重力の影響で荷重側（背側）に気道分泌物や滲出液などが貯留し，無気肺を生じやすくなります．そこで，貯留した分泌物が排出されることを期待して，体位を調整します．
- 荷重側に貯留した分泌物を意図的に移動させるためには，重力のかかる方向を大きく変える必要があります．このように**重力を利用した分泌物の排出を体位ドレナージ**と言います．体位ドレナージに有効な体位が，前傾側臥位や腹臥位です．
- 褥瘡予防時に用いられる左右30°程度の側臥位では，十分な体位ドレナージの効果が得られないことが多いでしょう．
- 体位ドレナージは，1日数回，呼吸音の変化や，バイタルサインの変化を注意深く観察しながら行います．

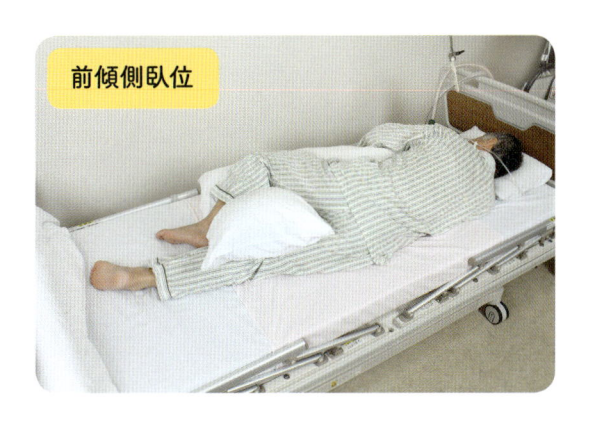

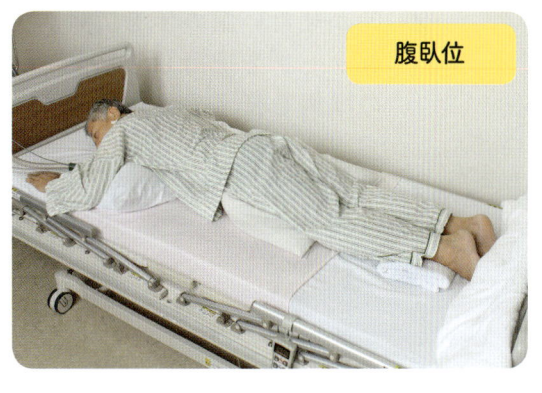

前傾側臥位

腹臥位

c. 肺容量増大のための体位調整

- 呼吸機能を改善し，合併症を予防するためには，肺容量の増大が重要です．
- 仰臥位では，重力の影響で腹部臓器が背側の横隔膜の運動を制限し，肺の拡張を妨げます．つまり，立位に比べかなり肺容量が減少した状態です．
- そこで，肺容量を増大させるために患者を起こし，横隔膜が下がりやすい体位にする必要があります．
- そのためには，少しずつでも体を起こしていくことです．まずは頭部から開始し，徐々に坐位まで調整できるようにします．
- まったく動かせない患者のほうが少ないはずです．ROM運動（関節可動域運動），除圧だけでもいいので，とにかく動かすことを意識しましょう．

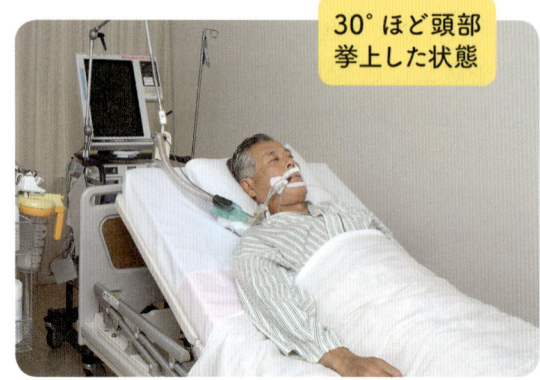

30°ほど頭部挙上した状態

2 体位調整の手技の実際―仰臥位から前傾側臥位への場合

1 向かせたい側と反対側に身体を寄せます．

実践
- 患者の手は腹部でまとめ，下肢は屈曲させるなどコンパクトにまとめます．
- 看護師2人で上半身・下半身に分け，身体の下に手を入れ，移動させます．

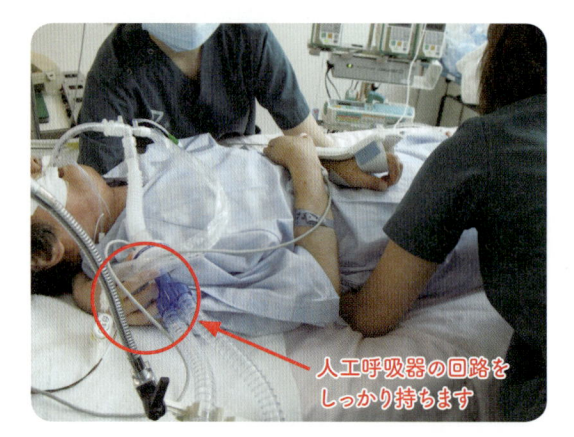

人工呼吸器の回路をしっかり持ちます

2 向かせたい側の手を広げ，チューブを把持し，移動の準備を整えます．

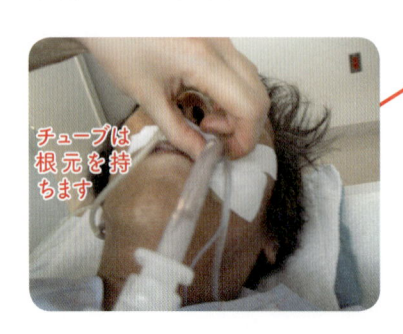

チューブは根元を持ちます

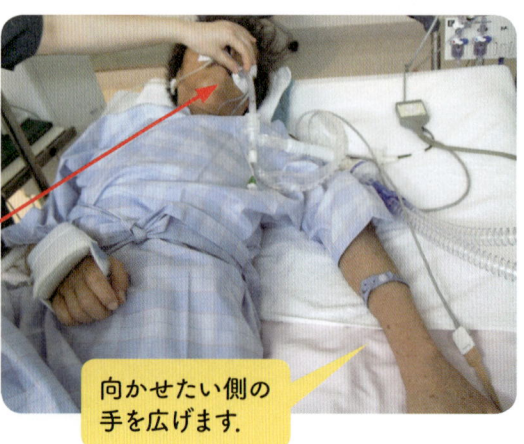

向かせたい側の手を広げます．

3 回路やチューブ類に注意をはらいつつ，まずは90°側臥位にします．

実践 バイタルサイン，呼吸状態の変化がないか確認します．

回路が体の下にならないように注意します

4 さらに前に倒します．

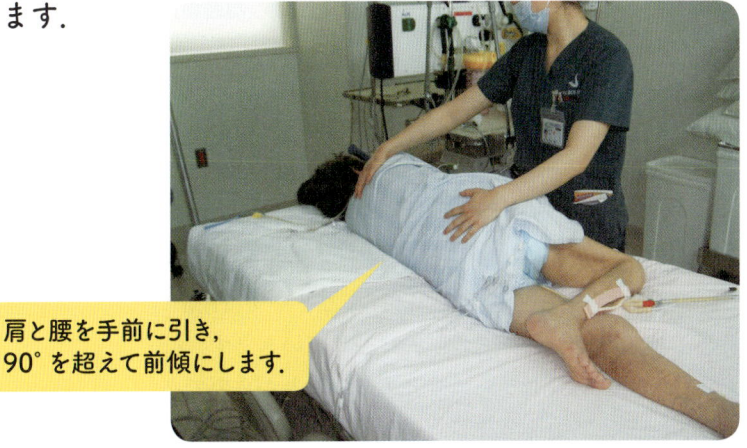

肩と腰を手前に引き，90°を超えて前傾にします．

5 前傾側臥位になったら，最後に，体位を保持できるよう支えとなる枕を入れます．

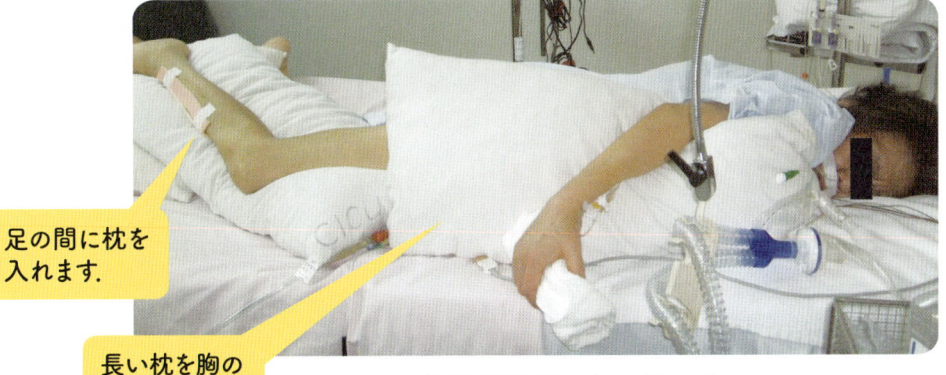

足の間に枕を入れます．

長い枕を胸の前で抱えて全体を支えます．

前傾側臥位の枕の入れ方

3　早期離床

- 人工呼吸管理中の患者の早期離床は，人工呼吸器装着期間の短縮，身体機能予後の改善などの効果があります．早期離床のためには，浅い鎮静で患者が覚醒状態であり，患者が運動に耐えられる状態でなくてはいけません．患者は指示に従うことができるのか，運動は可能か，バイタルサインは安定しているかなど安全を確認しながら，段階的に離床を進めます（図）．

早期離床の利点
- 身体機能改善
- せん妄減少
- 人工呼吸器装着期間の短縮
- ICU滞在日数の短縮
- 6分間歩行距離の改善
- 筋力改善

- 早期離床において最も重要な点は，超急性期からベッド上での関節可動域訓練（ROM：range of motion あるいは JM：joint mobilization）をはじめとしたモビライゼーションを可能な限り早期に行うことです（EM：early mobilization）．その後，全身状態に相応しながら段階的に進めていきます．
- 早期離床はチームで介入することが重要であり，患者の病態や疲労度，除外基準を加味しながら安全に行いましょう．

段階的な離床

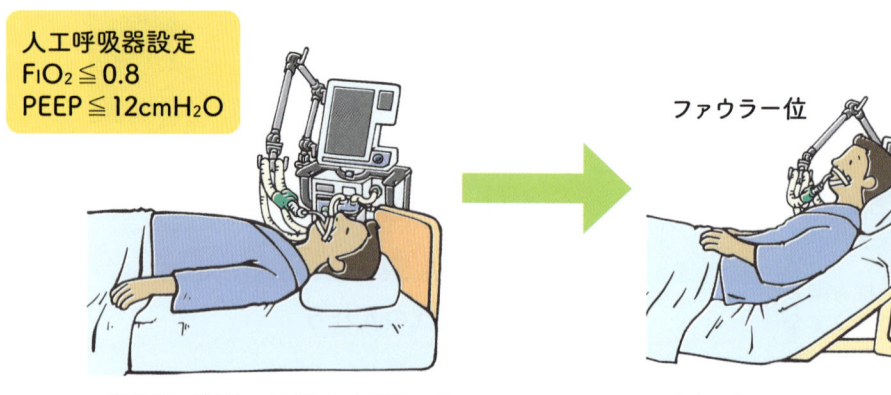

人工呼吸器設定
$FiO_2 \leqq 0.8$
$PEEP \leqq 12cmH_2O$

- 鎮静薬を減量し，呼びかけや刺激で開眼するか確認する（$+1 \geqq RASS \geqq -2$）
- バイタルサインの評価
- ベッド上で他動・自動運動の実施

ファウラー位

- 注意を向けていられるか，バイタルサインが安定しているか確認する．

> **早期離床の除外規準**
>
> ・血行動態安定のために多量のバソプレシンを投与している．
> ・人工呼吸器設定が$F_IO_2>0.8$，$PEEP>12cmH_2O$，もしくは呼吸器疾患の急激な悪化
> ・神経筋麻痺
> ・現在急性の神経性の疾患を発症している（くも膜下出血など）
> ・脊椎が不安定
> ・終末期
> ・開腹術後であり裂開のリスクがある
> ・激しい出血がある
> ・安静の指示がある

● ICUなどで使用する高機能ベッドでは，離床しなくても足を下ろして椅子に座った体位にすることができるベッドもあります．

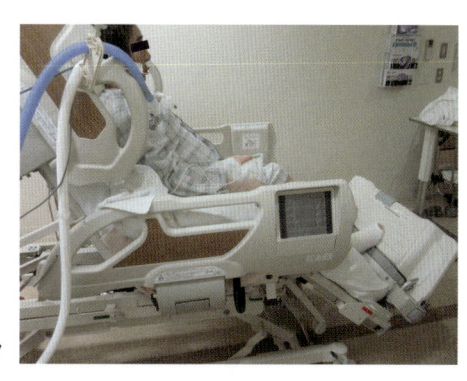

チェアポジション

引用・参考文献
1) 亀井有子：人工呼吸中の体位変換―何のために行うのか？―．呼吸器ケア 5（2）：63-66, 2007
2) 卯野木健：体位変換．人工呼吸ケアのポイント400（卯野木健編），p.114-120, メディカ出版，2005

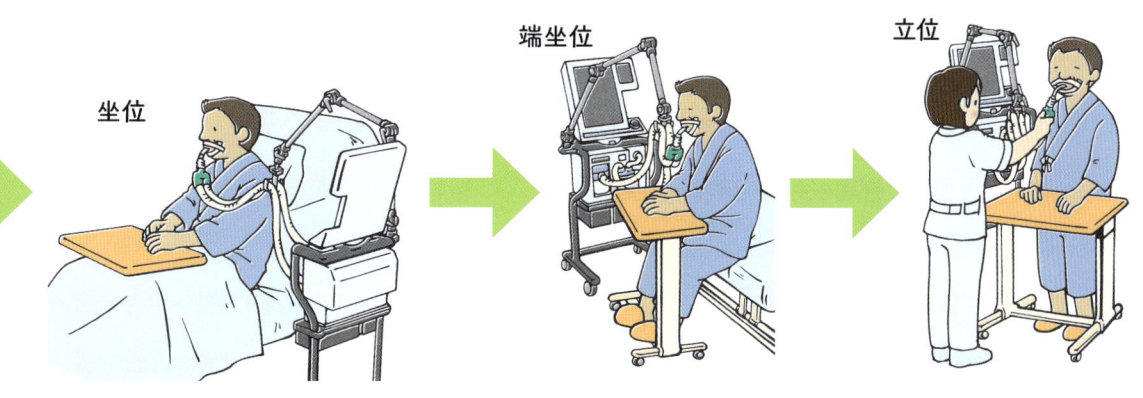

坐位
● 注意を向けていられるか，バイタルサインが安定しているか確認する．
● 人工呼吸器の回路が引っ張られないようにアームなどで位置を工夫する．

端坐位
● 足をベッドから下ろし，背面を開放する．オーバーテーブルなどを支えとするとよい．

立位
● 起立性低血圧などにも注意し，人工呼吸器回路が引っ張られないように支える．通常は医師，CEなどチームで実施する．

第8章 患者マネジメント

A 患者の全身管理

> **理解のポイント**
> - 人工呼吸器を装着している患者は，本来の呼吸不全という状態以外に，鎮静・臥床状態であることや，陽圧換気が行われていることにより，全身に影響を受けることになります．
> - 肺への影響はもちろんですが，循環や腎臓への影響は見逃せません．
> - 血圧や心拍出量，尿量などの観察が重要となります．

1 人工呼吸器が全身に及ぼす影響

- 人工呼吸器による管理は，呼吸機能を補助・維持する利点がありますが，全身に負の影響も及ぼします（表1）．
- 自然呼吸では横隔膜を下げ胸腔内を陰圧にすることで空気を肺内に取り込みますが，人工呼吸では外部から空気を送り込むため胸腔内は陽圧になります（図1, 2）．この吸気時における逆のしくみ（圧の生じ方が逆）が，全身に大きな影響を及ぼすのです．
- 具体的には，肺内圧の上昇，胸腔内圧の上昇，腹腔内圧の上昇が連動して生じ，さまざまな臓器の血流低下，血流障害を引き起こします．

表1 人工呼吸管理の主要な臓器への影響

部位	影響
肺	換気障害，無気肺，肺の過膨脹
心血管系	血圧の低下，心拍出量の低下
肝臓	うっ血肝，肝機能の低下
腎臓	尿量の減少，体液量の増加
胃・腸管	胃潰瘍，イレウス
中枢神経系	頭蓋内圧の上昇

図1 人工呼吸時の吸気と圧の関係

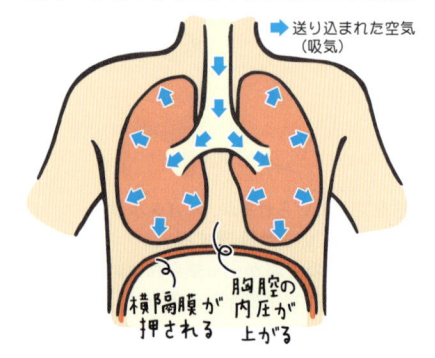

横隔膜が下がると胸腔内圧が陰圧に振れ，空気が流入します．

人工呼吸器から空気が流れ込み，胸腔内圧が陽圧に振れます．

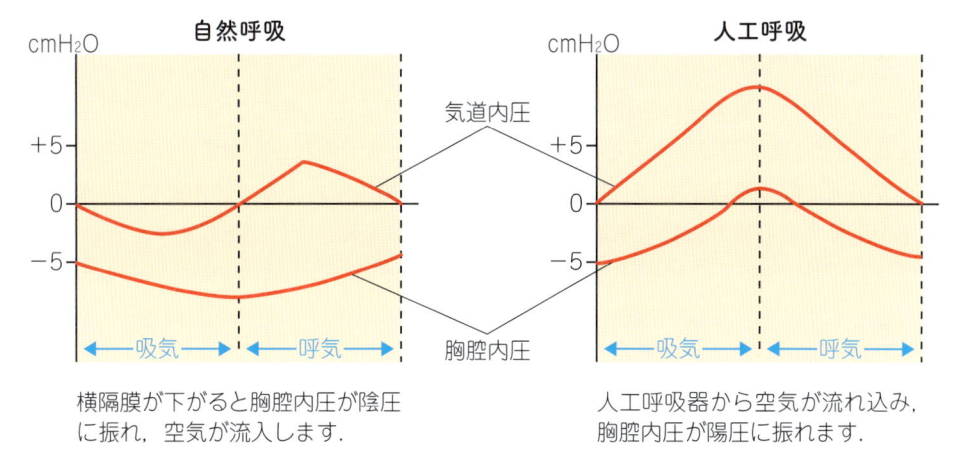

図2　自然呼吸と人工（陽圧）呼吸における圧の生じ方の違い

1）肺への影響

①換気に与える影響

- 自然呼吸では横隔膜の可動域が大きく，仰臥位でも腹側より背側のほうがよく動きます．そのため，血流の多い背側に空気がたくさんあり，効率よくガス交換ができます．
- 一方，人工呼吸管理下では横隔膜がほとんど動かないため，背側の肺は腹腔内臓器に圧迫されて空気が入りにくく，圧迫の少ない腹側の肺に空気が入りやすくなります．すると血流の多い背側の肺に空気が少なくなり，ガス交換の効率が悪くなります．
- また，背側の肺は，重力や腹腔内臓器による圧迫でつぶれやすく，無気肺を形成しやすくなります．

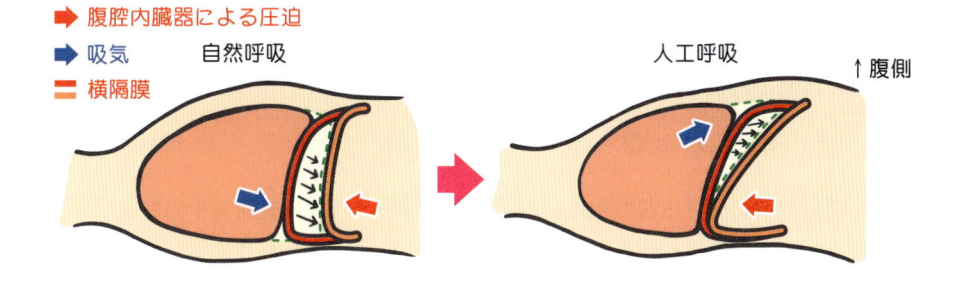

自然呼吸と人工呼吸における肺と横隔膜の動きの違い

②肺実質に与える影響

- 人工呼吸管理では，陽圧で換気を行うことで，以下のように肺実質が傷害されます．これらを人工呼吸器関連肺傷害（VALI：ventilator-associated lung injury あるいは VILI：ventilator-induced lung injury）と言います．

容量傷害：大きな換気量で肺胞を過膨張にさせることで肺胞傷害を起こす．

炎症性傷害：肺が過膨張になるとケミカルメディエーター（炎症物質）が遊離し，肺胞が炎症を起こす．

虚脱肺傷害：低いPEEPで肺胞虚脱と再開放が繰り返されることで肺胞同士が擦れ合い，炎症が生じ，肺胞傷害を起こす．

2）循環への影響

- 自然呼吸では，吸気時に胸腔内が陰圧となっているため，胸腔内外の血管の圧較差が生じ，同じく陰圧環境となる心臓へ上下大静脈の血液が流れ込みやすくなっています．
- 一方，人工呼吸管理下では，吸気時に人工呼吸器の陽圧によって肺が膨張し，胸腔内圧が上昇して心臓も血管も圧迫され，心臓へ血液が流入しづらくなります．その結果，静脈還流量が減少し，心拍出量の減少，血圧の低下をきたします．
- この心拍出量の減少は交感神経の緊張を引き起こし，全身の血管を収縮させ，各臓器における血液分布に変化をもたらします．

3）肝臓への影響

- 胸腔内圧の上昇，静脈還流の減少は，肝静脈血の流出障害（心臓に血液が戻れない）につながるため，肝臓ではうっ血肝が起こります．
- さらに，交感神経の緊張による腹腔内血管の収縮や，横隔膜が腹腔側に圧迫されることにより腹腔内圧が上昇し，肝臓が圧迫されます．すると，肝静脈・門脈系の血流が減少し，肝機能障害が引き起こされます．また，肝内胆管の狭窄や胆汁の流出障害も生じ，血中ビリルビンの上昇，黄疸を伴う肝障害をきたすこともあります．
- 人工呼吸管理中は鎮痛・鎮静などによる薬剤性の肝障害も加味しなくてはなりません．

4）腎臓への影響

- 人工呼吸管理下においては，心拍出量の減少に伴って，腎臓において腎血流量が減少するほか，抗利尿ホルモン（ADH：anti-diuretic hormone）[*1] が分泌され，尿量が減少します．
- また，腎血流量の低下に対して，血流量を増やそうとレニン・アンジオテンシン・アルドステロン系[*2] が働き，腎尿細管でのナトリウムの再吸収が促進され，さらに尿量減少や体液が貯留する傾向が強まります．

5）その他の臓器への影響

- 人工呼吸管理下における腹腔内圧の上昇や血流障害は，胃粘膜血流や腸管血流の減少にもつながり，胃潰瘍やイレウス（腸閉塞）などの原因にもなります．

6）中枢神経系への影響

- 人工呼吸によって胸腔内圧が陽圧となり，心臓も血管も圧迫されると，上大静脈も圧迫されます．すると，脳内の静脈系がうっ滞し，頭蓋内圧を亢進させ，脳灌流圧が低下し，脳循環を悪化させる要因となります．

[*1] ADHは，血漿の浸透圧や循環血液量の減少によって刺激され，下垂体後葉から分泌されるホルモン．腎集合管に作用して，抗利尿作用（排尿量を抑える作用）をもち，体液量や浸透圧の維持に重要な働きをする．
[*2] レニン・アンジオテンシン・アルドステロン系は，ナトリウム代謝を介して循環血液量や血管抵抗を調節する．レニンは腎糸球体近接細胞で生成され，アンジオテンシノーゲンをアンジオテンシンⅠへ活性化し，さらにアンジオテンシンⅡとなり，強力な血管収縮を起こす．同時に副腎皮質に作用してアルドステロンを分泌する．アルドステロンは腎尿細管に作用してナトリウムを再吸収し，体液量を増加させる．

2　人工呼吸管理中の栄養管理

> **理解のポイント**
> - 人工呼吸器を装着している患者は，エネルギーを多めに必要とする状態にあります．口から栄養を摂取できないこともあり，十分な栄養管理が不可欠になります．
> - 投与経路には「経腸栄養」と「経静脈栄養」の2つあり，可能なかぎり「経腸栄養」を，むずかしい場合に「経静脈栄養」を選ぶのが基本です．
> - 現場では，適切な投与法（速度，体位など），栄養剤の選び方，そして下痢対策が実践の焦点になります．ポイントをおさえて実践していきましょう．

1）人工呼吸管理中の栄養管理とは

- 人工呼吸管理中は，患者ごとに差はありますが侵襲を受けた状態であり，エネルギー代謝が亢進しています．通常より多くのエネルギーを必要とするものの，経口摂取ができないこともあって，栄養の需要と供給のバランスが崩れてしまうことがあります．
- この状態が続くと，容易に栄養障害，免疫能低下をきたすおそれがあり，回復の妨げにもなるため，十分な栄養管理が必要となります．

2）人工呼吸管理中の栄養管理の実際

① 栄養療法の選択

- 人工呼吸管理中の栄養素の投与経路は**経腸栄養**（enteral nutrition：EN）と**経静脈栄養**（parenteral nutrition：PN）の2つです．
- 消化器機能不全（消化管手術・イレウス・汎発性腹膜炎・腸管虚血・重症膵炎など）の禁忌がなければ**経腸栄養が推奨**されます．
- 経静脈栄養は手術直後に開始すべきではなく，経腸栄養が行えない場合にかぎり，術後5〜7日以降より開始するのが基本となります．

② 投与開始時期

- 栄養の投与は，人工呼吸管理開始後，24〜48時間以内に開始します．
- 通常，経腸栄養開始時には腸蠕動音や腸内ガス・便の通過のあることを確認します．しかし，人工呼吸管理中の患者では，消化管機能を温存させるため，できるだけ早くに栄養療法を始める必要があるので，その評価を待たずに実施します．

③ 投与量

- 人工呼吸管理中の栄養投与量を考える基本は，一般の栄養管理で用いられる「生命維持に最小限必要な代謝に使用されるエネルギー量」と同じです．
- これは BEE（basal energy expenditure）（kcal/日）とよばれ，ハリス・ベネディクトの予測式があります．

　　ハリス・ベネディクト（Harris-Benedict）の予測式
　　　男性：66.47＋13.75×体重（kg）＋5.00×身長（cm）－6.76×年齢
　　　女性：655.1＋9.56×体重（kg）＋1.85×身長（cm）－4.68×年齢

- ただし，先述のように人工呼吸管理中の患者の多くは，さまざまな侵襲を受けています．そのため，基本的な投与量に＋αを加える必要があります．このプラス分を，患者の状態や病態に応じて示した指標が，右のストレス係数とよばれるものです．状態や病態が複数の場合は，係数が一番高いものを使用します．

ストレス係数	
ベッド上臥床	1.2
人工呼吸	1.32～1.34
手術	小1.1　大1.2
感染	軽1.2　中1.5　大1.8
不穏	1.36～1.47

④ 経腸栄養剤の選択の基本と注意点

- 経腸栄養剤は，それぞれの栄養剤の特徴（**表2**）をふまえ，**図3**に示すアルゴリズムに沿い，患者状態に応じて選択されます．
- 栄養剤の中で，成分栄養剤や消化態栄養剤は，食物残渣を残さない形態のため，消化・吸入能が低下しているときに適しています．一方で，浸透圧が高く（吸収されやすく），下痢を起こしやすいことには注意が必要です．
- 半消化態栄養剤は生理的浸透圧に近く生体にやさしいため，一般的に栄養剤投与は半消化態栄養剤から始めるのが基本です．このときおさえておきたいのが，水分量についてです．経腸栄養剤の投与も，水分制限がある患者にとっては負荷になります．心不全や COPD など水分制限が必要な患者や水分投与量を増やしたくない場合は，エネルギー量が 1.5～2 kcal/mL に調節されたものを選択します．

表2　各栄養剤の主な特徴

栄養剤	特徴
成分栄養剤	・ほとんど消化を必要としない（食物残渣が残らない） ・浸透圧が高い
消化態栄養剤	・栄養素が消化された形態（食物残渣が残らない） ・浸透圧が高い
半消化態栄養剤	・栄養素は最終段階まで分解されていない（食物残渣が残る） ・生理的浸透圧に近い

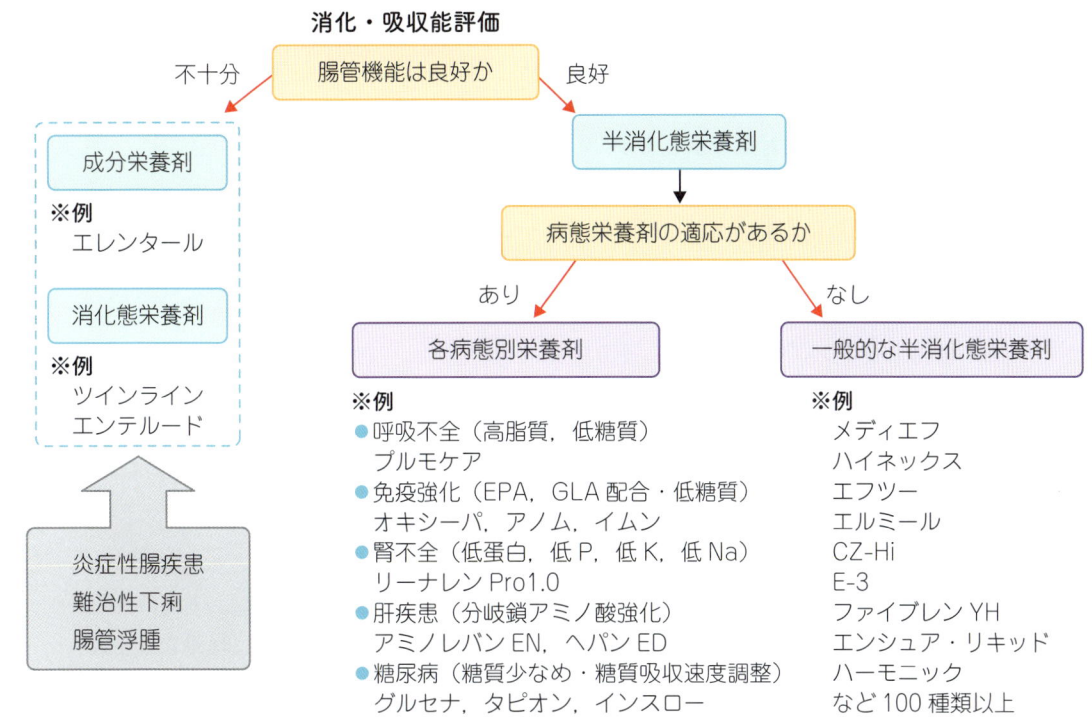

```
                        消化・吸収能評価
         不十分      腸管機能は良好か      良好

   成分栄養剤                            半消化態栄養剤
   ※例
    エレンタール                          病態栄養剤の適応があるか

   消化態栄養剤                   あり                  なし
   ※例
    ツインライン              各病態別栄養剤         一般的な半消化態栄養剤
    エンテルード
                           ※例                    ※例
                            ●呼吸不全（高脂質，低糖質） メディエフ
    炎症性腸疾患               プルモケア              ハイネックス
    難治性下痢                ●免疫強化（EPA，GLA 配合・低糖質） エフツー
    腸管浮腫                   オキシーパ，アノム，イムン  エルミール
                            ●腎不全（低蛋白，低 P，低 K，低 Na） CZ-Hi
                             リーナレン Pro1.0        E-3
                            ●肝疾患（分岐鎖アミノ酸強化）  ファイブレン YH
                             アミノレバン EN，ヘパン ED エンシュア・リキッド
                            ●糖尿病（糖質少なめ・糖質吸収速度調整）ハーモニック
                             グルセナ，タピオン，インスロー など 100 種類以上
```

図3　栄養剤選択のアルゴリズムと主な栄養剤（商品名）

⑤ 投与速度

- 栄養剤の投与速度は，少量・持続・ゆっくりとが基本です．人工呼吸管理中は，鎮静薬や胃粘膜血流の減少などによって胃蠕動運動が低下しており，大量に，速い速度で投与すると，逆流・嘔吐・腹部膨満をきたしやすいためです．
- 持続投与の場合は，15〜20mL/時で 24〜72 時間かけて実施します．
- なお，経腸栄養剤は常温であれば温める必要はありません．

⑥ 体位管理

- 人工呼吸管理中は，陽圧換気によって胸腔内圧が上がるため，胃内容物の逆流が生じやすい状態になります．逆流は誤嚥性肺炎の原因にもなります．経腸栄養剤投与時の体位は 30〜45° 以上に起こしましょう．
- 経腸栄養剤投与後の体位調整は，少なくとも 1 時間経ってから行いましょう．短時間では，逆流や嘔吐のおそれがあります．
- また，投与中は嘔吐の可能性を考えて，可能であれば顔，身体を横に向けておくと，嘔吐物の気管への逆流の予防になります．嘔吐が生じた場合は，胃管チューブから吸引し，胃内容を減圧することも重要です．

⑦ 下痢の対策

- 下痢は経腸栄養中止の条件にはなりません．下痢で経腸栄養を中止するのは，感染が原因のときだけです．
- 発熱を伴う下痢や大量の下痢の場合，便は捨てずに検査へ出します．たとえば，クロ

ストリジウムディフィシル検出（特異的な毒素［Toxin A・B］の検出）では，偽膜性腸炎が疑われます．
- 以下に基本的な下痢対策を示します．

速度
- 投与速度を遅くします．
  1) 初期開始時は20〜30mL/時より開始します
  2) 経腸栄養ポンプを用いてゆっくりと正確に投与します
  3) 下痢していないときの速さまで戻します

浸透圧の考慮
- 浸透圧の低い経腸栄養剤へ変更します．

固形化
- 栄養剤の固形化を実施します．栄養剤の胃内停滞時間が延長することで，下痢の予防になります．また，胃内容物の逆流が減少し誤嚥性肺炎などの予防や短時間での注入も可能になります．

> **経腸栄養を止める基準**
> ① 嘔吐を繰り返す
> ② 消化管の完全閉塞
> ③ 消化管出血
> ④ 炎症性腸疾患の増悪期
> ⑤ **感染による下痢**
> ⑥ 呼吸・循環動態の悪化

参考文献
1) 亀井有子：経腸栄養と排泄管理（下痢・便秘）．重症集中ケア 7（4）：25-33, 2008
2) 日本静脈経腸栄養学会編：静脈経腸栄養ハンドブック, 南江堂, 2011

3 鎮痛・鎮静の実践

> **理解のポイント**
> - 気管チューブが挿管されたら，苦痛や違和感があります．この苦しさを回避させるのが鎮痛・鎮静の目的です．
> - 痛み，不穏，せん妄は各評価スケールを用いて評価，治療，予防することが推奨されています．

1）人工呼吸管理中の鎮痛・鎮静マネジメントとは

- 鎮痛・鎮静マネジメントの目的は，患者の苦痛緩和と快適性，安全性を確保することです（次ページ上の表）．そのために「患者の痛み，不穏，せん妄をいかにうまく管理するか」が重要となります．
- 人工呼吸器管理を要する重症患者の予後は，せん妄対策の成否に大きく依存するため，その方策として，2014年に日本版・集中治療室における成人重症患者に対する痛み・不穏・せん妄管理のための臨床ガイドライン（J-PAD）[1]が公表されました．PADは痛み（pain），不穏（agitation），せん妄（delirium）のそれぞれの頭文字をとっており，各要素の評価スケール（126〜129ページ）を用いて，評価，治療，予防することが推奨されています．J-PADガイドラインで示されたケアを表（次ページ下）にします．

鎮痛・鎮静の目的

1. 患者の快適さ・安全の確保
   ①不安をやわらげる
   ②気管チューブ留置の不快感の減少
   ③動揺・興奮を抑え安静を促進する
   ④睡眠の促進
   ⑤自己抜去の防止
   ⑥気管吸引の苦痛を緩和
   ⑦処置・治療の際の意識消失（麻酔）
   ⑧筋弛緩薬投与中の記憶消失
2. 酸素消費量・基礎代謝量の減少
3. 換気の改善と圧外傷の減少
   ①人工呼吸器との同調性の改善
   ②呼吸ドライブ（呼吸中枢）の抑制

日本呼吸療法医学会・多施設共同研究委員会：ARDSに対するClinical Practice Guideline 第2版，人工呼吸 21 (1)：44-61, 2004

PAD ケアバンドル

	痛み	不穏	せん妄
評価	各勤務帯ごと4回以上＋随時 評価ツール ・NRS ・BPS ・CPOT 疼痛大：NRS≧4, BPS＞5, CPOT≧3	各勤務帯ごと4回以上＋随時 評価ツール ・RASS ・SAS ・脳機能モニター（筋弛緩薬中） 評価 ・不穏：RASS +1〜+4, SAS 5〜7 ・覚醒(安静)：RASS 0, SAS 4 ・浅い鎮静：RASS −1〜−2, SAS 3 ・深い鎮静：RASS −3〜−5, SAS 1〜2	各勤務帯ごと＋随時 評価ツール ・CAM-ICU ・ICDSC せん妄あり ・CAM-ICU 陽性 ・ICDSC ≧ 4
治療	30分以内に治療し再評価 ・非薬物治療とリラクゼーション ・薬物治療 －オピオイド静注＋/−非オピオイド鎮痛薬（非神経因性疼痛） －ガバペンチンorカルバマゼピン＋/−オピオイド（神経因性疼痛） －硬膜外鎮痛（胸部外傷・腹部術後）	目標鎮静レベル or 毎日の鎮静中止（不穏なく従命OK）： RASS −2〜0, SAS 3〜4 ・鎮静浅い：痛み評価・治療→鎮静薬（ベンゾジアゼピン以外，アルコール依存ではベンゾ考慮） ・鎮静深い：適正レベルまで鎮静薬中断．再開は50%量より	・適宜鎮痛 ・患者へのオリエンテーション（眼鏡や補聴器を） ・薬物治療 －ベンゾジアゼピン薬を避ける －リバスチグミンを避ける －QT延長リスクあれば抗精神薬を避ける
予防	・処置前に鎮痛＋/−非薬物治療 ・鎮痛優先（その後鎮静）	・毎日SBT．早期離床と運動（適切な鎮静レベル，禁忌なし）	・せん妄リスク（認知症，高血圧，アルコール依存，重症度，昏睡，ベンゾジアゼピン投与中） ・ベンゾジアゼピンを避ける ・早期離床と運動療法 ・睡眠コントロール ・抗精神薬の再投与

BPS, Behavioral Pain Scale; CAM-ICU, Confusion Assessment Method for the Intensive Care Unit; CPOT, Critical-Care Pain Observation Tool; ICDSC, Intensive Care Delirium Screening Checklist; NRS, Numeric Rating Scale; RASS, Richmond Agitation Sedation Scale; SAS, Sedation Agitation Scale; SBT, Spontaneous Breathing Trial.
Barr J, Fraser GL, Puntillo K, et al：American College of Critical Care Medicine. Clinical practice guidelines for the management of pain, agitation, and delirium in adult patients in the intensive care unit. Crit Care Med 41：263-306, 2013 より引用，一部改変

［重症集中ケア 14 (3) より］

2）評価スケール

① 疼痛スケール

- CPOT，BPS

痛みを訴えることができない患者のための客観的評価スケールです．BPSは人工呼吸器装着中のみの使用ですが，CPOTは人工呼吸器離脱後も使用できるように評価項目が設定されています．

CPOT（Critical-Care Pain Observation Tool）

項目	説明		スコア	
表情	緊張なし	リラックス	0
	しかめる，睫毛を下げる，こわばる，筋肉の緊張	緊張	1
	上記に加えて強く閉眼	しかめ面	2
体の動き	痛みなく，動かない	動きなし	0
	ゆっくり慎重な動き，痛いところを触ったり，さすったり	抵抗，防御的	1
	チューブを引き抜く，突然立ち上がる，体を動かす命令に応じず，攻撃的，ベッドから降りようとする	落ち着きなし	2
人工呼吸の同調性（挿管患者）	アラームなく，容易に換気	同調	0
	アラームがあるが，止んだりもする	咳嗽	1
	非同調，換気がうまくできない，アラーム頻繁	ファイティング	2
発声（挿管してない患者）	通常のトーンで会話	通常の会話	0
	ため息，うめき声	ため息，うめき声	1
	泣きわめく，すすり泣く	泣きわめく	2
筋緊張	受動運動に抵抗なし	リラックス	0
	受動運動に抵抗あり	緊張	1
	強い抵抗，屈曲・伸展できない	強い緊張，硬直	2

※合計点数は0〜8点．3点以上で介入必要．

- NRS，VAS

患者が訴えを表出できる患者のための主観的評価スケールです．患者自身が感じている痛みの程度を口頭もしくは指差しや筆記で答えてもらいます．

NRS（numeric rating scale）

現在感じているペインスコアを口頭もしくは指差しで伝えてください

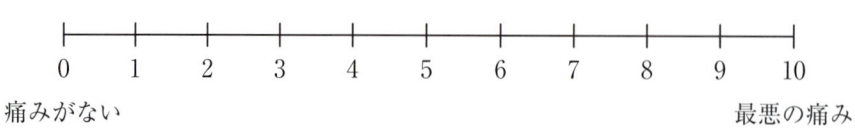

0　1　2　3　4　5　6　7　8　9　10
痛みがない　　　　　　　　　　　　　　最悪の痛み

Prince Henry Pain Score

```
0：咳をして痛まない
1：咳をすると痛むが，深呼吸では痛まない．
2：深呼吸をすると痛むが安静にしていれば痛まない．
3：多少安静時痛はあるが鎮痛薬は必要でない．
4：安静時痛があり，鎮痛薬が必要である．
```

② 鎮静スケール

●RASS.

　鎮静スケールにもいくつかありますが，RASSは①使いやすく覚えやすい，②それぞれのレベルの正確な識別と判定するのに必要なレベルの数を備えている，③不穏・興奮の判定が可能である，④適切な患者背景で評価者間の信頼性と妥当性の厳しいテストを受けたものであるなどの理由から推奨されています[2]．

RASS（Richmond Agitation-Sedation Scale）

ステップ1	30秒間，患者を観察する．これ（視診のみ）によりスコア0〜+4を判定する．
ステップ2	1) 大声で名前を呼ぶか，開眼するように言う． 2) 10秒以上アイ・コンタクトができなければ繰り返す． 　以上2項目（呼びかけ刺激）によりスコア−1〜−3を判定する． 3) 動きが見られなければ，肩を揺するか，胸骨を摩擦する． 　これ（身体刺激）によりスコア−4，−5を判定する．

0を中心に10段階に分かれていて，プラスでは興奮，マイナスでは鎮静が強いと評価する．

スコア	用語	説明	
+4	好戦的な	明らかに好戦的な，暴力的な，スタッフに対する差し迫った危険	
+3	非常に興奮した	チューブ類またはカテーテル類を自己抜去；攻撃的な	
+2	興奮した	頻繁な非意図的な運動，人工呼吸器とファイティング	
+1	落ち着きのない	不安で絶えずそわそわしている，しかし動きは攻撃的でも活発でもない	
0	意識清明な	落ち着いている	
−1	傾眠状態	完全に清明ではないが，呼びかけに10秒以上の開眼およびアイ・コンタクトで応答する	呼びかけ刺激
−2	軽い鎮静状態	呼びかけに10秒未満のアイ・コンタクトで応答する	呼びかけ刺激
−3	中等度鎮静	呼びかけに動きまたは開眼で応答するがアイ・コンタクトなし	呼びかけ刺激
−4	深い鎮静状態	呼びかけに無反応，しかし，身体刺激で動きまたは開眼	身体刺激
−5	昏睡	呼びかけにも身体刺激にも無反応	身体刺激

鎮痛薬・鎮静薬の例

鎮痛薬	麻薬（オピオイド鎮痛薬）		麻薬拮抗性（非オピオイド）鎮痛薬		NSAIDs
	フェンタニル（フェンタネスト®）	モルヒネ	ブプレノルフィン（レペタン®）	ペンタゾシン（ソセゴン®）	ロピオン®など
使い分け	一般的術後疼痛	持続的疼痛	麻薬の代替		炎症による疼痛
作用発現	1分	30分	5分	2〜3分	6〜7分
持続時間	0.5〜2時間	4〜5時間	6〜9時間	3〜4時間	0.5〜3時間
鎮痛効果	80〜200倍	1倍	25〜50倍	0.5倍	
呼吸抑制	あり	あり	あり	弱い	
循環抑制	あり	強い	あり	あり	血圧上昇or低下
開始量	1〜2μg/kg 緩徐にIV	0.05mg/kg/時 15分	0.2mg DIV	15mg DIV	50mg DIV
持続量	1〜4μg/kg/時	4〜6mg/時	6〜8時間ごと	3〜4時間ごと	
呼吸抑制時	ナロキソン		ドキサプラム（ドプラム®）		
特徴	・末梢拡張作用は弱い. ・脂溶性 ・作用時間が短い. ・腸管抑制がモルヒネより少なく消化器手術でも使用できる.	・血管拡張作用があり急性心筋梗塞で使用することもある. ・作用発現まで時間がかかるが持続時間も長い. ・硬膜外投与では広範に作用し大手術後の疼痛管理に向く.		・末梢血管収縮 ・血圧/肺動脈圧上昇 ・心疾患がある場合は注意	・作用機序がほかの鎮痛薬と異なるため，追加投与で鎮痛が得られやすい. ・解熱作用を有す.

IV（intravenous）：静脈注射，DIV（drip infusion of vein）：点滴静脈注射

鎮静薬	ミダゾラム（ドルミカム®）	プロポフォール（ディプリパン®）	デクスメデトミジン（プレセデックス®）
作用	GABA受容体作動	GABA受容体作動	α_{2A}受容体作動
鎮静レベル	RASS：-4以上	RASS：-4以上	RASS：-3程度まで
発現時間	直後〜数分程度	1〜3分	3〜10分程度
持続時間	1時間以内	10〜15分	2〜3時間程度
鎮痛	なし	なし	あり
呼吸抑制	あり	あり	なし
抗せん妄	なし	なし	あり
耐性	あり	あり	なし
消化管抑制	あり	あり	なし
循環への影響	弱い	あり：血管拡張	あり：徐脈・血管拡張
拮抗薬	フルマゼニル（アネキセート®）		徐脈：アトロピン
開始量	0.03〜0.05mg/kg 鎮静度を見ながら追加投与. MAX：0.3mg/kg	0.3mg/kg/時：5分	6μg/kg/時：10分
維持量	0.03〜0.18mg/kg/時 が推奨	0.3〜3mg/kg/時	0.2〜0.7μg/kg/時 200μg/50mL希釈の場合 60kg：3〜10mL/時
そのほか特徴	・肝，腎機能低下で効果遷延 ・投与直後，覚醒時せん妄出現の危険性あり	・覚醒時間が早い. ・小児への安全性は確立していない. ・乳酸値上昇は重篤な副作用の予兆 ・脂肪製剤のため細菌繁殖しやすく，12時間以上同じラインを使用しない.	・自然な睡眠に近い鎮静作用がある. ・患者の意識が完全に消失しないため，簡単に目が覚める. ・呼吸抑制が少なく抜管後も投与可能 ・0.5μg/kg/時以上では徐脈・低血圧の危険性あり．ボーラス投与は禁忌.

露木菜緒：循環器薬と鎮痛・鎮静薬の身体への相互作用．重症集中ケア 9 (3)：84-89, 2010より引用

③ せん妄スケール

●CAM-ICU

人工呼吸器装着患者を対象に非常に高い感度と特異度があります．評価のためには患者の協力が必要です．CAM-ICUは，判定する「今」のせん妄を判定します．

●ICDSC

患者の協力を必要としないため，言語的コミュニケーションが困難な場合でも使用可能で，客観的な患者の状態や行動から評価が可能なツールです．ICDSCは，判定する「今」のせん妄ではなく，8時間，あるいは24時間の状況に基づいて判定します．

CAM-ICU

[古賀雄二：ICUにおけるせん妄の評価——日本語版CAM-ICU．看護技術 55(1)：32，2009より]

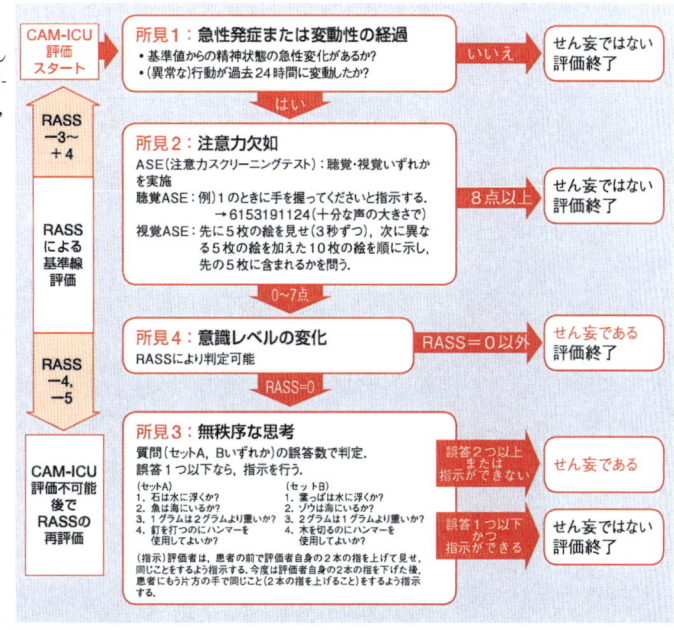

所見1：急性発症または変動性の経過
- 基準値からの精神状態の急性変化があるか？
- (異常な)行動が過去24時間に変動したか？
  - いいえ → せん妄ではない 評価終了
  - はい ↓

所見2：注意力欠如
ASE(注意力スクリーニングテスト)：聴覚・視覚いずれかを実施
聴覚ASE：例)1のときに手を握ってくださいと指示する．→6153191124(十分な声の大きさで)
視覚ASE：先に5枚の絵を見せ(3秒ずつ)，次に異なる5枚の絵を加えた10枚の絵を順に示し，先の5枚に含まれるかを問う．
  - 8点以上 → せん妄ではない 評価終了
  - 0～7点 ↓

所見4：意識レベルの変化
RASSにより判定可能
  - RASS=0以外 → せん妄である 評価終了
  - RASS=0 ↓

所見3：無秩序な思考
質問(セットA，Bいずれか)の誤答数で判定．誤答1つ以下なら，指示を行う．
(セットA)
1. 石は水に浮くか？
2. 魚は海にいるか？
3. 1グラムは2グラムより重いか？
4. 釘を打つ1つのにハンマーを使用してよいか？
(セットB)
1. 葉っぱは水に浮くか？
2. ゾウは海にいるか？
3. 2グラムは1グラムより重いか？
4. 木を切るのにハンマーを使用してよいか？
(指示)評価者は，評価者自身の2本の指を上げて見せ，同じことをするよう指示する．今度は評価者自身の2本の指を下げた後，患者にもう片方の手で同じこと(2本の指を上げること)をするよう指示する．
  - 誤答2つ以上または指示ができない → せん妄である
  - 誤答1つ以下かつ指示ができる → せん妄ではない 評価終了

左側：RASS -3～+4 → RASSによる基準線評価 → RASS -4，-5 → CAM-ICU評価不可能後でRASSの再評価

ICDSC

[卯野木健，剱持雄二：ICDSCを使用したせん妄の評価．看護技術 57(2)：45-49，2011より]

このスケールはそれぞれ8時間のシフトすべて，あるいは24時間以内の情報に基づき完成される．明らかな徴候がある=1ポイント：アセスメント不能，あるいは徴候がない=0ポイントで評価する．それぞれの項目のスコアを対応する空欄に0または1で入力する．

1. **意識レベルの変化**
   (A)反応がないか，(B)何らかの反応を得るために強い刺激を必要とする場合は評価を妨げる重篤な意識障害を示す．もしほとんどの時間(A)昏睡あるいは(B)昏迷状態である場合，ダッシュ(—)を入力し，それ以上評価を行わない．
   (C)傾眠あるいは，反応までに軽度ないし中等度の刺激が必要な場合は意識レベルの変化を示し，1点である．
   (D)覚醒，あるいは容易に覚醒する睡眠状態は正常を意味し，0点である．
   (E)過覚醒は意識レベルの異常と捉え，1点である． ___

2. **注意力欠如**：会話の理解や指示に従うことが困難．外からの刺激で容易に注意がそらされる．話題を変えることが困難．これらのうちいずれかがあれば1点． ___

3. **失見当識**：時間，場所，人物の明らかな誤認．これらのうちいずれかがあれば1点． ___

4. **幻覚，妄想，精神障害**：臨床症状として，幻覚あるいは幻覚から引き起こされていると思われる行動(たとえば，空を掴むような動作)が明らかにある．現実検討能力の総合的な悪化．これらのうちいずれかがあれば1点． ___

5. **精神運動的な興奮あるいは遅滞**：患者自身あるいはスタッフへの危険を予防するために追加の鎮静薬あるいは身体抑制が必要となるような過活動(たとえば，静脈ラインを抜く，スタッフをたたく)．活動の低下，あるいは臨床上明らかな精神運動遅滞(遅くなる)．これらのうちいずれかがあれば1点． ___

6. **不適切な会話あるいは情緒**：不適切な，整理されていない，あるいは一貫性のない会話．出来事や状況にそぐわない感情の表出．これらのうちいずれかがあれば1点． ___

7. **睡眠／覚醒サイクルの障害**：4時間以下の睡眠，あるいは頻回な夜間覚醒(医療スタッフや大きな音で起きた場合の覚醒を含まない)．ほとんど1日中眠っている．これらのうちいずれかがあれば1点． ___

8. **症状の変動**：上記の徴候あるいは症状が24時間のなかで変化する(たとえば，その勤務帯から別の勤務帯で異なる)場合は1点． ___

3）せん妄予防

① せん妄とは
- 人工呼吸器装着患者のせん妄発生率は高く，せん妄は死亡率の増加や在院日数の延長にも影響します．
- せん妄は急性の認知機能の障害であり，主症状は，注意力の障害，意識水準の変化などです．
- せん妄は，過活動型せん妄，低活動型せん妄，混合型せん妄の3つに分類されます．過活動型せん妄は暴力的・闘争的不穏を呈するのに対し，低活動型せん妄は傾眠や無関心が主となります．またこの2つが混合して現れる混合型もあります．低活動型せん妄は活気のなさから見逃されることも多いです．

② せん妄の予防
- せん妄の発生にはベンゾジアゼピン系の鎮静薬の関与が大きく，ベンゾジアゼピン系の薬剤の使用を避けることが推奨されています．
- また，早期離床によりADLを拡大していくことも重要です．せん妄は認知機能の障害であり，認知機能を維持するために時計を置いたり，メガネをかけたり，補聴器を装着したりと環境を整えていくことも大事です．
- そのほか，脱水や電解質異常，低酸素血症，疼痛など生理学的な要因もせん妄のリスク因子であり，生理学的なデータをモニタリングし，早期発見，早期改善も重要です．

4）精神的ケアと環境改善

- 鎮痛剤を用いた薬理学的な鎮痛管理は大前提ですが，非薬剤性の介入も重要です．生理的ニードの充足に加え，①コミュニケーション，②リラクセーション，③家族の介入，④周囲環境などを整えます．
  - ①**コミュニケーション**：訴えたいことの有無の確認，会話できない状況による苦痛への配慮，筆談や文字盤などによるコミュニケーション
  - ②**リラクセーション**：安楽な体位の維持，シーツ・衣服のしわなどが苦痛になっていないか確認，モニター機器類からの音が不快にならないよう配慮
  - ③**家族の介入**：身内や安心できる人が側にいられる状況を作る
  - ④**周囲環境**：そのほかの騒音，部屋の明るさ，冷暖房の程度など患者の療養を妨げない環境整備

引用文献
1) 日本集中治療医学会J-PADガイドライン作成員会：日本版・集中治療室における成人重症患者に対する痛み・不穏・せん妄管理のための臨床ガイドライン，日集中医誌21(5)，2014，539-79．
2) 人口呼吸中の鎮静のためのガイドライン：http://square.umin.ac.jp/jrcm/contents/guide/page03.html（2016年6月21日アクセス）

4 人工呼吸管理中の全身管理・観察のポイント

- 人工呼吸管理中は，先述したような全身への影響をふまえたうえで，マネジメントしていくことが重要になります．
- 下の図にポイントを示します．また，とくにおさえておきたい項目について次ページで解説します．

気管チューブの観察は，安全管理として重要です．

気管チューブの状態
- チューブの固定：長さ異常，安定性，固定テープのはがれ，胸部X線で前回撮影と比較し位置異常がないか確認
- カフ圧の確認（カフ漏れの有無）
- バイトブロックの必要性，潰瘍の有無

意識状態，鎮痛・鎮静コントロールの状態
- JCS（ジャパン・コーマ・スケール），GCS（グラスゴー・コーマ・スケール）などで評価
- 指示動作の可否
- MMT（徒手筋力テスト）…1）
- 必要時は瞳孔所見
- 鎮痛・鎮静スケール（127ページ）
- 表情，訴え

呼吸状態（B項，133ページ）
- フィジカルアセスメント
- 体位による換気量・バイタルサインの変化
- 人工呼吸器：グラフィック，換気量などの患者データ
- 血液ガスデータ（C項，139ページ）
- SpO_2，カプノメータ
- 胸部X線（異常陰影の有無）

循環動態
- 血圧，脈拍数，脈圧
- 四肢末梢冷感の有無
- 皮膚の色調
- 冷汗など皮膚の湿潤
- 体温：中枢温と末梢温の較差の有無…2）
- 代謝，感染徴候の有無（呼吸への影響）
- 水分出納バランス
- 体重
- CVP（中心静脈圧）
- 指先のリフィリング時間…3）

肝機能
- 肝機能，胆道系血液データ
- 黄疸の有無
- 胃管排液量，性状，胃粘膜保護薬の使用の有無

腎機能
- 尿量（0.5mL/kg/時以上流出しているか）…4）
- 腎機能データ
- 浮腫の有無：眼球結膜の浮腫や下腿の圧痕など

腸管
- 腹鳴の有無
- 腹部膨満感の有無
- 排便の有無，性状
- 腹部X線
- 栄養データ：総蛋白質，アルブミン，電解質など

蛋白質など栄養状態を維持するのは，筋力を維持するために重要です．

1）MMT：徒手筋力テスト

- 重力と徒手によって筋力を判定する方法で，6段階で評価します．
- 早期離床につなげるために欠かせない項目です．

> **MMT（徒手筋力テスト）**
>
> 5（Normal）：運動範囲全体に渡って動かすことができ，最大の徒手抵抗に抗して最終運動域を保持できる．
> 4（Good）：運動範囲全体に渡って動かすことができ，弱〜中等度の徒手抵抗に抗して最終運動域を保持できる．または，やや負ける．
> 3（Fair）：運動範囲全体に渡って動かすことができるが，徒手抵抗には抗することができない．
> 2（Poor）：重力の影響を除いた肢位でなら，運動範囲全体，または一部に渡って動かすことができる．
> 1（Trace）：筋収縮が目に見える，または触知できるが，関節運動は起こらない．
> 0（Zero）：筋収縮・関節運動は全く起こらない．

2）中枢末梢温度較差

- 循環不全が起きると，生体は末梢側の血流を減らし重要臓器へ血流を集めます．
- したがって，中枢温は上昇し末梢温が低下する，つまり中枢と末梢の温度較差ができます．これは循環不全の徴候です．

3）指先リフィリング

- これも循環不全の徴候を見抜くアセスメント方法です．
- 指先を2秒ほど圧迫すると血流がなくなり指先は白くなります（**写真**）．圧迫を離して血流が戻るまでに3秒以上かかると，循環不全の可能性があります．

圧迫すると血流がなくなり白くなります．

4）尿量

- 前述のように，腎血流量の減少によって尿量が減少します．そこで，尿量が腎血流量の指標となります．
- 腎血流量が維持されている目安として，少なくとも0.5mL/kg/時の尿量が必要です．
- 重要臓器の中で腎臓が最初に血流障害をきたしますので，腎血流量が維持できるように循環動態を含めて評価，管理していく必要があります．

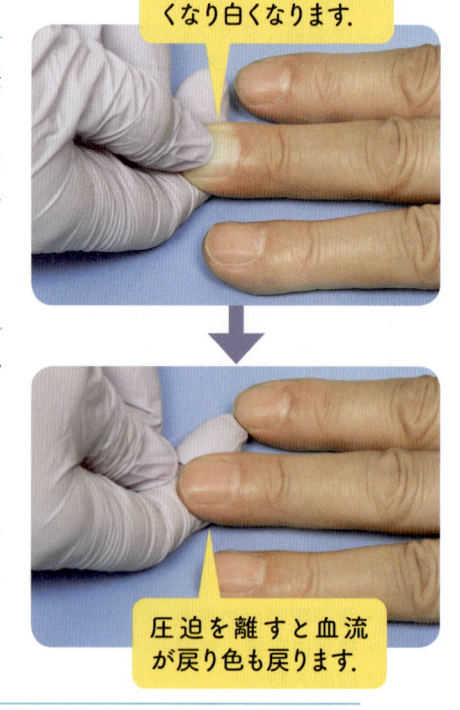

圧迫を離すと血流が戻り色も戻ります．

参考文献
1）小林美和：人体をみてみよう．呼吸器ケア 5（4）：355-362，2007
2）大槻勝明：人工呼吸器の生体への影響と機能評価．重症集中ケア 7（5）：4-12, 2008

B 患者アセスメントの実際

> **理解のポイント**
> - 人工呼吸管理患者へのアセスメントの基本は，今の人工呼吸器の設定が患者にとって適切かどうかを見極めることです．
> - また，人工呼吸管理中は異変を見抜くことが重要になります．フィジカルアセスメントに加え，グラフィックモニタにも注目し，患者の呼吸状態を評価していきます．
> - 患者の呼吸状態の変化・異常に際しては，その原因は何かを考え，対応と迅速な報告で，悪化を最小限にとどめるようにします．

1 人工呼吸管理患者のアセスメントとは

- 人工呼吸管理における患者アセスメントの基本は，開始時に必ず患者の側にいて呼吸状態を観察し，設定の妥当性を評価することです．
- 最初の設定が患者にとって最適ではなく，何度か調整が必要なこともあります．また，患者の呼吸状態が変われば，その都度設定も変更します．そのたびに，患者の呼吸状態と設定の妥当性の評価を繰り返し行います．これが，患者の快適性や安全性を高めるからです．
- 患者の呼吸と人工呼吸器との同調性をアセスメントします．とくに，患者の呼吸状態と関連要因を観察することが大切です．
- 患者の呼吸と同調性のフィジカルアセスメントは，次のようなステップで行います．
  ①問診：意識レベル，鎮静レベル，自覚症状の確認
  ②視診：呼吸補助筋活動の有無の確認
  ③触診，聴診，打診など
  ④グラフィックの確認

> **Column　呼吸補助筋の活動**
>
> ・通常，吸気時の呼吸は横隔膜の動きが80％を担っています．残り20％は肋間筋が主に担います．しかし，それでも足りないときはそれ以外の斜角筋や胸鎖乳突筋，僧帽筋などの呼吸補助筋を使います．
> ・呼気については，安静時に関与する筋肉はありませんが，努力呼気では内肋間筋や腹筋などを使います．

2　アセスメントの実際の手順

1　問診で患者の意識レベル，鎮静レベル，自覚症状を確認します．

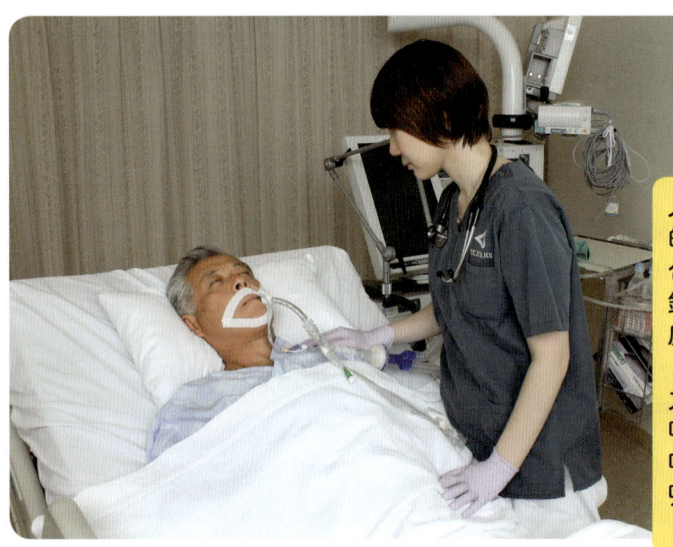

> 人工呼吸管理中は意図的に深鎮静を用いる場合もあるため，その方針とRASSなどで鎮静度も評価します．
> また，苦痛様顔貌，努力呼吸（鼻翼呼吸・肩呼吸・下顎呼吸・陥没呼吸など）の有無，呼吸数の増加などを確認します．

実践
- 呼吸困難，息が吸いづらい，呼出しづらいなどはないか．体位・姿勢がつらい，呼吸しにくいなどないか．疼痛はないか確認します．
- 不快な環境や精神的なストレスはないかも確認します．

根拠　なぜ疼痛や精神的なストレスまで確認するの？
- 呼吸状態の安定ためには適切な疼痛コントロールが必要です．鎮静薬は鎮痛薬ではありません．本人が「痛い」と感じたら，疼痛が存在しています．
- 衣服やシーツのしわが気になる，医療者の会話がうるさい，暑い・寒い，身体的拘束により自由に手足が動かせないといった不快な環境や精神的ストレスは，内因性カテコラミンの分泌や代謝促進となり，呼吸パターンの乱れや同調性の消失につながります．

2　視診で斜角筋や胸鎖乳突筋などの呼吸補助筋の活動の有無を確認します．

根拠　なぜ呼吸補助筋の活動の有無を確認するの？
- 呼吸補助筋を用いているとういことは，横隔膜の動きが弱まっていたり，努力呼吸が必要な状態であることを示します．

3 胸部を触診します．胸郭の動き，左右差，リズム，パターンなどを確認します．

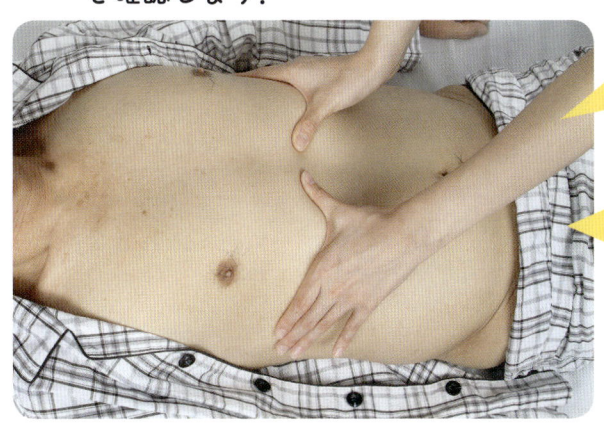

> 吸気時間の延長や二段吸気は重症患者に見られます．

> 胸郭の動きをみるときは，手を当て触診しながら観察しましょう．無気肺などによる左右差も，視診ではわかりにくい場合も，触診を併用することで気付くことがあります．

4 胸部を聴診します．副雑音を聴取し，異常な呼吸音（音の減弱，延長，増強，聴こえないはずの音が聴こえる）や消失している音がないか確認します．

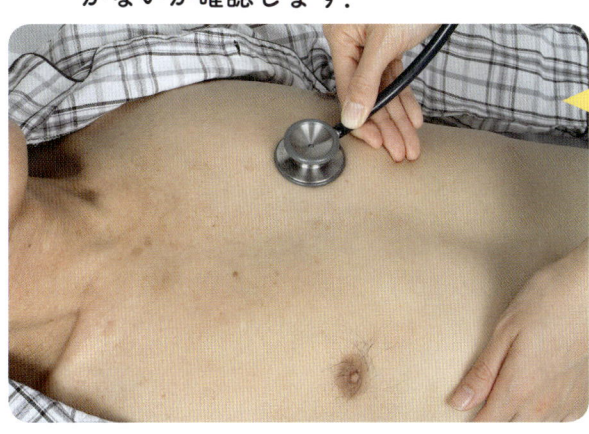

> 異常音が聴取される場合，吸気か呼気か，吸気（呼気）のどのタイミングで発生する音かがポイントです．

異常呼吸音の分類（太枠は喘息発作時に聴取されやすい）

```
                異常呼吸音（ラ音）が聴こえた場合
              ┌──────────────┴──────────────┐
     連続性ラ音（音が続けて聴こえる）      断続性ラ音（音が1つ1つ断続的に聴こえる）
      ┌────────┴────────┐              ┌────────┴────────┐
   高い音に聴こえる    低い音に聴こえる   高い音に聴こえる    低い音に聴こえる
```

上気道性喘鳴 ストライダー	笛声音 ウィーズ	軒音 ロンカイ	捻髪音 ファインクラックル	水泡音 コースクラックル
強い高調音．ウィーズより強い上気道の狭窄，頸部で聴取されやすい（ヒューヒュー，ピューピュー）	気管支が細くなり，空気が通過するときに出る音（ヒューヒュー，ピューピュー）	分泌物が気管支にあり，空気の通過でふるえるときの音（グーグー，ゴロゴロ）．吸気時に強い	閉塞し開きにくい肺胞が十分な吸気によってなんとか開くときの音（バリバリ，ピチピチ）．吸気相後期	気管支にある分泌物による膜や泡が空気の通過で割れる・破れる音（ブツブツ）．吸気相早期

道又元裕：持ち歩ける重症集中カードブック，8頁，日総研，2010

5 胸部（肺野）を打診します．空気を含んだ正常な肺野ではポン・ポン・ポンという清音が聞かれます．

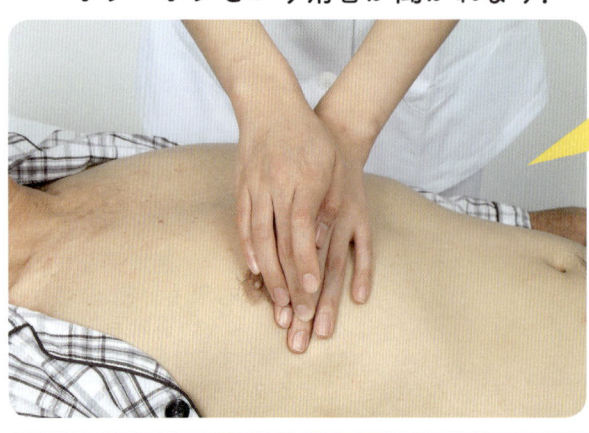

> 肺野で濁音がする
> →含気量減少
> →胸水・無気肺・肺炎など疑われる
> 肺野で鼓音がする
> →含気量増加
> →気胸・肺気腫など疑われる

> 濁音：ピン・ピン・ピンという音．空気を含まない心臓・肝臓・肩甲骨部・筋肉で聞かれます．
> 鼓音：太鼓のような音．ガスの貯留した胃・腸部で聞かれます．

6 そのほかの呼吸状態（呼吸回数など），全身状態の変化（発熱，発汗，チアノーゼ，末梢冷感など）を確認します．

7 グラフィックモニタの3つの曲線（換気量－時間の曲線，気道内圧－時間の曲線，流量－時間の曲線），2つのループ（気道内圧－換気量ループ，流量－換気量ループ）を見て，異常がないか確認します（58ページ）．

実践

- PCVモードでは換気量が低下していないか，VCVモードでは最高気道内圧が上昇していないかを確認します．換気量低下，気道内圧上昇の原因として，分泌物の貯留，気道浮腫，喘息，気管チューブが細すぎる，などが考えられます．
- 気道内圧－換気量ループで波形が寝そべっている（下の図）のはコンプライアンスの低下（肺が硬い状態）を示します．原因として，気胸，胸水，心不全，ARDSなどが考えられます．

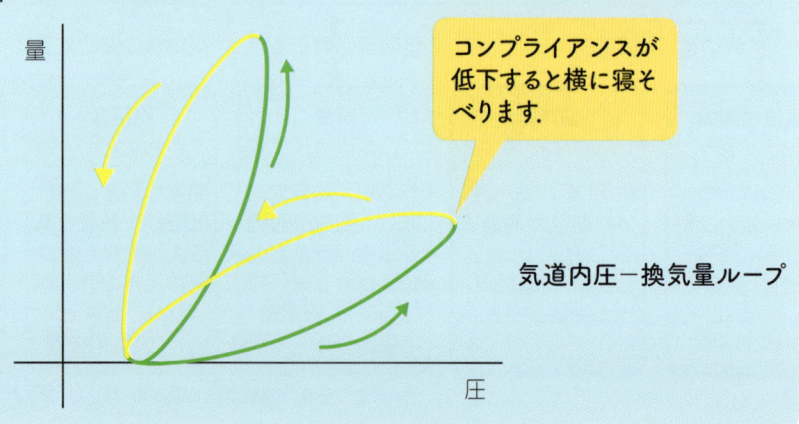

> コンプライアンスが低下すると横に寝そべります．

気道内圧－換気量ループ

3 異変時の対応の実際

● 患者の呼吸状態,グラフィックの変化を確認し,異常があれば原因を探り対応します.

①気道内圧上昇の原因観察
・聴診で高音性連続性ラ音(ウィーズ)が聴取できる.
・気道が狭くなる原因として,著明な痰の貯留,気管チューブを噛んでいる,気道浮腫などさまざまなものが考えられる.

②コンプライアンス低下の原因観察
・聴診で呼吸音の低下や,副雑音の増強・出現が聴取できる.
・原因として,気胸,胸水,心不全,ARDSなどが考えられる.

③異変時の対応
・呼吸音の消失時,痰の貯留の可能性があれば体位ドレナージや咳嗽を促し,必要に応じて気管吸引を実施する.
・チューブを噛んでいれば,バイトブロックを調整する.
・原疾患による影響が考えられる場合は,不用意にケアを実施せず,医師に連絡する.

> **Column　高音性連続性ラ音の聴取は要注意**
>
> ・通常,ウィーズ(135ページ)が聴取されるときは気管支狭窄が疑われますが,たとえばCOPD既往の患者は気道粘膜が脆弱であり,気管吸引による刺激でもウィーズを起こすことがあります.
> ・また,ウィーズが消失したときは,気道狭窄が消失したのか,気道閉塞したのか,鑑別が重要です.狭窄が消失すれば気道内圧・換気量ともに改善しますが,閉塞したら気道内圧は上昇,換気量は低下したままです.

4 モニタリングによる評価

● モニタリングでは,病態や治療効果の評価と情報共有,今後起こりうる状況の事前予測を行います.以下でモニタ(モニタリング装置)ごとの観察点を確認します.

1)パルスオキシメータ

● パルスオキシメータは,本来は血液を採取して測定する動脈血酸素飽和度(SaO_2)を,指先に挟むだけで血液を採取することなく非侵襲的・連続的に測定することが可能なモニタです.パルスオキシメータを用いて測定した動脈血酸素飽和度をSpO_2と言い,通常はSaO_2とほとんど誤差がありません.
● 同じく血液を採取して測定する動脈血酸素分圧(PaO_2)は,肺が酸素を血液中にいかに取り込めるかという重要な指標になります.このPaO_2とSaO_2は相関しているため,SpO_2をモニタリングしているのです.
● SpO_2をモニタリングすることで,低酸素血症を早期に発見し,組織レベルでの酸素

- 不足である低酸素症を予防することができます．
- 人工呼吸管理を開始したら，SpO$_2$＞90％になるように，F$_I$O$_2$，PEEPをはじめ，鎮痛・鎮静などを適切に行い，酸素化を評価していきます．

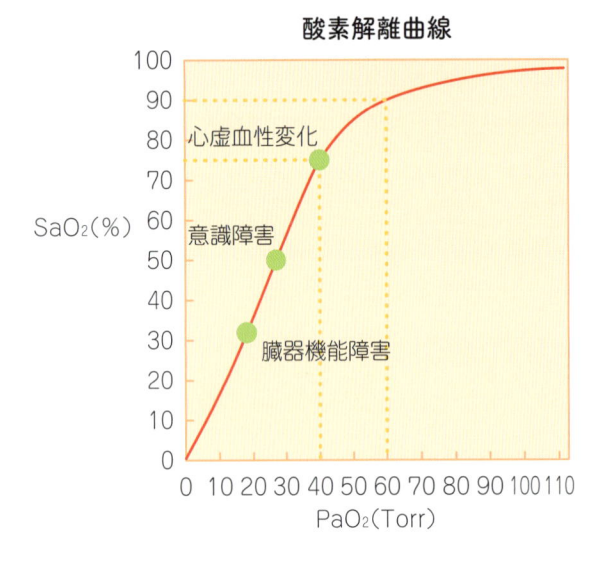

酸素解離曲線

グラフ内ラベル：心虚血性変化，意識障害，臓器機能障害
縦軸：SaO$_2$(%)，横軸：PaO$_2$(Torr)

> 通常時の酸素解離曲線です．PaO$_2$ 60Torr≒SaO$_2$ 90％のポイントを下回ると曲線が急降下します．また，このポイントは呼吸不全の診断基準値であり，酸素化の安全限界値です．

> SpO$_2$のpはpulse-oximetoryの頭文字で，SpO$_2$は経皮的な動脈血酸素飽和度の測定値という意味です．

Column　SpO$_2$ 100％管理は危険！

- SpO$_2$の最高値は100％ですが，PaO$_2$の最高値は500Torr程度です．たとえばPaO$_2$が300Torrから100Torrに急低下する状態変化が起こったとき，どちらもSpO$_2$は100％であり，SpO$_2$だけ見ていては早期に変化に気づくことができません．SpO$_2$＜100％で管理したほうが，PaO$_2$の変化を反映でき，異常の早期発見につながります．

2）カプノメータ

- カプノメータは，呼気終末の二酸化炭素分圧（PetCO$_2$）を，非侵襲的・連続的に測定することが可能なモニタです．気管チューブと人工呼吸器回路の間に装着します．
- 通常であれば，PetCO$_2$は動脈血二酸化炭素分圧（PaCO$_2$）と近い値を示します．肺胞から口元に到着するまでに多少希釈されるので，PaCO$_2$と比べ2〜5Torr程度低くなります．
- PetCO$_2$はさまざまな要因で上昇・低下しますが，PetCO$_2$の低下では肺梗塞などの肺病変や肺血流量の低下（ときに心停止）なども考えられます．よりきちんとした評価をするには，呼気中の二酸化炭素分圧の推移の波形（カプノグラム）や，動脈血液ガス分析で得られたPaCO$_2$と乖離があるかなどを確認する必要があります．

参考文献

小谷　透：人工呼吸管理中の日々のアセスメント．重症集中ケア 10 (1)：40-45，2011
米倉修司：パルスオキシメータって何？．人工呼吸ケア「なぜ・何」大百科（道又元裕編），p.434，照林社，2005

C　動脈血液ガス分析評価

> **理解のポイント**
> - 動脈血液ガス分析では，まず基準値を頭に入れて，出てきた採血結果から，異常かどうかを考えます．
> - 主な評価は，ガス交換能と酸塩基平衡です．呼吸状態を知り，異常がある場合に，その原因の目安を探ります．
> - 順序立てて1つ1つ判断していきましょう．酸塩基平衡は4パターンを導くのが基本です．患者状態がわかり，対応までイメージできれば合格です．

1　動脈血液ガス分析で何を評価しているの？

- 動脈血液ガス分析で評価していることは，大きく分けて2つです．「ガス交換」と「酸塩基平衡」です．
- ガス交換の評価とは，酸素をきちんと身体に取り込んで，二酸化炭素を排出しているかどうかをみることです．PaO_2（動脈血酸素分圧），$PaCO_2$（動脈血二酸化炭素分圧）によって，酸素と二酸化炭素が身体の中にどのくらいあるかを評価します．
- 酸塩基平衡の評価とは，ふつうは中性の血液などの体液が，酸性かアルカリ性かに傾いていないかを確認することです．酸：H^+を離す，塩基：H^+を受け取るもの，そのバランスをみます．酸塩基平衡は，ガス交換の指標である$PaCO_2$とも深く関係します．
- オーダーによって採血結果で数値が自動的に出てきますから，各基準値を覚えることです（表2）．そこから逸脱していれば，何か異常があります．まずはそれでOKです．

表2　血液ガスデータの基準値

	名称	基準値
ガス交換の指標	PaO_2（動脈血酸素分圧）	80〜100 Torr
	$PaCO_2$（動脈血二酸化炭素分圧）	35〜45 Torr
	SaO_2（動脈血酸素飽和度）	97±2 %
	P/F ratio（P/F比：酸素化係数）	400以上
	$A-aDO_2$（肺胞－動脈血酸素分圧較差）	10 Torr以内
酸塩基平衡の指標	pH（水素イオン濃度）	7.35〜7.45
	$PaCO_2$（動脈血二酸化炭素分圧）	35〜45 Torr
	HCO_3^-（重炭酸イオン）	24±2 mEq/L
	BE（ベースエクセス：過剰塩基）	0±2 mEq/L
	AG（アニオンギャップ）	12±2 mEq/L

2　ガス交換の評価の実際

1）データの意味

①PaO₂（動脈血酸素分圧）：基準値80～100 Torr
- PaO₂とは血中に溶け込んだ酸素を圧力（Torr）で表したものです．肺が酸素を血液中にいかに取り込めるかの指標になります．酸素化の評価と言えばSpO₂（％）がなじみ深いかと思いますが，実はSpO₂は，このPaO₂の代わりとしてみているのです．
- 数値の評価は，以下が目安になります．
  - ・PaO₂ 80 Torr以下は酸素療法の適応
  - ・PaO₂ 60 Torr以下は呼吸不全
- なお，PaO₂の基準値は年齢・体位で変化し，以下で換算します．
  - ・臥位　PaO₂ = 100 − 0.4 × 年齢
  - ・坐位　PaO₂ = 100 − 0.3 × 年齢

> 年齢とともに，肺のコンプライアンス（弾性）が自然に低下するとされています．

②SaO₂（動脈血酸素飽和度）：基準値97±2 ％
- 血液中のヘモグロビンの何％が酸素と結合しているかを示しています．PaO₂とSaO₂は相関しているため，酸素解離曲線で表されます（138ページ）．パルスオキシメータで表示されるSpO₂と，ほぼ同じ意味です．

③PaCO₂（動脈血二酸化炭素分圧）：基準値35～45 Torr
- 血液中の二酸化炭素の分圧のことです．換気の指標となり，組織でのCO₂産生と，肺でのCO₂排出のバランスを表します．換気量が多いと低下し，換気量が少ないと上昇します．

2）ガス交換評価のための指標

①P/F ratio（P/F比：酸素化係数）：基準値400以上
- PaO₂は酸素の影響を受け，FIO₂（吸入酸素濃度：投与されている酸素の濃度）に比例して上昇します．したがって，純粋に肺の酸素化能を評価するには，FIO₂分を除くため，PaO₂÷FIO₂で評価します．
  - ・P/F比が400未満なら，「軽症呼吸不全」
  - ・P/F比が300未満なら，「中等症呼吸不全」
  - ・P/F比が200未満なら，「重症呼吸不全」

> ちょっと
> アドバンス

②A-aDO$_2$（肺胞−動脈血酸素分圧較差）：基準値10 Torr以内

- 呼吸によって肺胞に吸い込んだ酸素が，どれだけ血液に取り込まれたかを示します．以下の計算式で求められます．

$$A\text{-}aDO_2 = \underbrace{(760-47) \times F_IO_2 - PaCO_2 \div 0.8}_{\text{肺胞酸素分圧（}P_AO_2\text{）}} - PaO_2$$

- この肺胞と動脈血の酸素分圧の差（A-aDO$_2$）が10Torr 以内であれば「ガス交換能がよい」と評価できます．また，PaO$_2$の低下があったとき，A-aDO$_2$を活用することで，その原因を知ることができます（図3）．

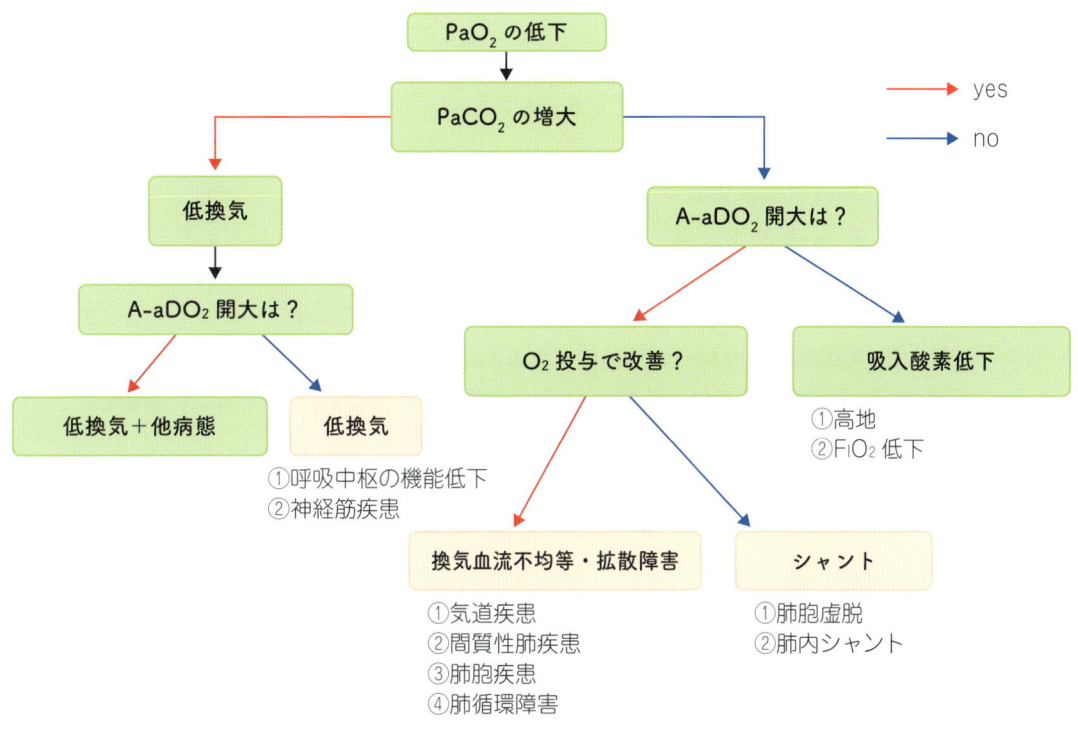

図3 A-aDO$_2$でみるPaO$_2$低下の原因

フローチャート：
- PaO$_2$の低下 → PaCO$_2$の増大？
  - yes → 低換気 → A-aDO$_2$開大は？
    - yes → 低換気＋他病態
    - no → 低換気
      - ①呼吸中枢の機能低下
      - ②神経筋疾患
  - no → A-aDO$_2$開大は？
    - yes → O$_2$投与で改善？
      - yes → 換気血流不均等・拡散障害
        - ①気道疾患
        - ②間質性肺疾患
        - ③肺胞疾患
        - ④肺循環障害
      - no → シャント
        - ①肺胞虚脱
        - ②肺内シャント
    - no → 吸入酸素低下
      - ①高地
      - ②F$_I$O$_2$低下

3）ガス交換の指標をケアに生かすには

- ガス交換障害が生じているときは，その原因を考え，原因を改善させるケアを考えることが重要である．
- たとえば，P/F ratio が400 未満のときは，酸素消費量を増加させないようなケアを行います．具体的には，患者の負担を少なくするため，一度に多くのケアを行ったり，不必要な侵襲を与えないようにします．もちろん，気管吸引のルーチンは不要であり，十分なアセスメントが必要です．
- また，PaCO$_2$が上昇しているなら，CO$_2$を排出できるよう呼吸が楽になる体位に調整します．臥位から坐位にする，枕を抱え背面を開放するような姿勢にするなどです．

3 酸塩基平衡の評価の実際

1）データの意味

① pH（水素イオン濃度）：基準値7.35〜7.45

- 通常，血液などのpHは7.4±0.05と常に一定です。このバランスが崩れたときも，生体はこの狭い範囲にpHを調整しようします。

    pH　7.35〜7.45　　正常
    pH　＜7.35　　　　酸性（アシデミア）
    pH　＞7.45　　　　アルカリ性（アルカレミア）

> 血液のpHが酸性の状態をアシデミア，アルカリ性の状態をアルカレミアと言います。よく耳にするアシドーシスはpHを下げようとする（酸性に変化させる）状態・過程のこと，アルカローシスはpHを上げようとする（アルカリ性に変化させる）状態・過程のことです。pHが正常であっても，代償（次ページ）作用で正常化しているだけでアシドーシスだったりします。

② $PaCO_2$（動脈血二酸化炭素分圧）：基準値35〜45 Torr

- $PaCO_2$は，pHに関係する血液中のH_2CO_3濃度に影響します（$PaCO_2$上昇でH_2CO_3濃度上昇）。
- pHは，$PaCO_2$が上昇すると酸性（呼吸性アシドーシス）に，$PaCO_2$が低下するとアルカリ性（呼吸性アルカローシス）に傾きます。
- $PaCO_2$が異常を示す場合は，呼吸器疾患（肺胞低換気など）か，腎疾患や代謝性疾患による酸塩基平衡の乱れを代償する場合です。

③ HCO_3^-（重炭酸イオン）：基準値24±2 mEq/L

- HCO_3^-は腎臓でのpHの調節を反映しています。以下の反応で，体内のH^+（酸）はHCO_3^-とくっつきH_2CO_3になります（緩衝と言います）。

    $H^+ + HCO_3^- \Leftrightarrow H_2CO_3 \Leftrightarrow CO_2 + H_2O$

- そこで，一般にpHは，HCO_3^-が上昇するとアルカリ性（代謝性アルカローシス），低下すると酸性（代謝性アシドーシス）に傾きます。
- 具体例として，嘔吐があります。このとき，胃酸であるHClが喪失するため酸（H^+）が少なくなりますが，受け取るものであるHCO_3^-は残るため，相対的にHCO_3^-の濃度が上がり，代謝性アルカローシスになります。

> つまりHCO_3^-は「酸を受け取るもの」と考えると理解しやすいです。

Column　ヘンダーソン・ハッセルバルヒの式

pHは以下のヘンダーソン・ハッセルバルヒの式で算出されます。この式をみると，pHと$PaCO_2$とHCO_3^-の関係を知ることができます。$PaCO_2$が多くなるかHCO_3^-が少なくなればpHは低くなる，つまり酸性になり，$PaCO_2$が少なくなるかHCO_3^-が多くなればpHは高くなる，つまりアルカリ性になることがわかります。

ヘンダーソン・ハッセルバルヒ（Henderson-Hasselbalch）の式

$$pH = 6.1 + \log\left(\frac{HCO_3^-}{0.03 \times PaCO_2}\right) \quad \text{※} 0.03 \times PaCO_2 = H_2CO_3$$

④ BE（ベースエクセス：過剰塩基）：基準値0±2 mEq/L

- 代謝性因子の指標です．BE は HCO_3^- の増減をみており，BE がマイナスのときは代謝性アシドーシス，プラスのときは代謝性アルカローシスです．
- ただし，HCO_3^- の量が適切かどうかは全体の酸塩基平衡の動きを考える必要があり，BE だけで評価することはできません．

⑤ AG（アニオンギャップ）：基準値12±2 mEq/L

- 身体の中の陽イオン（主に Na^+ と K^+）の総量と陰イオン（主に Cl^- と HCO_3^-）の総量には，通常は差がありません．しかし，酸（H^+）が増えた場合に，HCO_3^- を消費して血液中の pH を下げないように働くため，HCO_3^- が減少します．つまり，陽イオンと陰イオンの差に変化が生じます．この生じた差，つまり「HCO_3^- の消費量＝増加した酸の量」を AG によって知ることができます．
- AG は，臨床的には次の式で計算されます．

  $AG = (Na^+) - (Cl^- + HCO_3^-)$

  通常，AG はおよそ 12（mEq/L）ですので，
  AG − 12 = △AG が「増加した酸の量」となります．

  > K^+ は数が少ないため，AG の計算には含めません．

- AG によって，酸が増加したかどうかを把握できるので，代謝性アシドーシスが生じている際に，その原因を大別する指標となります．

2）酸塩基平衡の評価（酸塩基平衡をみるステップ）

- 酸塩基平衡の評価は，次の5つのステップで行います．
  ① pH をみる
  ② $PaCO_2$ と HCO_3^- をみる
  ③ アニオンギャップをみる
  ④ 代償*反応をみる
  ⑤ 経過・症状などから病態を考える

*代償とは，酸塩基平衡のバランスを保とうとする生体がもっている働きのことです．なお，代償によって，pH が逆転するようなことはありません．
  1) $PaCO_2$ が上昇，pH が低下した場合（呼吸性アシドーシス）
     ⇒ HCO_3^- を上昇させて，pH を上げようとする
  2) $PaCO_2$ が低下，pH が上昇した場合（呼吸性アルカローシス）
     ⇒ HCO_3^- を低下させて，pH を下げようとする
  3) HCO_3^- が上昇，pH が上昇した場合（代謝性アルカローシス）
     ⇒ $PaCO_2$ を上げて，pH を下げようとする
  4) HCO_3^- が低下，pH が低下した場合（代謝性アシドーシス）
     ⇒ $PaCO_2$ を下げて，pH を上げようとする

> HCO_3^- の変化は $PaCO_2$ の変化に比べて時間がかかります（12～24時間）．呼吸の代償のほうが早いと言うことです．また，急性と慢性とでは変化値は大きく違います．

酸塩基平衡の評価の5つのステップ

ステップ1) pHをみる

- pHから酸性かアルカリ性かを判断します．
- pHだけでは単純なアシドーシスかアルカローシスか，あるいはそれらが代謝性か呼吸性か（もしくは混合性か）はわかりません．

ステップ2) $PaCO_2$ と HCO_3^- をみる

- pHは，呼吸と代謝で調節されていますので，両者の変化をみて判断します．
  pHが酸性（*アルカリ性）のとき
  → $PaCO_2$ が基準値より上昇（*低下）していれば呼吸性
  → HCO_3^- が基準値より低下（*上昇）していれば代謝性

ステップ3) アニオンギャップ（AG）をみる

- ステップ2で代謝性アシドーシスとされた際に，
  $AG = (Na^+) - (Cl^- + HCO_3^-)$
  $\triangle AG (= AG - 12, 増加した酸の量)$
  をみることで病態がわかります．

①代謝性アシドーシスで，$\triangle AG$ が増加（右図上）
代謝で産生された酸が増加している状態です．
- 腎不全（リン酸・硫酸などの不揮発性の酸が蓄積）
- 糖尿病性ケトアシドーシス，乳酸アシドーシス
- 飢餓，アルコール中毒

②代謝性アシドーシスで，$\triangle AG$ が正常（右図下）
代謝で酸性物質は産生しておらず，HCO_3^- が減少する何かが起こっている状態です（陽・陰イオンのバランスを取るために，多くは Cl^- が増加しています）．
- 下痢（HCO_3^- が排泄される）
- 尿細管性アシドーシス（尿細管における HCO_3^- 再吸収不全）

> AGは，臨床的に頻度が多く重要である代謝性アシドーシスの原因を大別し治療に結び付けられるため，とても大事な指標です．

代謝性アシドーシス時のAGの意味

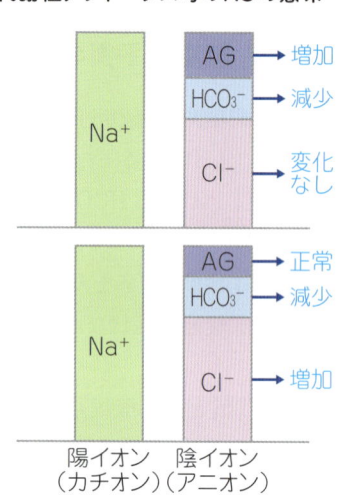

（図：上段 $\triangle AG$ 増加時 — AG→増加，HCO_3^-→減少，Cl^-→変化なし／下段 $\triangle AG$ 正常時 — AG→正常，HCO_3^-→減少，Cl^-→増加）
陽イオン（カチオン）／陰イオン（アニオン）

ステップ4) 代償反応をみる

- アシドーシスかアルカローシス，呼吸性か代謝性かを把握したあとは，それを補正しようとする代償反応をみます．代償反応はおおよそ予測がつきます（表3）．
- 代償予測値をはるかに外れていたり，限界値を超えていれば，生理的代償ではなく，混合性の酸塩基平衡障害が起こっていることを意味します．

ステップ5) 経過・症状などから病態を考える

- ここまでのステップで得られた情報と，これまでの患者の経過・症状などから総合的に患者の病態について考えます（表4）．
- 患者の病態を知ることでこそ，効果のあるケアにつなげられます．

表3　病態による代償反応の予測範囲と限界

病態	予測範囲	限界
呼吸性アシドーシス（急性）	$PaCO_2$ が1Torr上昇するごとに HCO_3^- は0.1mEq/L増加	$HCO_3^- = 30$ mEq/L
呼吸性アシドーシス（慢性）	$PaCO_2$ が1Torr上昇するごとに HCO_3^- は0.3mEq/L増加	$HCO_3^- = 42$ mEq/L
呼吸性アルカローシス（急性）	$PaCO_2$ が1Torr低下するごとに HCO_3^- は0.2mEq/L減少	$HCO_3^- = 18$ mEq/L
呼吸性アルカローシス（慢性）	$PaCO_2$ が1Torr低下するごとに HCO_3^- は0.5mEq/L減少	$HCO_3^- = 12$ mEq/L
代謝性アシドーシス	HCO_3^- が1mEq/L低下するごとに $PaCO_2$ は1〜1.3Torr減少	$PaCO_2 = 15$ Torr
代謝性アルカローシス	HCO_3^- が1mEq/L上昇するごとに $PaCO_2$ は0.5〜1Torr増加	$PaCO_2 = 60$ Torr

呼吸性の場合は代償時間の経過により急性か慢性か判断します．

表4　経過・症状と酸塩基平衡から考える病態

病態	酸塩基平衡	症状	原因
呼吸性アシドーシス	換気不全によって $PaCO_2$ が上昇 ⇒ pHが低下，代償性に HCO_3^- が上昇	低酸素血症を伴うことが多く，呼吸困難，頭痛など．	呼吸器疾患の急性増悪や慢性閉塞性肺疾患に対する不適切に過剰な酸素投与，薬剤過剰服用など．
呼吸性アルカローシス	換気量の増加によって $PaCO_2$ が低下 ⇒ pHが上昇，代償性に HCO_3^- が低下	過呼吸，意識障害，手指筋のつり，不整脈など．パニック障害では頭痛，呼吸困難，胸痛など．	低酸素血症（肺炎，肺塞栓，貧血，心不全，低血圧），発熱，敗血症，アルコール依存症離脱期，人工呼吸器の過剰換気，パニック障害による過換気など．
代謝性アシドーシス	pH低下，HCO_3^- 低下 ⇒ 代償性に過呼吸となり $PaCO_2$ 低下	深い頻呼吸，呼吸困難感．pH7.1以下では，心収縮力低下，不整脈，傾眠，昏睡など．	【AG増加】高度腎不全，乳酸アシドーシス（敗血症，心原性ショック，局所の虚血，低酸素血症，痙攣など），ケトアシドーシス（糖尿病性，アルコール，飢餓性），薬剤性など．【AG正常】腎での H^+ 分泌障害・HCO_3^- 再吸収障害（腎尿細管性アシドーシス，尿細管間質腎炎，軽度腎不全），下痢など．
代謝性アルカローシス	pH上昇，HCO_3^- 上昇 ⇒ 代償性に呼吸抑制され $PaCO_2$ 上昇	脱力感，昏迷，痙攣，不整脈など．	嘔吐や胃液の吸引（消化液へ H^+ や Cl^- の喪失），利尿薬投与（尿中へ H^+ や Cl^- の喪失），大量輸血・血漿交換などのアルカリ負荷[*]など．

[*]一般に，腎機能が正常であれば，血漿 HCO_3^- が上昇しても尿中に急速に排泄され，血漿 HCO_3^- は増加しません．代謝性アルカローシスになるためには，H^+ の排泄増加や HCO_3^- の負荷とともに，腎が過剰な HCO_3^- を排泄できない状態であり，脱塩・脱水，循環血液量の減少，腎機能低下，低カリウム血症などが考えられます．

アドバンス　補正 HCO_3^- を計算する

- 補正 HCO_3^- を用いて，AG 増加の代謝性アシドーシスの病態をさらに探ることができます．
- AG 増加の代謝性アシドーシスでは，酸が増加し HCO_3^- が消費されます．そこで，ΔAG（$= AG - 12$），つまり，HCO_3^- の消費量を HCO_3^- の実測値に足すと，HCO_3^- が消費されなかったと仮定した場合の HCO_3^- の値が得られます．これが補正 HCO_3^- です．

  補正 HCO_3^- ＝ ΔAG ＋ 実測 HCO_3^-

- 補正 HCO_3^- が基準値の 24 ± 2（$22 \sim 26$）mEq/L に収まっていれば，AG が増加する代謝性アシドーシスのみが原因であることがわかります．一方，基準値を外れていれば，何かしら他の代謝性のアシドーシスやアルカローシスの合併があると考えます．

  補正 HCO_3^- が22以下：他の代謝性アシドーシスの合併
  補正 HCO_3^- が26以上：代謝性アルカローシスの合併

Column　呼吸性か代謝性かの早わかりチェック

- $PaCO_2$ と HCO_3^- のどちらも変化している場合に，どちらの影響でpHが変化したか（呼吸性か代謝性か）を，メーターの図を使用して考えてみましょう．
- pHと針が同じゾーンにあるほうの影響を受けることになります．
  ポイント1　pHが酸性かアルカリ性かをみる．
  ポイント2　$PaCO_2$ と HCO_3^- のどちらがpHと同じゾーンにあるかをみる．

★ 原因
△ 影響なし

① pH　7.19　$PaCO_2$　75Torr　HCO_3^-　26.0mEq/L
② pH　7.55　$PaCO_2$　25Torr　HCO_3^-　21.0mEq/L
③ pH　7.32　$PaCO_2$　32Torr　HCO_3^-　16.0mEq/L
④ pH　7.47　$PaCO_2$　47Torr　HCO_3^-　33.0mEq/L

① pHが7.35以下⇒アシドーシス
　⇒ $PaCO_2$ が原因⇒呼吸性アシドーシス
② pHが7.45以上⇒アルカローシス
　⇒ $PaCO_2$ が原因⇒呼吸性アルカローシス
③ pHが7.35以下⇒アシドーシス
　⇒ HCO_3^- が原因⇒代謝性アシドーシス
④ pHが7.45以上⇒アルカローシス
　⇒ HCO_3^- が原因⇒代謝性アルカローシス

尾野敏明：呼吸の仕組み．人工呼吸ケア「なぜ何」大百科（道又元裕編），p.16，照林社，2005を参考に作成

参考文献
上川智彦：血液ガス，酸塩基平衡に関する落とし穴．重症集中ケア 8 (3)：22-28，2009
本田隆宏：血液ガスから酸塩基平衡を読み取るポイント．重症集中ケア 6 (3)：69-74，2007
福留裕一郎：酸塩基平衡異常をどう読むか．診断と治療 93 (6)：918-923，2005
藤井正満：血液ガスデータの読み方と酸塩基平衡異常の4つの基本型．薬局 59 (9)：2847-2853，2008

D ウィーニング（離脱）

> **理解のポイント**
> - ウィーニング（離脱）は，患者から人工呼吸器を外すために行う"試し運転"の過程を指します．少しずつ人工呼吸器の助けのない環境を作ります．
> - ウィーニング中は呼吸負荷をかけるため，呼吸状態が変化しやすいです．看護師による継続した患者状態の評価の役割が大きくなります．また，ウィーニング中は患者の側を離れないことが重要です．
> - 「開始・継続してよい基準」と，「中止したほうがよい基準」を知り，患者状態がよい方向で安定しているか否かを評価するのがポイントです．

1 ウィーニング（離脱）とは

- ウィーニング（離脱）は，人工呼吸器を装着している患者が，人工呼吸器に頼らずに，自分自身で呼吸ができるようになるまでの過程を指します．
- 適切なウィーニングであれば，より早期にウィーニングを開始し成功するほど，患者の回復が早いことが知られています．一方，早まった抜管（人工呼吸管理の中止）や不必要な人工呼吸器管理は，死亡率を上昇させるため，正しい評価が必要です．
- 人工呼吸器からのウィーニングでは，以下の3つから離脱することが必要です．
  ①**鎮静からの離脱**：鎮静薬から覚醒している
  ②**人工呼吸サポートからの離脱**：自発呼吸だけで呼吸できる
  ③**人工気道からの離脱**：抜管できる（152ページ参照）

2 人工呼吸器離脱のプロトコル

- 2015年2月，日本集中治療医学会，日本呼吸療法医学会，日本クリティカルケア看護学会による「人工呼吸器離脱に関する3学会合同プロトコル」が作成されました．プロトコルのフローチャートに沿って解説します．プロトコルは「SAT：Spontaneous Awakening Trial」「SBT：Spontaneous Breathing Trial」「抜管の検討」の3 stepになっています．

人工呼吸器離脱プロトコル

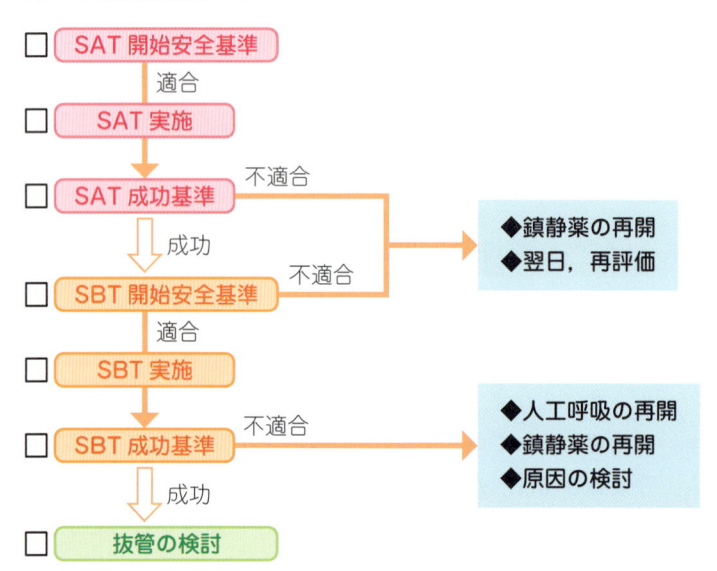

```
□ SAT 開始安全基準
   ↓ 適合
□ SAT 実施
   ↓
□ SAT 成功基準 ─不適合─┐
   ↓ 成功              ├→ ◆鎮静薬の再開
□ SBT 開始安全基準 ─不適合─┘   ◆翌日，再評価
   ↓ 適合
□ SBT 実施
   ↓
□ SBT 成功基準 ─不適合─→ ◆人工呼吸の再開
   ↓ 成功                ◆鎮静薬の再開
□ 抜管の検討              ◆原因の検討
```

[日本集中治療医学会・日本呼吸療法医学会・日本クリティカルケア看護学会：3学会合同人工呼吸器離脱プロトコル http://square.umin.ac.jp/jrcm/pdf/pubcome/pubcome006.pdfより抜粋して転載]

1) SAT（自発覚醒トライアル）

- SATでは，鎮静薬を中止して安全な覚醒が得られるかを判断します．評価は覚醒状態と苦痛の程度の2つの側面で行います．
- まず，SAT開始安全基準（**表5**）でチェックし，クリアしていれば鎮静薬を減量します．鎮痛薬は同量投与したままとします．使用鎮静薬により，30分から4時間観察しSAT成功基準（**表6**）をチェックします．RASSによる鎮静度と全身状態の変化を評価し，ともにクリアできればSAT成功です．

2) SBT（自発呼吸トライアル）

- SBTでは，人工呼吸器のサポートが呼吸機能として必要か否かを判断します．
- まず，SBT開始安全基準（**表7**）でチェックします．酸素化，血行動態，十分な吸気努力，異常呼吸パターン，全身状態の5項目すべてクリアし，かつ現疾患の改善など総合的に判断します．SBT可能と判断したら，CPAPまたはTピースへ変更します．
- SBT開始後30分間SBT成功基準（**表8**）を評価します．SBTが成功したら，いよいよ抜管へ進みます．

表5 SAT開始安全基準

以下の状態にないことを確認する．
基準に該当する場合はSATを見合わせる．
- ☐ 痙攣，アルコール離脱症状のための鎮静薬を持続投与中
- ☐ 興奮状態が持続し，鎮静薬の投与量が増加している
- ☐ 筋弛緩薬を使用している
- ☐ 24時間いないの新たな不整脈や心筋虚血の徴候
- ☐ 頭蓋内圧の上昇
- ☐ 医師の判断

表6 SAT成功基準

①②ともにクリアできた場合を「成功」，できない場合は「不適合」として翌日再評価する．
① RASS：−1〜0
- ☐ 口頭指示で開眼や動作が容易に可能である．

② 鎮静薬を中止して30分以上過ぎても，以下の状態とならない
- ☐ 興奮状態
- ☐ 持続的な不安状態
- ☐ 鎮痛薬を投与しても痛みをコントロールできない
- ☐ 頻呼吸（呼吸数≧35回/分　5分以上）
- ☐ SpO_2＜90%が持続し対応が必要
- ☐ 新たな不整脈

表7 SBT開始安全基準

現疾患の改善を認め，①〜⑤をすべてクリアした場合，SBTを行う．
それ以外はSBTができない．原因を同定，対策を講じた上で翌日再評価

① 酸素化が十分である
- ☐ FiO_2≦0.5 かつ PEEP≦8cmH$_2$O のもとでSpO_2＞90%

② 血行動態が安定している
- ☐ 急性の心筋虚血，重篤な不整脈がない
- ☐ 心拍数≦140bpm
- ☐ 昇圧剤に依存していない
（DOA≦5μg/kg/min，DOB≦5μg/kg/min，NAD≦0.05μg/kg/min）

③ 十分な吸気努力がある
- ☐ 1回換気量＞5mL/kg
- ☐ 分時換気量＜15L/分
- ☐ RSBI（呼吸回数/1回換気量）＜105
- ☐ 呼吸性アシドーシスがない（pH＞7.25）

④ 異常呼吸パターンを認めない
- ☐ 呼吸補助筋の過剰な使用がない
- ☐ シーソー呼吸（奇異性呼吸）がない

⑤ 全身状態が安定している
- ☐ 発熱がない
- ☐ 重篤な電解質異常を認めない
- ☐ 重篤な貧血を認めない
- ☐ 重篤な体液過剰を認めない

表8 SBT成功基準

- ☐ 呼吸数＜30回/分
- ☐ SpO_2≧94%，PaO_2≧70mmHg
- ☐ 心拍数＜140bpm，新たな不整脈や心筋虚血の徴候を認めない
- ☐ 以下の呼吸促迫の徴候を認めない（SBT前の状態と比較）
  1. 高度な呼吸補助筋の使用
  2. シーソー呼吸（奇異性呼吸）
  3. 冷汗
  4. 重度の呼吸困難感，不安感，不穏状態

①SBTの実施方法

人工呼吸器を用いたままCPAPに設定

- 人工呼吸器のモードをCPAPとします．グラフィックモニタを確認でき，また気管チューブなどの気道抵抗分の圧力を補助できるなどの利点があります．
- 呼気時（呼気弁開放時）に一定の呼吸努力を要するとも言われており注意が必要です．

人工呼吸器を外しTピースへ変更

- 高流量酸素投与システムにて酸素投与のみが行われ，人工呼吸器からのサポートを一切中止した状態になります．
- 抜管後の何もない状態に比べると，気管よりも細い気管チューブから吸気する分，吸気する際にかかる抵抗（気道抵抗）が強くなり，抜管前の患者に負荷を与えます．

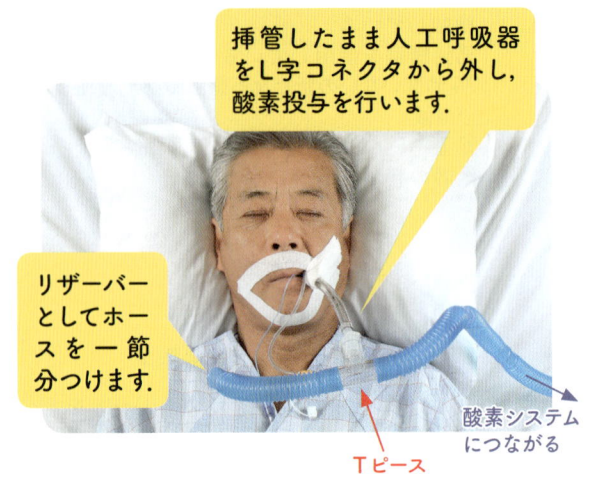

> 細いストローを加えて呼吸をしているのと同じ状態になります．

> 挿管したまま人工呼吸器をL字コネクタから外し，酸素投与を行います．

> リザーバーとしてホースを一節分つけます．

Tピース

酸素システムにつながる

②SBTの実施時間の目安

- 30分程度とします．なお，SBTの監視時間に関する規定はありませんが，これまでの研究報告で，30分と120分で比較したところ，有意差がなかったため，30分程度で十分であると考えられています．

③SBTの実施回数の目安

- 1日1回とします．人工呼吸サポートからの離脱が困難な患者にとって，SBTはかなりの呼吸負荷となるため，頻繁に行うのは呼吸筋疲労をきたすリスクがあります．
- これまでの研究報告でも，1日1回と1日2回以上の比較で，人工呼吸サポートからの離脱までの期間や成功率に有意差がなかったとされ，1日1回で十分と考えられています．

④SBT実施中の患者状態の観察

- SBT実施中は患者に負荷がかかり，危険も伴います．また，人工呼吸サポートからの離脱の可能性を判断するとともに，離脱困難な患者も見極めなくてはなりません．149ページ表8の成功基準を十分観察します．
- 患者状態の悪化があればSBTは途中で中止します．

⑤SBT実施後の評価

- SBTを規定の時間，実施することができれば，人工呼吸サポートの離脱は可能と評価し，次は人工気道からの離脱の評価に移ります．
- SBTを途中で中止し不成功となった場合は，人工呼吸サポートを増やし，必要であれば強制換気を行い，呼吸筋に休息を与えることも重要です．

アドバンス　先輩の「ウィーニングがうまくいかないのよね」の理由は？

● 原因は筋力低下と人工呼吸器との非同調性が考えられています．

① 筋力低下

　7日間以上の人工呼吸器装着で25％の筋力低下，不全麻痺を認めたとの報告もあります．その要因に，深鎮静，長期臥床，ステロイド使用などがあります．筋力の評価スケールには，「MRCスコア」などがあります．

② 患者と人工呼吸器の非同調

　「吐こうとして吐けない」「吸おうとして吸えない」など人工呼吸器と患者の呼吸との非同調性は，ウィーニングを困難にさせ，人工呼吸器の長期化をもたらします．グラフィックモニタなどを活用し，同調性を確認していきましょう（133ページ，「B．患者アセスメントの実際」）．

E 人工気道からの離脱（抜管）

> **理解のポイント**
> - 「抜管＝人工気道から離脱させる」マネジメントでもっとも重要なのが，再挿管しなければならない事態をできるだけ回避することです．
> - そのためには，「ウィーニング」を適切に実施すること，そして「抜管」後に起こるかもしれない患者の異変に気づくことです．
> - 抜管を不成功に終わらせる問題が，どこで・どのように起こるのかを把握して，再挿管をなるべく回避するとともに，状態悪化に対応できるようトレーニングしておきましょう．

1 人工気道からの離脱とは

- 「抜管＝人工気道からの離脱」とは，ウィーニングを進めても患者状態が安定した場合に，いよいよ人工気道を取り去ることを指します．
- 人工気道からの離脱を行うには，まずは気道の評価が重要になります．抜管を不成功に終わらせてしまう要因の多くが，浮腫を代表とした気道の異変に由来するからです．
- 抜管後に上気道の浮腫や狭窄が発生しやすい状況として，図のような危険因子が指摘されています．これに該当する場合はカフリークテストを行うことが推奨されます．
- 一般的には次の方法でカフリークテストを行います．
  ①誤嚥予防のため，口腔，気管，カフ上部吸引を行う．
  ②人工呼吸器設定を A/C にする．
  ③カフを入れた状態での換気量（VT1）を測定する．
  ④気管チューブのカフを抜く．
  ⑤患者の呼吸状態が安定したところで，連続 6 呼吸サイクルの呼気換気量を測定し，低い方から 3 サイクルの換気量の平均値（VT2）を算出する．
  評価：カフリークボリューム（VT1－VT2）が 110mL 以下，もしくは前後の変化率（VT1－VT2）/VT1 が 10％ 以下の場合は陽性と判断する．

抜管リスクの分類

抜管リスクの分類

評価：抜管後気道狭窄に危険因子

以下の危険因子がある場合は、カフリークテストにより評価することが望ましい
☐ 長期挿管＞48時間　☐ 女性　☐ 大口径気管チューブ　☐ 挿管困難　☐ 外傷　☐ ＿＿＿　など

評価：再挿管の危険因子

以下の危険因子が1つでもある ＜例＞	以下の危険因子が2つ以上ある	危険因子なし
☐ 上気道部手術の術後 ☐ 頸部の血腫：術後 ☐ 反回神経麻痺の可能性 ☐ 開口困難 ☐ 頸椎術後 ☐ 挿管困難の既往 ☐ カフリークテスト陽性　など	☐ 十分な咳嗽反射なし ☐ 頻回な気管吸引（2時間1回以上） ☐ 頻回な口腔内吸引 ☐ SBT失敗≧3回 ☐ 慢性呼吸不全（COPDなど） ☐ 低栄養 ☐ 水分過多　など	

↓ ↓ ↓

抜管前対応

超高リスク郡	高リスク郡	低リスク郡
☐ 喉頭浮腫の評価 ☐ 頭部挙上・利尿による浮腫軽減 ☐ ステロイド投与 ☐ 抜管時のTE*の使用準備 ☐ 非侵襲的陽圧換気の準備 ☐ 再挿管の準備（緊急気切）など ☐ 抜管時の麻酔科医等の立会 *TE：チューブエクスチェンジャー	☐ 排痰促進およびポジショニング ☐ 呼吸リハビリテーション ☐ 再挿管の準備 ☐ 非侵襲的陽圧換気の準備 ☐ 抜管時のTE*の使用準備 など	☐ 再挿管の準備

［日本集中治療医学会・日本呼吸療法医学会・日本クリティカルケア看護学会：3学会合同人工呼吸器離脱プロトコール http://square.umin.ac.jp/jrcm/pdf/pubcome/pubcome006.pdf より抜粋して転載］

2　気道評価の方法

①カフリークテスト
- 気管挿管し人工呼吸管理がなされたままで，気管チューブのカフを抜き，エアーリークがあることを確認します．
- エアーリークが認められない場合，声門浮腫などの気道狭窄が疑われます．なお，「リークあり＝安全」とはかぎりません．また，抜管前に抜管後再挿管の危険因子について評価を行います．再挿管リスクの大きさによって「超高リスク」「高リスク」「低リスク」に分けられ，抜管前に前ページのような対応をしておきます．

②気管支鏡による観察
- 抜管前に，気管支鏡で気管の浮腫を確認します．

3　抜管前・後の準備と対応

- 気道狭窄の可能性を考え，抜管前には十分な酸素化とともに，再挿管，緊急気管切開の準備をしておきます．
- 抜管後に患者状態が悪化した場合は，気道狭窄が起こっていることが予想され，迅速に対応することが重要です．
- 抜管後1時間は15分ごとに下記の項目を評価します．血液ガスは，超高リスク，高リスク群では抜管後30分の時点で実施します．

抜管後の評価

	抜管時の対応と抜管後の評価						
抜管	☐ 医療従事者間の明確な情報伝達・綿密なモニタリング ☐ 抜管後1時間は15分毎に以下の項目を評価する 　呼吸数・SpO$_2$・心拍数・血圧・意識状態・呼吸困難感・呼吸様式・咳嗽能力・頸部聴診・嗄声/喘鳴 ☐ 動脈血液ガス分析→超高リスク・高リスク郡：抜管後30分の時点						
抜管後評価	観察項目	抜管前	抜管後	15分後	30分後	45分後	60分後	120分後
	呼吸数・SpO$_2$							
	心拍・血圧・意識							
	呼吸困難感							
	呼吸様式							
	咳嗽能力・誤嚥							
	聴診（頸・胸部）							
	嗄声/喘鳴							
	血液ガス							

［日本集中治療医学会・日本呼吸療法医学会・日本クリティカルケア看護学会：3学会合同人工呼吸器離脱プロトコール http://square.umin.ac.jp/jrcm/pdf/pubcome/pubcome006.pdfより抜粋して転載］

4 流れでつかむ，ウィーニングから抜管までの実際

1 ウィーニングを実施できるか，SAT開始安全基準でチェックします．

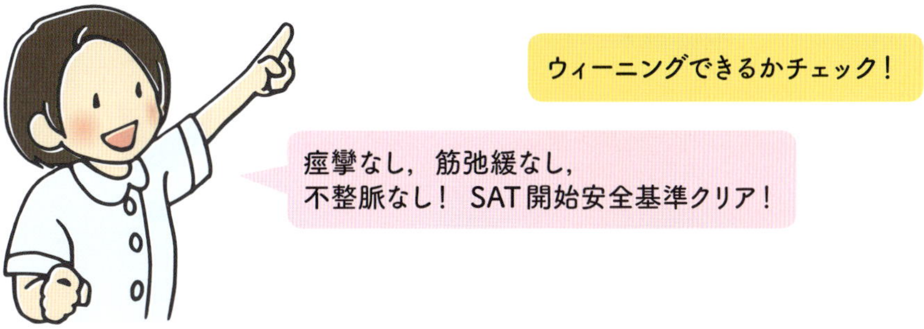

> ウィーニングできるかチェック！

> 痙攣なし，筋弛緩なし，不整脈なし！ SAT開始安全基準クリア！

2 鎮静から離脱します．

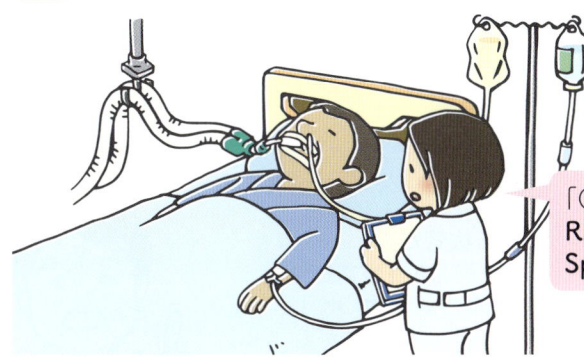

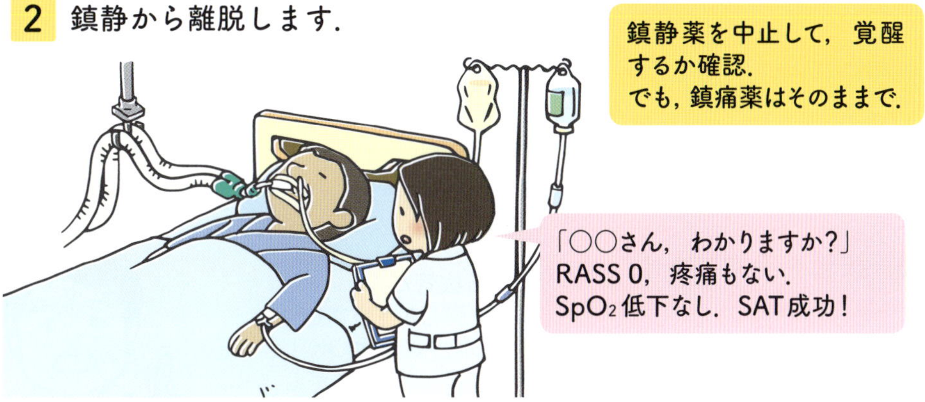

> 鎮静薬を中止して，覚醒するか確認．
> でも，鎮痛薬はそのままで．

> 「〇〇さん，わかりますか？」
> RASS 0，疼痛もない．
> SpO₂低下なし．SAT成功！

3 SBT開始安全基準でチェック，SBTを開始します．

> 今日はCPAP，PEEP 5cmH₂Oに設定よ．

[脈拍 80回/分]
[SpO₂ 98%]
[呼吸数 15回/分]

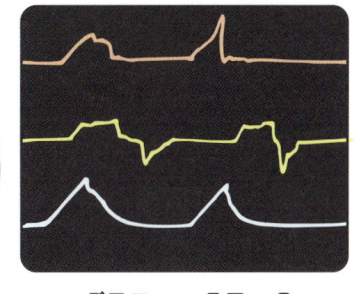

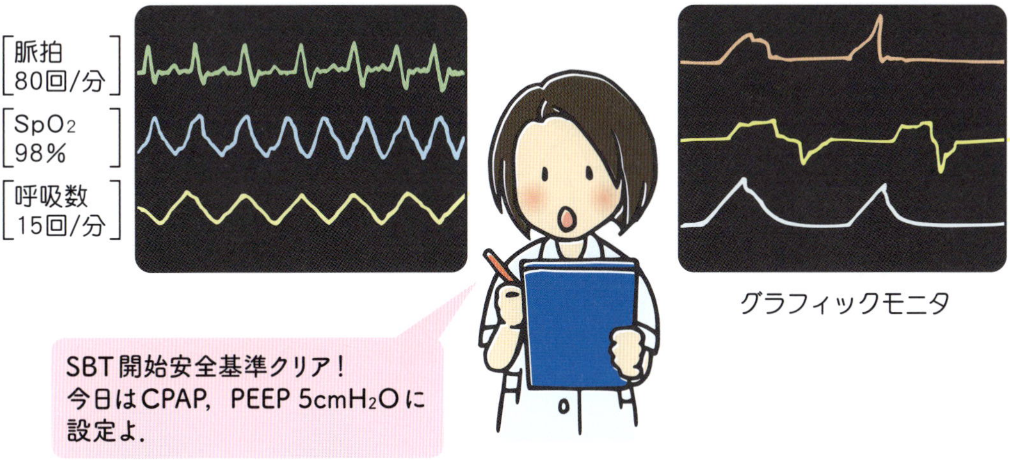

グラフィックモニタ

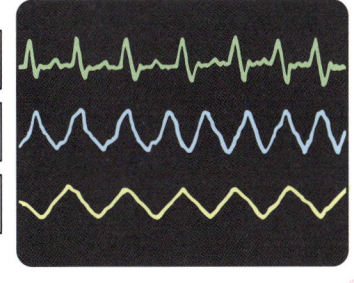

> SBT開始安全基準クリア！
> 今日はCPAP，PEEP 5cmH₂Oに設定よ．

> 患者状態とモニタに注目！
> SBT実施中は，中止基準に該当しないかを観察します．

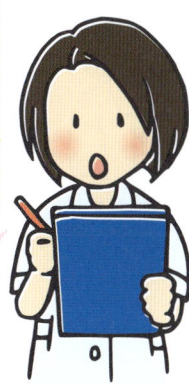

4 カフリークテストを実施します.

48時間以上挿管しているからリークテストしなくちゃ.
危険因子なし. 低リスク群ね.

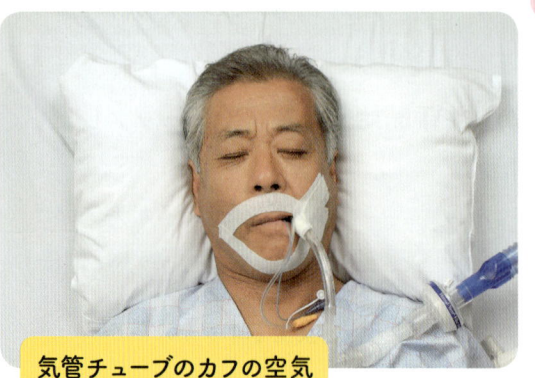

気管チューブのカフの空気を抜き，エアーリークがあることを確認します.

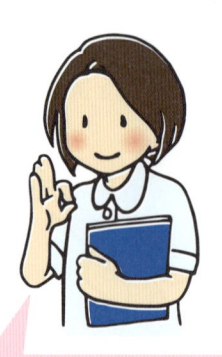

吸引して，換気量測定.
カフ圧を解除.
カフリークボリューム 250mL.
抜管できるわね.
「ドクター，SBT成功です．再挿管準備もできています．」

5 抜管を実施します.

「じゃあ抜管だ」
口腔吸引OK！カフ上部吸引OK！酸素化OK！
固定のテープをはがして，カフのエアー抜いて．
抜管！！
酸素マスク装着！

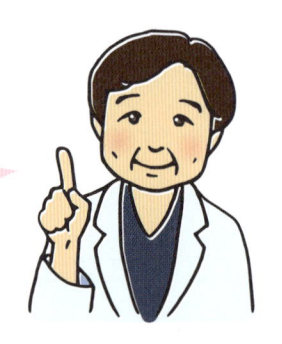

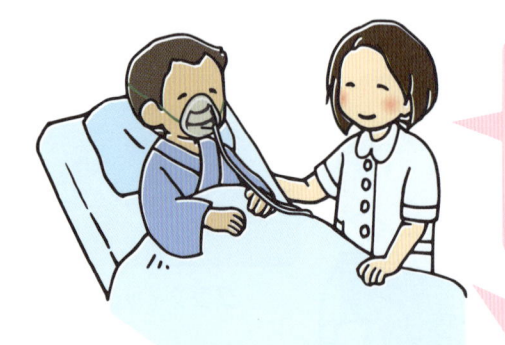

「無事，管が抜けてよかったですね．声は出ますか？ かすれませんか？ 苦しくないですか？ ときどき，こうして呼吸の音を聴きますね」

1時間は15分ごとに評価しなくっちゃ.
まだまだ気が抜けないわ.

| Column | ABCDE バンドル |

- バンドルとは束の意味で，複数の行為を同時に行って効果を示すとされています．
- ABCDEバンドルは，ICU患者の予後悪化の因子として，ICU-AD（後天性せん妄）とICU-AW*（ICU神経筋障害）に注目し，医原性リスクを低減させることを目標にした管理指針です（表）．
- ABCDEバンドルは看護師が直接的に関与するだけでなく，他職種で関わり，その職種間の調整役も期待されています．

ABCDEバンドル

A：毎日の覚醒トライアル	SATの適応評価を毎日実施する
B：毎日の呼吸器離脱トライアル	SBTの適応評価を毎日実施する．
C：AとBのコーディネーション，鎮痛薬・鎮静薬の選択	毎日のSATとSBTを統合した覚醒，呼吸管理を実施する．ベンゾジアゼピン系薬剤の使用を避け，デクスメデトミジンの使用を推奨する．
D：せん妄モニタリングとマネジメント	CAM-ICUなどの評価ツールを用いたせん妄モニタリングを行い，治療，予防を行う．
E：早期離床	早期離床を行うことで，急性の認知機能障害と身体機能障害を減少させる．

*ICU-AWとは，重症敗血症や全身性炎症に伴う多臓器不全，ベッド上安静や過鎮静による不動，高血糖，コルチコステロイドなどの使用，筋弛緩薬の使用を主なリスクファクターとして生じる運動器（末梢神経，神経筋接合部，骨格筋線維）の障害です．現時点ではリスクファクターの除去による予防以外に特異的な治療法はありません．

参考文献

1) 古賀雄二：日本におけるICUせん妄モニタリング法の確立に関する研究
(http://petit.lib.yamaguchi-u.ac.jp/G0000006y2j2/metadata/DT11101356 (2016年7月26日確認))

索 引

和文索引

▼あ
アシドーシス 142, 144
アニオンギャップ 139, 143
アラーム 67, 71
アルカローシス 142, 144
異常呼吸音 135
ウィーニング 46, 147
エアーリーク 59, 88
栄養管理 121
エレクトリカルアダプタ
　10, 23
温度プローブ 10, 23

▼か
開放式気管吸引 98
加温・加湿 101
加温加湿器 5, 8
加温加湿器回路
　6, 16, 18, 102
ガス供給圧低下 69
ガス交換 119
合併症予防アラーム 69
カフ圧管理 89
カプノメータ 138
カフリークテスト 152, 156
換気サイクル 39
換気量－時間の曲線 59
患者アセスメント 133
患者マネジメント 118
気管吸引 93
気管チューブ固定 80, 87
気道管理 79
気道内圧下限アラーム 74
気道内圧－換気量ループ
　59, 64
気道内圧－時間の曲線
　59, 60
気道内圧上限 75
気道内圧上昇 137

吸気時間 31
吸気流速 30
吸入気酸素濃度 29
救命アラーム 69
胸腔内圧 119
強制換気 35
緊急事態アラーム 71
グラフィック 58
　木の葉 65
　魚のしっぽ 64
　鳥のくちばし 65
　8の字 65
経静脈栄養 121
経腸栄養 121
血液ガス 139
口腔ケア 105, 111
口腔内トラブル時の対応 110
呼気感度 30
呼吸回数上限アラーム 76
呼吸性アシドーシス
　142, 145
呼吸性アルカローシス
　142, 145
呼吸補助筋 133
コンプライアンス低下
　75, 136

▼さ
作動不能 72
酸塩基平衡 139, 142
酸素解離曲線 138
酸素化係数 139, 140
始業点検 28
死腔 26, 104
自己診断機能 28
持続的気道陽圧 35
自発呼吸 35
ジャクソンリース 68
従圧式換気 35, 36
重炭酸イオン 139, 142
従量式換気 35, 36

褥瘡予防 113
人工呼吸器 2
人工呼吸器回路 5, 27
人工呼吸器関連肺傷害 119
人工鼻 12
人工鼻回路
　12, 17, 25, 102, 103
水素イオン濃度 139, 142
ストレス係数 122
全身管理 118
せん妄スケール 129
早期離床 116

▼た
体位管理 123
体位調整
　106, 112, 113, 114
体位ドレナージ 113
代謝性アシドーシス
　142, 144, 145
代謝性アルカローシス
　142, 145
立ち上がり流量 30
断続性ラ音 135
チャンバ 9
中枢末梢温度較差 132
チューブ固定 80
調節換気 38
鎮静 124
鎮静スケール 127
鎮静薬 128
鎮痛 124
鎮痛薬 128
テープ交換 84
電源供給異常アラーム 64
同期的間欠的強制換気 35
疼痛スケール 126
動脈血液ガス分析 139
動脈血酸素分圧 139, 140
動脈血酸素飽和度 139, 140

動脈血二酸化炭素分圧
　　139, 140, 142
徒手筋力テスト　132
トリガーウィンドウ　39, 40
トリガー感度　31

▼は
バイトブロック　85
肺の動き　119
肺胞－動脈血酸素分圧較差
　　139, 141
肺胞の広がり　52
肺保護戦略　57
バクテリアフィルター　13
抜管　152, 155
バッキング　75
バックアップ換気　43
バッグバルブマスク　68
ハリス・ベネディクトの予測
　　式　122
パルスオキシメータ　137
ビーキング　65
非常電源　24, 71
ヒーターワイヤー　6
ファイティング　75
不均等換気　37
副雑音　94, 135
ブラッシング　108
フレックスチューブ　14, 26
プレッシャーサポート
　　30, 41
分時換気量下限アラーム　73
分時換気量上限アラーム　76
閉鎖式気管吸引　95
ベースエクセス　139, 143

ヘンダーソン・ハッセルバル
　　ヒの式　142
保湿　107, 110
補助換気　35, 38
補助／調節換気　35
補正 HCO_3^-　146

▼ま
ミストリガー　61
無呼吸アラーム　74
モード　30, 34, 47

▼や
指先リフィリング　132

▼ら
リークテスト　28
離脱　147, 152
流量－換気量ループ　59, 66
流量－時間の曲線　59, 62
連続性ラ音　135

欧文索引

A/C　35, 38
A-aDO_2　139, 141
ABCDE バンドル　157
AG　139, 143
APRV　45
Auto-PEEP　63
BE　139, 143
BIPAP　44
BPS　126
CAM-ICU　129
CMV　35
CPAP　35, 43, 150
CPAP＋PS　51, 55
E$_{SENS}$　30
FIO_2　29
HCO_3^-　139, 142
I：E 比　31
ICDSC　129
MMT　132
NRS　126
open lung　52, 57
P/F ratio　139, 140
$PaCO_2$　139, 140, 142
PAD ケアバンドル　125
PaO_2　139, 140
PC-A/C　35, 50
PC-SIMV
　　35, 39, 48, 56, 57
PCV　35
PEEP　30, 42
$PetCO_2$　138
pH　139, 140
Prince Henry Pain Score　126
PSV（PS）　30, 41
PTV　35
RASS　127
SaO_2　139, 140
SBT　149
SIMV　35, 39
SpO_2　137
SST　28
VC-A/C　35
VC-SIMV　35, 40, 49
VCV　35
V$_{SENS}$　30

著者紹介

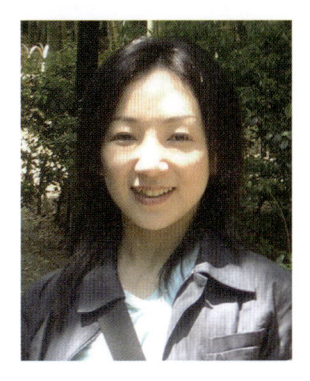

露木 菜緒（つゆき なお）

1994年	浜松医科大学医学部附属病院（ICU・救急部ほか）
2004年	日本看護協会看護研修学校認定看護師教育課程（集中ケア学科）修了，集中ケア認定看護師
2005年	同院副看護師長
2008年	杏林大学医学部付属病院（ICU）
2012年	同院HCU
2015年	同院HCU主任
2016年	同院SCU
2018年	同院集中ケア認定看護師教育課程専任教員
2019年	国際医療福祉大学成田病院

初めての人が達人になれる
使いこなし 人工呼吸器（改訂第2版）

2012年6月15日 第1版第1刷発行	著　者 露木菜緒
2015年3月15日 第1版第4刷発行	発行者 小立鉦彦
2016年9月1日 第2版第1刷発行	発行所 株式会社 南江堂
2020年4月3日 第2版第2刷発行	☏113-8410 東京都文京区本郷三丁目42番6号
	☏（出版）03-3811-7189 （営業）03-3811-7239
	ホームページ https://www.nankodo.co.jp/
	印刷・製本　三美印刷

Ⓒ Nankodo Co., Ltd., 2016

定価はカバーに表示してあります．
落丁・乱丁の場合はお取り替えいたします．

Printed and Bound in Japan
ISBN 978-4-524-25476-7

本書の無断複写を禁じます．
JCOPY〈出版者著作権管理機構 委託出版物〉

本書の無断複写は，著作権法上での例外を除き，禁じられています．複写される場合は，そのつど事前に，出版者著作権管理機構（TEL 03-5244-5088，FAX 03-5244-5089，e-mail: info@jcopy.or.jp）の許諾を得てください．

本書をスキャン，デジタルデータ化するなどの複製を無許諾で行う行為は，著作権法上での限られた例外（「私的使用のための複製」など）を除き禁じられています．大学，病院，企業などにおいて，内部的に業務上使用する目的で上記の行為を行うことは私的使用には該当せず違法です．また私的使用のためであっても，代行業者等の第三者に依頼して上記の行為を行うことは違法です．

ナースビギンズシリーズ

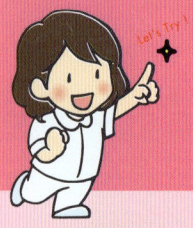

一人前をめざすナースのための
明日から使える看護手技

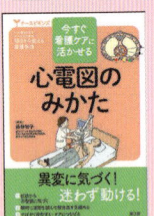

今すぐ看護ケアに活かせる
心電図のみかた
■編集　藤野智子

B5判・174頁　2019.4.　定価（本体2,400円＋税）　ISBN978-4-524-25951-9

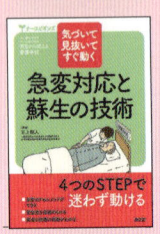

気づいて見抜いてすぐ動く
急変対応と蘇生の技術
■編集　三上剛人

B5判・236頁　2016.11.　定価（本体2,700円＋税）　ISBN978-4-524-26797-2

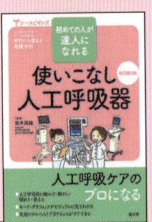

初めての人が達人になれる
使いこなし 人工呼吸器（改訂第2版）
■著　露木菜緒

B5判・172頁　2016.8.　定価（本体2,300円＋税）　ISBN978-4-524-25476-7

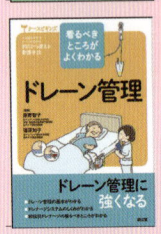

看るべきところがよくわかる
ドレーン管理
■編集　藤野智子／福澤知子

B5判・174頁　2014.4.　定価（本体2,300円＋税）　ISBN978-4-524-26749-1

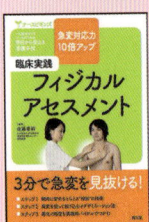

急変対応力10倍アップ
臨床実践フィジカルアセスメント
■編集　佐藤憲明

B5判・182頁　2012.5.　定価（本体2,400円＋税）　ISBN978-4-524-26472-8

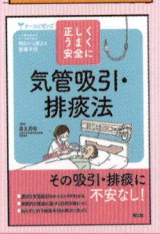

正しく・うまく・安全に
気管吸引・排痰法
■著　道又元裕

B5判・126頁　2012.4.　定価（本体2,100円＋税）　ISBN978-4-524-26414-8

南江堂　〒113-8410 東京都文京区本郷三丁目42-6（営業）TEL 03-3811-7239　FAX 03-3811-7230　www.nankodo.co.jp